临床用药手册丛书

镇痛药物使用手册

主编 陈 宁 杨 程 柳培雨 徐礼鲜

中国医药科技出版社

内 容 提 要

　　许多临床疾病常可引起不同性质和程度的疼痛，临床实践中对于疼痛治疗常采用药物、物理、介入、神经阻滞、手术及心理治疗等方法，其中药物治疗疼痛是临床医师最为广泛选用的镇痛手段。本书将现有品种繁多的镇痛药物进行了初步归纳，重点介绍常用的镇痛药物的药理毒理、用法用量、不良反应等内容，同时选取具体临床案例以供临床医师们更加准确快捷地选择药物镇痛方法。

　　本书适合临床医师、药师及相关人员参考使用。

图书在版编目（CIP）数据

镇痛药物使用手册/陈宁等主编 . —北京：中国医药科技出版社，2015.6

（临床用药手册丛书）

ISBN 978 - 7 - 5067 - 7575 - 5

Ⅰ. ①镇⋯　Ⅱ. ①陈⋯　Ⅲ. ①解热镇痛药 - 手册　Ⅳ. ①R971 - 62

中国版本图书馆 CIP 数据核字（2015）第 118484 号

美术编辑　陈君杞
版式设计　郭小平

出版　　中国医药科技出版社
地址　　北京市海淀区文慧园北路甲 22 号
邮编　　100082
电话　　发行：010 - 62227427　邮购：010 - 62236938
网址　　www. cmstp. com
规格　　880×1230mm $\frac{1}{32}$
印张　　9 $\frac{7}{8}$
字数　　207 千字
版次　　2015 年 6 月第 1 版
印次　　2015 年 6 月第 1 次印刷
印刷　　三河市万龙印装有限公司
经销　　全国各地新华书店
书号　　ISBN 978 - 7 - 5067 - 7575 - 5
定价　29. 00 元

本社图书如存在印装质量问题请与本社联系调换

编委会

前言

在镇痛需求和镇痛药物品种不断增加的今天，临床医师和药师对疼痛治疗和镇痛药物的研究与认识也进一步深入。疼痛治疗作为许多疾病综合治疗的重要组成部分，正越来越多地受到重视和推广，并为患者所认可。药物治疗是疼痛治疗最常用和最基本的方法，临床实践中镇痛药物常与糖皮质激素类药物、抗抑郁类药物、抗癌类药物、维生素类药物和局部麻醉药物等联合使用。

镇痛药物的合理选择在缓解患者痛苦的同时，对治疗疾病、恢复身心健康、提高治疗满意度等方面均有益。临床上选择镇痛药物时，应在疾病诊断、疼痛病因、疼痛性质、疼痛部位、对镇痛药物反应明确的基础上，合理选择镇痛药或联合用药，以获得更佳的治疗效果；同时需兼顾药物的不良反应和配伍禁忌，并密切观察用药后患者的情况，评估镇痛效果，以达到用药个体化、合理化、最佳化。

随着药物研发在应用安全、疗效显著、使用方便等方面不断创新，一些新型镇痛药不断应用于临床，为临床医师、药师和患者提供越来越多的选择。为此，编者查阅文献，选取临床案例，整理出这本《镇痛药物使用手册》，希望能对同行们了解和使用镇痛药物有所帮助。也希望通过这本书，可以和读者探讨完善镇痛药物的规范使用。需要说明的是，对于镇痛药物的临床使用应以具体药物的说明书内容为准。由于我们学识有限，本书错漏之处难免，敬请广大读者指正。

编者
2015 年 1 月

目录

第一章

解热镇痛及非甾体抗炎药

第一节　选择性 COX – 2 抑制剂

醋氯芬酸 Aceclofenac

【别名】喜力特，美诺芬（片剂）。

【性状】药物为胶囊剂，内容物为白色或类白色颗粒性粉末。薄膜衣片（片剂）。

【药品类别】解热镇痛及非甾体抗炎药。

【药理毒理】本品为非甾体抗炎药，具有抗炎、镇痛作用。其作用机制主要是通过高选择性抑制环氧酶活性，从而使前列腺素合成减少。本品毒副作用分别相当于双氯芬酸和吲哚美辛的 1/2 和 1/4。对肠道的刺激作用为萘普生和保泰松的 1/4，半数致死量约为萘普生和保泰松的 2 倍。本品致溃疡作用是吲哚美辛和双氯芬酸的 1/4 和 1/7。

【药代动力学】吸收：口服可迅速完全吸收，生物利用度近 100%，血药浓度达峰时间为 1.25 ~ 3 小时。

分布：蛋白结合率高（99.7%），透进滑膜液，其浓度可达血浆药物浓度的 60%，分布容积近 30L。

排泄：平均血浆消除半衰期为 4 ~ 4.3 小时，消除率为 6L/h，近 2/3 药物主要以结合形式的羟基化代谢物通过尿排泄，原型药物仅占药物剂量的 1%。

【适应证】骨关节炎、类风湿性关节炎、强直性脊柱炎、风湿性关节炎、慢性多发性关节炎、进行性骨关节炎等引起的疼痛和炎症症状的治疗。

【用法用量】口服：成人，每日 2 次，每次 100mg 或遵医嘱。每日推荐最大剂量为 4 粒；轻、中度肝功能不全的病人应减少服药剂量，推荐初始剂量为每日 1 粒（100mg），轻、中度肾功能不全患者无需调整剂量，但应慎用。

【不良反应】本品的主要不良反应是消化不良、腹痛、恶心和腹泻，以消化不良和腹痛最为常见。

【禁忌证】已知对本品及其他非甾体类药物过敏者；严重心衰、肝肾功能不全者；患有或者怀疑胃、十二指肠溃疡，有胃、十二指肠溃疡复发史，胃肠道出血及其他出、凝血障碍患者；妊娠后期患者禁用。

【注意事项】伴有胃肠道疾病、脑血管出血、溃疡性结肠炎、系统性红斑狼疮、卟啉病及造血和凝血障碍病史者慎用或在密切监控下使用。轻、中度肝、肾、心功能不全者以及有体液潴留倾向者慎用，接受利尿药治疗或有其他低血容量危险者慎用。治疗期间，很多无前兆症状或明显病史患者可出现严重的胃肠出血和（或）穿孔。老年患者可发生肾、心血管和肝功能损害。长期使用本品者应经常检查肝、肾功能和血细胞计数。服用本品出现头晕和中枢神经系统障碍的患者应避免驾驶车辆和从事机械操作。

【孕妇及哺乳期妇女用药】已有数例应用本品影响胎儿的报道，可能是由于抑制前列腺素合成造成的。本品可抑制子宫收缩和延迟分娩，并可引起宫内动脉导管收缩和闭锁，导致新生儿肺动脉高压和呼吸功能不全。本品可降低胎儿血小板功能和抑制胎儿肾功能，可导致羊水过少或新生儿无尿症。本品能否分泌到人乳中尚不清楚，因此哺乳期除医生认为必需使用外，不应使用本品。

【儿童用药】儿童用药的安全性和有效性尚未确定，故不推荐儿童使用。

【老年患者用药】一般无须降低剂量，但老年患者一般更容易出现不良反应，应慎用。

【药物相互作用】

1. 应避免与以下药物合用：甲氨蝶呤，锂盐，双香豆素类口服抗凝血药，噻氯匹定，血栓溶解剂及肝素。

2. 以下联合用药需调整剂量或注意：本品与环孢素或他克利同时使用时，由于降低肾脏前列腺素合成，肾毒性风险增加；同时服用阿司匹林和其他非甾体抗炎药物会增加副作用发生率；会削弱呋喃苯胺酸和丁苯氧酸的利尿作用；可降低噻嗪类药物的降压作用；与保钾利尿药同时使用会升高钾水平，应监测血钾；与血管紧张素转化酶抑制剂同用，会增加失水病人急性肾功能衰竭的危险；本品可能会引起低血糖，使用时应考虑调整降糖药物的剂量。

3. 本品主要通过细胞色素 P450 - 2G9 代谢，因此可能有与苯妥英钠、地高辛、西咪替丁、甲苯磺丁脲、保泰松、胺碘酮、咪唑和磺胺苯吡唑发生药物相互作用的风险。本品与通过肾排泄消除的药物存在药物相互作用的风险，因与血浆蛋白完全结合，并与其他高蛋白结合药物发生置换作用，必须注意。

【药物过量】可能出现的症状有：恶心、呕吐、胃痛、嗜睡和头痛。治疗：如需要，可洗胃、重复给予活性炭，必要时可使用抗酸药或进行其他对症治疗。

【规格】胶囊剂：100mg。片剂：100mg。

【临床应用案例】

1. 林木良等评价醋氯芬酸、根痛平颗粒及甲钴胺联合治疗驾驶兵下腰痛的临床疗效。选择在门诊就诊的保守治疗腰痛伴下肢神经症状的司机训练伤病员360例，应用醋氯芬酸、根痛平颗粒及甲钴胺联合治疗，于治疗后第1、2、4周分别应用视觉模拟评分（VAS）和 Oswestry 功能障碍指数评价疗效。结果治疗 1、2、4 周后，所有患者临床症状均有不同程度改善。VAS 评分及 Oswestry 指数在治疗后明显下降，与治疗前相比，差异有高度统计学意义，治疗后 1 周患者下腰痛症状明显改善，治疗后 4 周患者下腰痛症状基本缓解。结论：醋氯芬酸、根痛平颗粒及甲钴胺联合用药能显著缓解腰痛及下肢神经症状，明显提高驾驶兵伤病员的战斗力及生活质量，疗效明确。**参考论文名称：《醋氯芬酸、根痛平颗粒及甲钴胺联合治疗驾驶兵下腰痛的疗效分析》**

2. 戴云峰等探讨醋氯芬酸用于骨折复位内固定术后疼痛的止痛效果。收集应用醋氯芬酸治疗骨折术后疼痛的病例 200 例，观察醋氯芬酸对于骨折术后止痛的疗效。结果：中度疼痛组缓解率 91.6%，有效率 8.4%，单次给药总有效率 38.2%，重度疼痛组缓解率 50.7%，有效率 27.4%，总有效率 92.5%，未发现过敏性皮疹、胃溃疡或肠胃出血以及史蒂文斯 – 约翰逊（Stevens – Johnson）综合征等不良反应。结论：醋氯芬酸对于骨折术后止痛效果确切，相关不良反应较少。**参考论文名称：《醋氯芬酸治疗骨折术后疼痛 200 例的疗效评价》**

3. 易长英等观察醋氯芬酸治疗类风湿性关节炎（RA）和骨关节炎（OA）的疗效和安全性。将 126 名患者随机分为治疗组 64 例，其中 RA36 例，OA28 例，每天早晚各服醋氯芬酸 0.1g；对照组 62 例，其中 RA35 例，OA27 例，每天早晚各服布洛芬缓释胶囊 0.3g。疗程均为 4 周。分别观察治疗前后临床指标和炎性实验的变化以及不良反应的发生。结果：醋氯芬酸和布洛芬治疗 RA4 周后，疼痛程度、压痛关节数、关节压痛指数、关节肿胀指数、握力、晨僵时间、血沉均显著改善，醋氯芬酸的总有效率为 77.8%。两者治疗 OA4 周后，膝关节活动痛、15min 行走时间、日常活动能力及患者综合评估均有显著改善，醋氯芬酸的总有效率为 71.4%。醋氯芬酸对 RA 和

OA 的疗效与布洛芬相比无显著性差异。醋氯芬酸以胃肠道反应为主的不良反应发生率为 14.3%，低于布洛芬（25.9%）。结论：从临床角度而言，醋氯芬酸对 RA 和 OA 均为安全、有效的治疗药物。参考论文名称：《醋氯芬酸治疗类风湿性关节炎和骨关节炎的临床观察》

4. 徐胜前等比较醋氯芬酸缓释片和阳性对照药醋氯芬酸片治疗骨关节炎的疗效和安全性。选取 42 例骨关节炎患者，试验组 21 例，口服醋氯芬酸缓释片 200mg，每日 1 次；对照组 21 例，口服醋氯芬酸片 100mg，每日 2 次。疗程 4 周，采用随机、双盲、双模拟、平行对照的试验方法。结果：治疗 2 周后，试验组总有效率 52.38%，对照组总有效率 42.86%。治疗 4 周后，试验组总有效率 80.95%，对照组总有效率 61.90%。4 周后，两药均能显著改善骨关节炎患者的症状和体征。试验组不良反应发生率为 14.29%，对照组为 9.52%，统计学分析显示两组间不良反应发生率无明显差异。不良反应均以轻度消化道症状为主，无需特殊处理。结论：醋氯芬酸缓释片治疗骨关节炎的疗效和安全性与普通片相近，但服用更方便。参考论文名称：《醋氯芬酸缓释片治疗骨关节炎的临床研究》

氯诺昔康 Lornoxicam

【别名】正庭，可塞风。

【性状】片剂为薄膜衣异形片，除去包衣后显黄色；注射剂为黄色冻干块状物。

【药品类别】解热镇痛及非甾体抗炎药。

【药理毒理】本品属于非甾体抗炎药，系噻嗪类衍生物，具有较强的镇痛和抗炎作用。作用机制包括：①通过 COX 活性进而抑制前列腺素合成；②激活阿片神经肽系统，发挥中枢性镇痛作用。

毒理研究：本品的毒性特征与环氧化酶抑制作用相一致。消化道和肾脏是其毒性作用最敏感的器官。

【药代动力学】本品口服吸收迅速而完全，在 2.5 小时内达血药浓度峰值，呈剂量依赖性药代动力学特征。与食物同时服用，药物吸收减慢并减少约 20%。生物利用度为 100%，平均半衰期 3~5 小时。在血浆中以原型和羟基化代谢物的形式存在；其羟基化代谢物不显示药理活性。本品血浆蛋白结合率为 99%，不具浓度依赖性。代谢完全，1/3 经肾脏、2/3 经肝脏清除。本品在老年人、连续给药时、肝肾功能损害不严重时或与抗酸药合用时，其药代动力学参数无显著性差异。

【适应证】片剂：急性轻度至中度术后疼痛和由某些类型的风湿性疾病引起的关节疼痛和炎症。

注射剂：急性中度手术后疼痛以及与急性坐骨神经痛相关的疼痛。

【用法用量】片剂：饭前用水吞服，遵医嘱用药。急性轻度或中度疼痛：每日 8~16mg：仅一次使用时，服用 8mg 或 16mg。如需反复用药，每日最大剂量为 16mg。最好分为每日 2 次，每次 4~8mg。风湿性疾病引起的关节疼痛和炎症：每日剂量为 12~16mg。推荐使用的剂量为每次 4mg，每日 2 次。最大剂量：每日不得超过 16mg。

注射剂：肌内（>5 秒）或静脉（>15 秒）注射。在注射前须将本品用 2ml 注射用水溶解。静脉注射时须用不少于 2ml 的 0.9% NaCl 注射液稀释。常规剂量是：起始剂量 8mg，可加用一次 8mg，当天最大剂量为 24mg。其后本品的剂量为 8mg，每日 2 次。每日剂量不应超过 16mg。

【不良反应】最常见有头晕、头痛、肠胃功能障碍（如胃痛、腹泻、消化不良、恶心和呕吐）。

【禁忌证】

1. 对本品成分过敏者。

2. 已知对非甾体抗炎药（如乙酰水杨酸）过敏者。

3. 由水杨酸诱发的支气管哮喘。

4. 急性肠胃出血或急性胃或肠溃疡者。

5. 严重心功能不全者。

6. 严重肝功能受损者。

7. 血小板计数明显减低者。

8. 严重肾功能不全者。

【注意事项】 有下列情况之一者应慎用：①肝、肾功能受损者；②有胃肠道出血或胃十二指肠溃疡病史者；③凝血障碍者；④老人和哮喘患者。

【孕妇及哺乳期妇女用药】 禁用。

【儿童用药】 18岁以下人群禁用。

【老年患者用药】 没有研究显示老年患者用药需要减少剂量。

【药物相互作用】 如果本品与其他药物同时使用，其作用可能不同，须调整本品或以下药物的剂量。

1. 本品与抗凝血药或血液稀释剂同用。

2. 本品与口服抗糖尿病药同用。

3. 与本品治疗效果相同的非甾体类抗炎药同时使用。

4. 本品与利尿剂同用。

5. 本品与锂制剂同用。

6. 本品与含有甲氨蝶呤的药品同用。

7. 本品与含有西咪替丁的药品同用。

8. 本品与含有地高辛的药品同用。

【药物过量】 在确定或怀疑用药过量时，应立即停止使用本品。使用过量本品时，病人所出现的不良反应症状可能会较严重。

【**规格**】片剂：4mg。注射剂：8mg。

【**临床应用案例**】

1. 刘玲、李锦成寻求对老年癌症患者更安全有效超前镇痛结合心理支持的综合手术后镇痛方法：选取 ASA（美国麻醉医师学会）Ⅰ～Ⅱ级择期行肿瘤手术患者 120 例，随机分为 4 组，每组 30 例。A 组为氯诺昔康＋心理治疗：患者于手术前 30min 静脉注射氯诺昔康 16mg（生理盐水稀释至 10ml），并由专人按标准程序行围术期心理支持疗法（PPST）；B 组为氯诺昔康：患者仅于手术前 30min 静脉注射氯诺昔康 16mg（生理盐水稀释至 10ml），未行 PPST；C 组为心理支持：患者仅行 PPST，于手术前 30min 静脉注射生理盐水 10ml；D 组为传统静脉全麻。术后 2、4、8、24、48h 对患者进行疼痛数字分级法评分（NRS）；记录患者不良反应及术后镇痛药使用情况。结果：A、B 组术后 2、4、8、24、48h 的 NRS 显著低于 C、D 组，A、B 组之间比较差异无统计学意义，C、D 组术后 4、8h 比较，C 组 NRS 低于 D 组。患者最早要求使用镇痛药物时间的 A、B 组明显长于 C、D 组，两组间比较 A 组明显长于 B 组，C 组明显长于 D 组；48h 内行 4 组各时段镇痛药的需求例数比较，A、B 组明显少于 C、D 组，A、B 组间及 C、D 组间差异无统计学意义。4 组患者术后不良反应差异无统计学意义。结论：氯诺昔康超前镇痛结合心理支持疗法对老年癌症患者术后镇痛效果较未结合心理支持疗法更为满意，是一种安全、有效的术后镇痛方法。**参考论文名称：《氯诺昔康超前镇痛结合心理支持疗法对老年癌症患者术后镇痛效果的观察》**

2. 张明威探讨氯诺昔康超前镇痛在腹腔镜胆囊切除术中应用的疗效及安全性。选择 68 例腹腔镜胆囊切除术的患者，随机分为氯诺昔康超前镇痛组（氯诺昔康组）和对照组，两组均采用气管插管全身麻醉，氯诺昔康组在麻醉诱导前静脉注射氯诺昔康 16mg，对照组在麻醉诱导前静脉注射生理盐水

4ml，术后根据患者疼痛情况给予阿片类镇痛药物口服。比较两组患者术后拔管清醒后 1h、2h、4h、8h、12h、24h 各个时间点的疼痛情况、术后患者满意度与不良反应情况。结果：氯诺昔康组患者术后拔管清醒后 1h、2h、4h、8h、12h、24h 各个时间点的疼痛评分均明显少于对照组。氯诺昔康组患者术后满意度明显优于对照组，且术后不良反应发生率明显低于对照组。结论：氯诺昔康超前镇痛用于腹腔镜胆囊切除术能有效缓解患者术后疼痛，提高患者满意度，减少不良反应的出现，是一种安全有效的镇痛方法。**参考论文名称：《氯诺昔康超前镇痛在腹腔镜胆囊切除术中的应用》**

3. 关逦喆等比较氯诺昔康、帕瑞昔布钠联合阿片类镇痛药对下肢骨折手术患者术后镇痛效果。90 例拟行腰硬联合麻醉胫下骨骨折手术患者，随机分为三组：C 组（对照组）术终行电子静脉镇痛泵镇痛；L 组（氯诺昔康组）手术结束前静脉输注氯诺昔康 8mg，后连接电子静脉镇痛泵。镇痛泵中加入氯诺昔康 32mg，其余配方同 C 组；P 组（帕瑞昔布钠组）在手术结束后常规接上电子镇痛泵镇痛，回病房后肌内注射帕瑞昔布钠 40mg，术后继续给予 40mg 帕瑞昔布钠每 12h 给药 1 次，至术后 48h。静脉镇痛泵的配方同 C 组。镇痛不足时由病房医生根据患者疼痛情况给予哌替啶 50mg 肌内注射。记录三组组术后 4、8、12、24、36、48h 的疼痛评分及副作用。记录三组患者术后 24h 镇痛泵的芬太尼用量、按压总次数和有效次数。结果：术后各个观察时点 NRS 评分 C 组和 L 组均显著高于 P 组，术后各个观察时点 NRS 评分 C 组与 L 组差异没有显著性。术后镇痛泵按压次数和 24h 芬太尼用量 C 组和 L 组均显著大于 P 组。结论：对于术后中、重度疼痛的患者帕瑞昔布钠复合阿片类静脉镇痛较氯诺昔康能获得较为满意的镇痛效果。**参考论文名称：《氯诺昔康与帕瑞昔布钠在下肢骨科手术术后镇痛效果的比较》**

4. 余功敏评价地佐辛复合氯诺昔康用于骨科手术后静脉自控镇痛的效果及安全性。择期骨科全麻手术患者 60 例，随机分为地佐辛复合氯诺昔康组（DL 组）和芬太尼组（F 组），手术结束前 30min，DL 组静脉注射地佐辛 0.1mg/kg、托烷司琼 5mg；F 组静脉注射芬太尼 1μg/kg、托烷司琼 5mg，清醒后连接持续静脉镇痛泵（2ml/h）。DF 组镇痛泵配方为地佐辛 0.5mg/kg、复合氯诺昔康 40mg；F 组为芬太尼 16μg/kg。对两组镇痛效果（采用 VAS 评分、BCS 评分、Ramsay 评分）和并发症进行观察并记录。结果：两组 VAS 评分、BCS 评分、Ramsay 评分差异无统计学意义，DL 组不良反应明显少于 F 组。结论：地佐辛 0.5mg/kg 复合氯诺昔康 40mg 用于骨科手术后静脉自控镇痛，效果满意，且不良反应少。参考论文名称：《地佐辛复合氯诺昔康用于骨科手术后静脉镇痛 30 例疗效观察》

5. 丁悦等研究氯诺昔康治疗类风湿关节炎和骨性关节炎的疗效及安全性。类风湿关节炎（34 例）和骨性关节炎（48 例）所致膝关节疼痛患者分别随机双盲分成 2 组，试验组（n = 41）行膝关节腔注射氯诺昔康（8mg，每周 1 次），对照组（n = 41）用安慰剂，疗程为 3 周。对二药治疗前后的疼痛指数进行比较。结果：试验组和对照组在治疗 3 周后的平均疼痛指数分别减少 31.80 和 8.20，显示氯诺昔康对关节炎的疼痛有显著疗效。2 组不良事件发生率分别为 7.31% 和 4.87%，均无严重不良事件发生。结论：氯诺昔康对类风湿关节炎和骨性关节炎具有良好的镇痛抗炎作用，且耐受性良好。参考论文名称：《氯诺昔康治疗类风湿关节炎和骨性关节炎 41 例》

美洛昔康 Meloxicam

【别名】Mobic，莫比克，节宗，莫刻林，麦安，米诺希，吉康宁，和畅，宏强，普利洛。

【性状】除去膜衣后显淡黄色或黄色。

【药品类别】解热镇痛及非甾体抗炎药。

【药理毒理】本品为非甾体抗炎药，具有镇痛、抗炎、解热作用。其机制可能与抑制前列腺素的合成有关。

动物实验未发现遗传毒性和致癌性，有生殖毒性和致畸性，可通过乳汁分泌。

【药代动力学】本品经口服或肛门给药均吸收很好。片剂、栓剂与胶囊等效。进食时服用对药物吸收没有影响。口服3～5天可进入稳定状态，连续治疗一年以上的病人体内药物浓度和初次进入稳定状态的病人相似。在血浆中，99％以上的药物与血浆蛋白结合。本品能很好地透进滑液，浓度接近在血浆的一半。代谢彻底，从尿、便中排泄。从体内排除的平均半衰期为20小时。肝功能不全或轻、中度肾功能不全对本品药代动力学均无大影响，老年人的消除率降低，分布体积小，个体间差异大。

【适应证】类风湿性关节炎、疼痛性骨关节炎（关节病、退行性骨关节病）的症状治疗。

【用法用量】口服：类风湿性关节炎，一次15mg，一日1次，根据治疗后反应，剂量可减至7.5mg。骨关节炎，一次7.5mg，一日1次，如果需要，剂量可增至15mg。

对于不良反应有可能增加的病人：治疗开始剂量一日7.5mg。

严重肾衰竭的病人透析时：剂量不应超过一日7.5mg。每日最大建议量为15mg。

【不良反应】

1. 胃肠道：消化不良、恶心、呕吐、腹痛、便秘、胀气、腹泻，短暂的肝功能指标异常（如转氨酶或胆红素升高），食道炎、胃十二指肠溃疡，隐性或肉眼可见的胃肠道出血，胃肠道穿孔，结肠炎。

2. 血液系统：贫血、白细胞减少和血小板减少。

3. 皮肤：瘙痒、皮疹、口炎、荨麻疹，感光过敏。

4. 呼吸系统：急性哮喘。

5. 中枢神经系统：轻微头晕、头痛，眩晕、耳鸣、嗜睡。

6. 心血管系统：水肿，血压升高、心悸、潮红。

7. 泌尿生殖系统：肾功能指标异常（血清肌酐和/或血清尿素升高）。

【禁忌证】对本品过敏者；对应用非甾体抗炎药后出现哮喘、鼻腔息肉、血管水肿或荨麻疹等症状者；活动性消化性溃疡、严重肝功能不全者、非透析严重肾功能不全者。

【注意事项】

1. 有上消化道病史和正在使用抗凝剂的病人慎用，若出现消化性溃疡或胃肠道出血应停止使用本品。

2. 对出现黏膜与皮肤不良反应的病人应特别注意，并且考虑停药。

3. 血流和血容量减少的病人慎用。

4. 晚期肾衰竭血液透析病人使用本品时的剂量不应高于7.5mg。

5. 出现显著或持续的血清转氨酶或其他肝功能参数升高者应停药。

6. 可能有肾、肝及心功能损害的老年患者慎用。

7. 使用本品后出现不良反应如眩晕和嗜睡时，建议限制驾车和机械操作等活动。

【孕妇及哺乳期妇女用药】虽然在临床前的试验中没有发现致畸作用，但本品不应用于孕妇和哺乳者。

【儿童用药】年龄小于15岁者禁用。

【老年患者用药】可能有肝、肾及心功能不全的老年患者应慎用。

【药物相互作用】同时使用一种以上的非甾体抗炎药，可能增加胃肠道溃疡和出血的可能性。同时应用抗凝剂、氨苄噻哌啶、肝素或溶栓剂可增加出血的可能。可增加甲氨蝶呤的血液毒性，降低宫内避孕器的效能。可使抗高血压药作用降低。

【药物过量】过量应采取胃排空及支持疗法。有临床试验表明考来烯胺可促进美洛昔康的排泄。

【规格】片剂：7.5mg。注射剂：15mg。

【临床应用案例】

1. 陈杰翔、李利选择 84 例急性肾绞痛患者，随机分为观察组及对照组（各 42 例），观察组予以黄体酮 40mg 及美洛昔康 15mg 肌内注射，对照组予以阿托品 0.5mg 肌内注射，比较两组的疗效、复发率及不良反应。结果：观察组总有效率 90.48%，对照组总有效率 73.81%，两组疗效有明显差异，且复发率及不良反应发生率观察组也均明显低于对照组。结论：黄体酮联合美洛昔康治疗肾绞痛疗效确切，且复发率低，不良反应少，值得临床推广应用。参考论文名称：《黄体酮联用美洛昔康治疗肾绞痛疗效观察》

2. 黄舒雯将 30 例类风湿关节炎和骨关节炎患者随机分为观察组和对照组，观察组的患者使用选择性环氧酶抑制剂美洛昔康治疗，对照组患者使用布洛芬缓释胶囊进行治疗。结果：观察组患者临床疗效的总有效率为 86.0%，对照组为 87.5%，两组治疗方法在临床疗效上没有明显差异性；观察组患者不良反应发生率明显低于对照组。参考论文名称：《选择性环氧酶抑制剂美洛昔康对类风湿关节炎和骨关节炎的疗效和安全性》

3. 犹怀勇将 60 例确诊为类风湿性关节炎患者随机分为观察组和对照组，每组各 30 例，观察组采用美洛昔康联合玻璃酸钠关节腔内注射治疗，对照组采用美洛昔康治疗，美洛昔康，口服，每次7.5mg，每日2次；玻璃酸钠，关节腔内注入，每次2ml，每周1次，两组均治疗5周，疗程结束后，比较两组临床疗效差异。结果：美洛昔康联合玻璃酸钠治疗总有效率为100%，单用美洛昔康的总有效率为80%，观察组总有效率明显高于对照组，差异具有显著统计学意义。结论：美洛昔康联合玻璃酸钠关节腔内注射治疗类风湿性关节炎优于单用美洛昔康，可快速缓解疼痛，安全性好。**参考论文名称：《美洛昔康联合玻璃酸钠关节腔内注射治疗类风湿性关节炎的临床疗效与安全性观察》**

4. 王碧菠、张伟滨研究美洛昔康针剂用于骨科术后镇痛的效果及安全性。在上海4家不同医院骨科各随机选取40例手术患者共160例，使用美洛昔康针剂进行术后镇痛。入组患者术后1h接受美洛昔康针剂15mg肌内注射，术后24h接受15mg肌内注射。对镇痛疗效不佳者予以枸橼酸芬太尼注射液补充镇痛。采用视觉模拟评分（VAS）在术后1h（用药前）、2h、4h、8h、12h、24h、48h分别评估疼痛程度，并记录补充镇痛药物枸橼酸芬太尼的用量。术前及术后1周行血常规、肝肾功能、心电图检查，观察有无与药物相关的不良事件产生。结果：入组男性患者105例（65.63%），女性患者55例（34.37%），平均年龄46.36岁（21~65岁）。接受大手术85例（53.1%），中手术者42例（26.3%），小手术者33例（20.6%）。用药前（术后1h）VAS平均评分为8.3，用药后各时间点VAS平均评分分别为7.8、7.1、6.8、5.5、3.7、2.4，提示美洛昔康针剂术后镇痛总体疗效满意。按手术大小分类观察各时间点VAS评分，并比较各组疼痛缓解率，可见美洛昔康针剂对于不同类型的骨科手术均有较好的镇痛疗效，但对大、中型骨科手术，还需加用中枢性阿片类镇痛药物加强镇痛效果。用药前后血常规、肝肾功能和心电图结果的差异无统计学意义，提示美洛昔康针剂临床安全性良好。结论：使用美洛昔康针剂可有效缓解骨科术后疼痛，并能减少中枢性镇痛药的使用剂量，且无明显不良反应，是一种有效的骨科术后镇痛药物。参考论文名称：《美洛昔康针剂用于骨科术后镇痛效果及安全性研究》

5. 冯丰等观察美洛昔康肌内注射和口服两种不同给药方式用于脊柱外科围手术期的镇痛效果及安全性。118 例接受脊柱手术患者中，腰椎融合 37 例，显微内镜腰椎间盘髓核摘除（MED）60 例，脊柱肿瘤切除重建 14 例，脊柱后凸畸形截骨矫形 7 例。所有患者随机分为两组：美洛昔康针剂给药组（A组）58 例，术前 1 天 15mg，肌内注射，术后第 1～7 天 15mg，肌内注射，每日 1 次；美洛昔康口服给药组（B 组）60 例，术前 1 天 15mg，口服，术后第 1～7 天 15mg，口服，每日 1次。两组术后均不限制使用静脉止痛泵、肌内注射或口服阿片类药物。观察两组术后疼痛视觉模拟评分（VAS）、阿片类药物用量、相关并发症以及术后 1 个月患者综合满意度。结果术后第 1、2、3、7 天两组患者 VAS 评分比较的差异，有统计学意义；术后阿片类药物累计使用率，A 组为 15.52%，B 组为60%；两组均未观察到面部浮肿、血压异常升高等心血管不良反应，B 组 7 例出现恶心或呕吐等胃肠道不良反应；术后 1 个月综合满意度，A 组为 87.5%，B 组为 80.8%。结论：脊柱手术患者围手术期使用美洛昔康针剂能有效缓解术后疼痛，减少术后阿片类止痛药的使用和不良反应，提高患者对手术的综合满意度。参考论文名称：《美洛昔康针剂用于脊柱外科围手术期镇痛初步观察》

（张淑香）

尼美舒利 Nimesulide

【别名】力美松，先乐克，苏榕，利诺刻，瑞普乐，新格非，斯瑞，力舒同。

【性状】类白色或微黄色。

【药品类别】解热镇痛及非甾体抗炎药。

【药理毒理】本品属非甾体抗炎药，具有抗炎、镇痛、解热作用，对 COX - 2 选择性抑制作用较强。其作用机制可能与抑制前列腺素的合成、白细胞的介质释放和多形核白细胞的氧化反应有关。

【药代动力学】口服 0.1g，其达峰时间 1.22 ~ 2.75 小时，半衰期 2 ~ 3 小时，作用可持续 6 ~ 8 小时。几乎全部通过肾脏排泄，多次服用无累积现象。

【适应证】慢性关节炎症（包括类风湿性关节炎和骨关节炎等）；手术和急性创伤后的疼痛；耳鼻咽部炎症引起的疼痛；痛经；上呼吸道感染引起的发热症状等。

【用法用量】口服：成人，一次 0.05 ~ 0.1g（1/2 ~ 1片），每日 2 次，餐后服用，可增加到一次 0.2g（2 片），每日 2 次。儿童常用剂量为每日 5mg/kg，分 2 或 3 次服用。

【不良反应】主要有胃灼热、恶心、胃痛等，但症状轻微、短暂，很少需要中断治疗。极少情况下，患者出现过敏性皮疹。同其他非甾体抗炎药一样可能产生头晕、嗜睡、消化道溃疡或肠道出血以及史蒂文斯 - 约翰逊综合征（Stevens - Johnson Syndrome）等。

【禁忌证】
1. 对本品或其他非甾体抗炎药过敏者。
2. 胃肠道出血或消化性溃疡活动期患者。
3. 严重肾功能不全患者。

【注意事项】

1. 可与阿司匹林和其他非甾体抗炎药发生交叉过敏反应。

2. 有出血性疾病、胃肠道疾病、接受抗凝血剂治疗或抗血小板聚集药物者慎用。

3. 肾功能不全者应根据内生肌酐清除率相应调整用药剂量。

4. 用药后若出现视力下降，应停止用药，并进行眼科检查。

5. 置于儿童不易接触到的地方。

【孕妇及哺乳期妇女用药】 不推荐妊娠和哺乳期妇女应用。

【儿童用药】 不推荐用于儿童。

【老年患者用药】 老年患者因肾功能减退，可根据情况适当减少用药剂量。

【药物相互作用】 由于本品血浆蛋白结合率高，可能会置换其他蛋白结合药物。

【药物过量】 超量中毒时应予紧急处理，包括洗胃、催吐、服用活性炭，同时予以对症支持疗法。

【规格】 片剂：0.1g。

【临床应用案例】

1. 卢奕宇等观察芬太尼透皮贴剂联合尼美舒利治疗鼻咽癌放化疗中口腔黏膜损伤疼痛的临床疗效。60 例因同期化放疗发生口腔黏膜损伤及中～重度疼痛的鼻咽癌患者，随机分为单一用药组和联合用药组，每组 30 例患者，单一用药组仅给予芬太尼透皮贴剂治疗，联合用药组给予芬太尼透皮贴剂联合尼美舒利治疗，比较两组患者治疗 12、24 小时后疼痛缓解的有效率，生活质量的变化以及不良反应的发生情况。结果两组患者芬太尼透皮贴剂最大维持剂量为 50μg/h，尼美舒利的最大剂量为 400mg/d。单一用药组芬太尼透皮贴剂的平均维持剂量为 35.8μg/h，而联合用药组为 26.6μg/h，显著低于单一用药组。单一用药组治疗 12 小时、24 小时后疼痛缓解的总有效率分别为 53%，80%；而联合用药组疼痛缓解的总有效率为 80%，90%，均显著高于单一用药组。两组患者生活质量的变化无明显差异。此外，两组患者均见嗜睡、头晕、恶心呕吐和便秘的不良反应，但联合用药组仅头晕的发生率较单一用药组显著降低。结论：芬太尼透皮贴剂联合尼美舒利治疗鼻咽癌放化疗中口腔黏膜损伤引起的疼痛疗效较单用芬太尼透皮贴剂更好，且不良反应的发生率较低，值得临床进一步研究和推广。参考论文名称：《芬太尼透皮贴剂联合尼美舒利治疗鼻咽癌放化疗中口腔黏膜损伤疼痛的临床疗效分析》

2. 陆永权观察临床联合应用盐酸氟桂利嗪和尼美舒利分散片治疗偏头痛患者的效果，选择偏头痛患者 114 例，随机将 114 例偏头痛患者分为联合治疗组和单一治疗组。联合治疗组中有 54 名患者，单一治疗组有 60 名患者。联合治疗组患者每晚服用 10mg 盐酸氟桂利嗪并且早晚各服用尼美舒利分散片 100mg，单一治疗组患者给予 100mg 安慰剂代替尼美舒利分散片，其他相同。两组患者分别治疗两个星期，比较疗效及患者复发情况。结果：联合治疗组中有 2 例患者治愈，34 例患者显效，16 例患者有效，2 例患者无效；单一治疗组中无治愈患者，23 例患者显效，18 例患者有效，19 例患者无效，两组患者的疗效差异显著。联合治疗组在半年内有 33 例患者痊愈（61.1%），15 例患者复发（27.8%），单一治疗组在半年内有 21 例患者痊愈（35%），20 例患者复发（33.3%），两组患者的痊愈差异显著，复发差异无显著性。结论：联合使用盐酸氟桂利嗪和尼美舒利分散片治疗偏头痛的效果明显。参考论文名称：《尼美舒利分散片联合盐酸氟桂利嗪治疗偏头痛 54 例效果分析》

3.60 例骨科手术后发热疼痛病人用尼美舒利颗粒剂进行治疗，其中男 38 例，女 22 例，四肢骨折 40 人，其余 20 人为：锁骨骨折 10 人，髌骨骨折 4 人，腰椎骨折 6 人。成人尼美舒利颗粒口服 100mg，每日 2 次，儿童剂量为 5mg／（kg·d），分 2 至 3 次服用。疗程不超过 3 天。服药后 1h 测量体温与服药前进行对照、按 Budzynsk 分级标准评估疼痛程度，观察用药后不良反应。60 例病人服用尼美舒利颗粒后体温、疼痛均有不同程度的下降。43 例病人服用尼美舒利颗粒后无明显不良反应，17 例病人轻微、短暂的感觉胃部灼热、恶心。无严重不良反应。**参考论文名称：《尼美舒利颗粒剂用于骨科手术后病人 60 例效果观察》**

4.68 例有前驱症状或高危诱因的急性痛风性关节炎患者，随机分为观察组和对照组，每组 34 例。观察组：有前驱症状或高危诱因时（即发作前）给予尼美舒利片 100mg 口服 1 次，4h 后再服 1 次；如未发作，则停服；如发作则继续口服，每次 100mg，每天 3 次，直至疼痛缓解或消失。对照组：疼痛发作后给予尼美舒利口服，每次 100mg，每天 3 次，直至疼痛缓解或消失。一般治疗：2 组均予大量饮水、低嘌呤饮食、碱化尿液等治疗以促进尿酸排泄、减少或抑制尿酸生成。比较 2 组急性痛风性关节炎发作次数、疼痛强度（峰值比较）、疼痛持续时间的影响。结果：观察组在降低急性痛风性关节炎发作次数、疼痛程度、持续时间方面明显优于对照组，差异均有统计学意义。结论：在急性痛风性关节炎疼痛发作前预防性给予尼美舒利治疗，是一种实用有效的治疗方法。**参考论文名称：《尼美舒利不同时间给药对急性痛风性关节炎发作的影响》**

5. 将前列腺痛 280 例，分为治疗组 160 例，给予尼美舒利分散片 100mg，每日 2 次，口服；对照组 120 例给予 α 受体阻断药特拉唑嗪 2mg，每日 1 次，口服。均治疗 30 天。结果：治疗组治疗 15 和 30 天有效率分别为 86.2% 和 98.8%，对照组分别为 64.2% 和 84.2%，治疗组优于对照组。结论：尼美舒利治疗前列腺痛疗效较好，不良反应较少。参考论文名称：《尼美舒利治疗前列腺痛 160 例》

塞来昔布 Celecoxib

【别名】西乐葆。

【性状】内容物为白色粉末。

【药品类别】解热镇痛及非甾体抗炎药。

【药理毒理】本品特异性抑制 COX - 2，阻止炎性前列腺素类物质的产生，达到抗炎、镇痛及退热作用。

本品在生殖、致畸性、致突变或致癌性等方面对人体无特殊危害。

【药代动力学】本品空腹给药的吸收良好，约 2~3 小时达到血浆峰浓度，胶囊口服后的生物利用度为口服混悬液后生物利用度的 99%（混悬液为口服利用的最佳剂型）。血浆蛋白结合率约为 97%。进食（高脂食物）时服药，吸收延迟，T_{max} 延至 4 个小时，生物利用度增加约 20%。本品可通过血脑屏障。

塞来昔布在肝脏内经羟化、氧化和葡萄糖醛酸化进行代谢。主要通过细胞色素 P450 - CYP2C9。代谢产物未测得 COX - 1 和 COX - 2 抑制活性。主要通过肝脏清除，少于 1% 剂量的药物以原型从尿中排出。

【适应证】急性期或慢性期骨关节炎和类风湿关节炎，家族性腺瘤息肉病（FAP）的辅助治疗。

【用法用量】骨关节炎：200mg，每日 1 次或分 2 次口服。类风湿关节炎：100mg 或 200mg，每日 2 次口服。临床研究中的剂量曾用至每日 800mg。FAP 患者在接受本品治疗时，应继续其常规的治疗。用于 FAP 患者减少腺瘤性结直肠息肉数日治疗时，推荐剂量为 400mg，每日 2 次，与食物同服。

轻至中度肝肾功能损害患者无需调整剂量，对于重度肝功能损害患者无临床使用经验。

【不良反应】1%，但等于或少于安慰剂组。中枢神经系统：头痛。胃肠道：便秘、恶心。其他：关节痛、腰背痛、失眠、肌痛、外周痛、瘙痒。

1%，发生率高于安慰剂组（括号内% 为高于安慰剂组的百分数）。中枢神经系统：眩晕（0.4%）。胃肠道：腹痛（1.8%）、腹泻（2.3%）、消化不良（2.2%）、胀气（1.2%）、牙齿疾病（0.1%）、呕吐（0.6%）。呼吸道：支气管炎（0.2%）、咳嗽（0.7%）、咽炎（1.2%）、鼻炎（0.6%）、鼻窦炎（0.1%）、上呼吸道感染（0.2%）。其他：意外受伤（0.4%）、过敏加重（0.2%）、流感样症状（0.4%）、外周水肿（0.4%）、皮疹（0.1%）、尿道感染（0.2%）。

【禁忌证】对本品中任何成分过敏者。已知对磺胺过敏者。

【注意事项】阿司匹林或其他非甾体类抗炎药诱发哮喘、荨麻疹或急性鼻炎的患者避免服用。

【孕妇及哺乳期妇女用药】只有潜在益处大于对胎儿的危害时，妊娠妇女才可以考虑用本品治疗。本品不应用于哺乳期妇女。

【儿童用药】暂无塞来昔布在 18 岁以下人群的临床研究。

【老年患者用药】不需调整剂量。

【药物相互作用】 氟康唑（一种 CYP2C9 抑制剂）能抑制塞来昔布的代谢，从而使其血浆浓度大约增加一倍，而 T_{max} 和半衰期无显著变化。因为塞来昔布有很宽的治疗窗口，所以当此两种药合用时，不需要调整塞来昔布的剂量。

抗酸剂（铝剂和镁剂）能使塞来昔布的吸收降低 10%，但并不影响其临床作用。

【药物过量】 如怀疑有药物过量，应采取适当的支持疗法，血液透析无效。

【规格】 胶囊剂：100mg；200mg。

【临床应用案例】

1. 周光赞等观察塞来昔布（西乐葆）超前镇痛对全髋关节置换术后的疼痛评分、镇痛泵的按压次数、髋关节活动度的影响。将 46 例患者随机分为观察组和对照组，观察组于术前 1h 给予塞来昔布（西乐葆）400mg 加 5ml 温水口服，对照组术前禁食禁饮；两组术后均采用芬太尼静脉自控镇痛及每 12h 给予塞来昔布（西乐葆）200mg 口服。分别于术后 8h、16h、24h、48h、72h 比较两组患者疼痛评分、镇痛泵的按压次数及术后 1 周、2 周的髋关节活动度。结果：观察组术后最痛程度、72h 内平均疼痛程度均小于对照组；观察组术后 24h 内镇痛泵的按压次数少于对照组；观察组术后 1 周、2 周的髋关节活动度明显高于对照组。结论：塞来昔布（西乐葆）超前镇痛能减轻患者全髋关节置换术后的疼痛，同时减少了镇痛泵的按压次数，改善髋关节活动范围，有利于增强患者康复的信心，早期下地负重，减少卧床并发症发生率，提高生活质量。

参考论文名称：《塞来昔布超前镇痛对患者全髋关节置换术后的影响》

2. 林锋等探讨塞来昔布治疗急性冠脉综合征（acute coronary syndrome，ACS）的疗效及其对患者血清超敏 C - 反应蛋白（hs - CRP）水平的影响。155 例 ACS 患者随机分为实验组和对照组，其中对照组 77 例，实验组 78 例。两组患者均给予抗血小板、抗凝、抗缺血、抗心力衰竭及抗心律失常等治疗，实验组在上述治疗基础上，加用塞来昔布（200mg，每日 2 次；2 周后改为 200mg，每日 1 次，长期服用）。服药前、服药后 1 周、2 周、1 月、3 月和 6 月测定血清 hs－CRP 水平。所有患者均随访 6 个月，比较两组患者心血管事件和不良反应发生情况。结果：两组患者治疗后血清 hs－CRP 水平均较治疗前显著下降，而且实验组患者血清 hs－CRP 水平显著低于对照组。治疗后 1 周，对照组症状缓解率为 93.5%（72/77），实验组为 96.2%（75/78），两组之间无统计学差异；出院后随访 6 个月，对照组再次住院率为 42.9%（32/77）、心力衰竭发生率为 38.8%（26/77）、心肌梗死发生率为 18.2%（14/77），实验组分别为 26.5%（18/78）、16.2%（11/78）和 6.5%（5/78），实验组均明显低于对照组。对照组全因死亡率为 7.8%（6/77），实验组为 5.9%（4/78），两组之间无统计学差异。两组均未发生严重副反应。结论：常规治疗基础上加用塞来昔布治疗 ACS 可显著降低减少严重心血管事件的发生率，且无严重的不良反应，安全有效。**参考论文名称：《塞来昔布治疗急性冠状动脉综合征的疗效观察》**

3. 刘国华、黄建安观察环氧化酶－2（COX－2）抑制剂塞来昔布联合多西他赛加顺铂（DP 方案）一线治疗晚期非小细胞肺癌（NSCLC）的临床疗效和不良反应。方法：46 例晚期 NSCLC 患者随机分为观察组 24 例和对照组 22 例，2 组均接受相同的 DP 方案化疗，观察组化疗前 5 天开始予塞来昔布 400mg，口服，每日 2 次，3 周为 1 个周期。结果：第 4～6 个周期化疗结束后，观察组与对照组有效率分别为 45.8%（11/24）和 31.8%（7/22），但差异无统计学意义，$P = 0.331$。疾病控制率分别为 83.3%（20/24）和 54.5%（12/22），1 年生存率分别为 66.7%（16/24）和 36.4%（8/22），差异有统计学意义，P 值分别为 0.034 和 0.04。两组毒副作用主要为乏力、胃肠道反应和骨髓抑制，差异无统计学意义，P 值分别为 0.947、0.99 和 0.811。结论：塞来昔布联合 DP 方案一线治疗晚期 NSCLC 可提高临床疗效，不增加不良反应，是一种有效安全的治疗方法。参考论文名称：《非小细胞肺癌塞来昔布联合化疗的临床观察》

4. Ekman 等进行的一项前瞻性随机双盲研究，共纳入 445 例踝扭伤的患者，研究者将他们随机分入 celecoxib 组（每日 400mg）、布洛芬组（每日 2400mg）和安慰剂组，治疗 10 天。结果显示：celecoxib 的疗效显著优于安慰剂，且与最大剂量布洛芬疗效相当。参考论文名称：《Efficacy of celecoxib versus ibuprofen in the treatment of acute pain: a multicenter, double - blind, randomized controlled trial in acute ankle sprain》

（闫诺）

依托考昔 Etoricoxib

【别名】安康信。

【性状】除去包衣后显白色或类白色。

【药物类别】解热镇痛及非甾体抗炎药。

【药理毒理】本品为非甾体抗炎药，具有抗炎、镇痛和解热作用。为选择性 COX - 2 抑制剂。在每日量 150mg 本品对 COX - 2 的抑制作用呈现剂量依赖性，但对 COX - 1 无抑制作用。

本品无遗传毒性和致突变作用。大剂量具有生殖毒性和致癌性。

【药代动力学】本品口服吸收良好，接近 100%，成人空腹口服 120mg 每日 1 次直至达到稳态时，在给药约 1 小时后出现血浆峰值浓度，正常进餐对其吸收程度及吸收速率无明显影响。在 0.05 ~ 5mg/ml 的浓度范围内，92% 与人类血浆蛋白结合。在人体稳态时的分布容积约为 120L。本品可通过胎盘和血 - 脑屏障。本品的清除几乎只以代谢产物的形式通过肾脏排泄。

【适应证】用于急性痛风性关节炎等疼痛治疗。

【用法用量】本品可与食物同服或单独服用。急性痛风性关节炎推荐剂量为 120mg，每日 1 次，只适用于症状急性发作期，最长使用 8 天。

老年人、不同性别和种族的人群均不需调整剂量。

轻、中度肝功能不全患者使用剂量不应超过 60mg，每日 1 次。

轻度肾功能不全（肌酐清除率 ≥ 30ml/min）不需要调整剂量。

【不良反应】

1. 免疫系统异常：过敏反应，包括过敏性或过敏性样反应。

2. 精神异常：焦虑、失眠。

3. 神经系统异常：味觉障碍，嗜睡。

4. 心脏异常：充血性心衰。

5. 血管异常：高血压危象。

6. 呼吸、胸部和纵隔异常：支气管痉挛。

7. 胃肠道异常：腹痛、口腔溃疡、消化道溃疡包括穿孔和出血（主要发生在老年患者），呕吐、腹泻。

8. 肝胆异常：肝炎。

9. 皮肤和皮下组织异常：血管性水肿，瘙痒，皮疹，Stevens - Johnson 综合征，风疹。

10. 肾脏和泌尿系统异常：肾功能不全，包括肾衰，一般在停药后可恢复。

【禁忌证】 对其中任何一种成分过敏；充血性心衰；缺血性心脏病和（或）脑血管病（包括近期进行过冠状动脉搭桥术或血管成形术）。

【注意事项】 应尽可能缩短用药时间和使用每日最低有效剂量。定期评估患者症状的缓解情况和患者对治疗的反应。伴有明显的心血管事件危险因素（如高血压、高血脂、糖尿病、吸烟）或末梢动脉病的患者必须慎重考虑之后才能使用本品治疗。

对晚期肾脏疾病患者，不推荐用本品。

对明显脱水的患者，应当谨慎使用本品。建议在开始用本品治疗前进行补液。

注意血压监测。

本品可掩盖感染的发热体征，应注意。

【孕妇及哺乳期妇女用药】 应避免在妊娠晚期应用。妊娠的前6个月，只有当可能获得的益处大于对胎儿的潜在危险时，才能应用本品。应考虑药物对母亲的作用以决定终止哺乳或是停药。

【儿童用药】 尚未确立在儿童患者中的安全性和疗效。

【老年患者用药】 老年人（65岁及以上）的药代动力学特性与年轻人类似。对老年患者的安全性和疗效与年轻患者没有区别。

【药物相互作用】 华法林：长期使用华法林治疗的患者，应用本品应当监测INR值，尤其是在初始的几天。

利福平：使本品血浆曲线下面积降低65%。

甲氨蝶呤：当本品使用剂量大于每日90mg并与甲氨蝶呤合用时，应考虑监测甲氨蝶呤相关的副作用。

血管紧张素转换酶抑制剂和血管紧张素Ⅱ拮抗剂：可以降

低血管紧张素转换酶抑制剂和血管紧张素 Ⅱ 拮抗剂的降压效应。并可能导致肾功能不全者肾功能的进一步受损。

锂盐：本品可使锂盐血浆水平增高。

阿司匹林：与小剂量阿司匹林合用时，胃肠道溃疡或其他并发症发生率比单独使用本品时增加。

口服避孕药：本品可增加乙炔雌二醇不良事件（如在高危女性中的静脉血栓－栓子事件）的发生率。

激素：绝经后激素替代治疗与本品同时服用时，需考虑到雌激素浓度的升高。

【药物过量】可采取常规的支持措施，如从胃肠道中清除未被吸收的药物，给予临床监测，必要时使用支持治疗。本品不能被血液透析清除，目前尚不清楚是否可被腹膜透析清除。

【规格】片剂：60mg；90mg；120mg。

【临床应用案例】

1. 方华伟等探讨不同剂量依托考昔治疗急性痛风性关节炎的疗效及安全性。将急性痛风性关节炎患者 84 例，随机分为依托考昔 60mg 组（29 例），90mg 组（30 例），120mg 组（25 例）。采用视觉模拟评分（VAS）评价各组患者治疗前及用药后 4h、2d、3d、5d、7d 的疼痛程度，检测各组患者用药前及用药 7d 后的白细胞、CRP、血清肌酐、血尿酸、ALT、平均动脉压的变化，同时观察各组不良反应的发生情况。结果：各组治疗后 VAS 评分比治疗前明显降低，用药后 4h 及 2d，60mg 组的 VAS 评分明显高于 90mg 组和 120mg 组，而 90mg 组高于 120mg 组，用药后 5d、7d 各组的 VAS 评分比较差异无统计学意义。治疗后 7d 各组的白细胞计数、CRP 较治疗前明显下降，120mg 组平均动脉压较治疗前明显升高，而治疗前后血清肌酐、ALT 及血尿酸比较差异无统计学意义。120mg 组恶心、呕吐、胸闷的发生率高于其他两组，各组腹痛、腹泻、踝关节水肿的发生率比较差异无统计学意义。结论：依托考昔90mg/d 可迅速缓解急性痛风性关节炎患者的疼痛症状，且具有良好的安全性。**参考论文名称：《不同剂量依托考昔治疗急性痛风性关节炎的效果及安全性》**

2. 陈伟听等评价依托考昔治疗膝骨关节炎的有效性。采用随机对照的研究方法，将 122 例患者分为依托考昔组和美洛昔康组各 61 例。依托考昔组每日早餐后口服依托考昔 60mg 和安慰剂，美洛昔康组每日早餐后口服美洛昔康 7.5mg 和安慰剂，治疗 3 周，对治疗前、治疗 1 周和治疗 3 周时两组的平均 Womac 关节炎指数评分、平均 OA 严重程度指数进行比较，并观察药物的不良反应。结果：经 3 周治疗，两组总有效率分别是 88.52% 和 72.13%。两组在治疗后 1、3 周两组指数均改善明显，与治疗前比较差异有统计学意义；服药后 1 周，依托考昔组的指数评分较美洛昔康组改善明显，差异有显著统计学意义；服药后 3 周，两组指数评分变化继续改善，依托考昔组的指数评分变化与美洛昔康组比较，差异有统计学意义。结论：依托考昔是治疗膝骨关节炎的有效药物，其起效快，且胃肠道不良反应小。**参考论文名称：《依托考昔治疗膝骨关节炎 61 例的临床观察》**

3. 钱冲等评价依托考昔治疗Ⅲ型前列腺炎的疗效及安全性。将 263 例受试者分为对照组和治疗组。对照组口服安慰剂 60mg，每天 1 次；治疗组口服依托考昔 60mg，每天 1 次。分别于治疗前、治疗后 1 周和 2 周按美国国家健康研究院慢性前列腺炎症状评分（NIH－CPSI）进行评分。结果：治疗组治疗前、治疗 2 周后 NIH－CPSI 评分与自身及对照组比较，差异均有统计学意义。治疗期间未发生药物不良反应。结论：依托考昔治疗Ⅲ型前列腺炎疗效明显，安全性高。**参考论文名称：《依托考昔治疗Ⅲ型前列腺炎临床研究》**

4. 王培文等观察依托考昔对髋关节置换术后镇痛的临床

疗效。62 例髋关节置换术患者随机分为 A、B 两组，于术后禁食解除后开始，A 组给予依托考昔 120mg 单剂口服，B 组给予氟比洛芬酯注射液 50mg 静脉滴注，每 12h 给药 1 次，观察指标为起效时间、镇痛效果及不良反应。结果：A 组镇痛起效时间（11.56 ± 5.34）min，B 组镇痛起效时间（10.47 ± 5.57）min，两组差异无显著性。各时点镇痛效果 VAS 评分给药后 1h、4h，A 组与 B 组相当，差异无显著性，给药后 8h、12h，A 组明显低于 B 组，差异有显著性，B 组给第二剂药物后 4h、8h 即 A 组给药后 16h、20h，A 组与 B 组相当，差异无显著性。两组的不良反应发生率差异无显著性。结论：依托考昔可为髋关节置换术后患者提供良好的镇痛效果且起效快，持续时间长，口服方便，副作用少。**参考论文名称：《依托考昔对髋关节置换术后镇痛的临床观察》**

5. 甲状腺术后晚期疼痛：SMIRNOV 等进行了一项前瞻性、双盲、对照试验，将甲状腺手术患者 69 例随机分为依托考昔组 34 例和对照组 35 例，依托考昔组术前 1 小时口服依托考昔 120mg，记录术后 6 小时和 7～12 小时口服氨酚羟考酮的情况。结果：术后 6 小时为缓解疼痛，所有安慰药组患者都服用了氨酚羟考酮，而依托考昔组为 31 例；7～12 小时，安慰药组服用氨酚羟考酮 25 例，依托考昔组 16 例（相差 24%）。**参考论文名称：《Etoricoxib for pain management during thyroid surgery – aprospective, placebo – controlled study》**

帕瑞昔布钠 Parecoxib Sodium

【别名】 特耐。

【性状】 药物为白色或类白色冻干块状物。

【药品类别】 解热镇痛及非甾体抗炎药。

【药理毒理】 本品是伐地昔布的前体药物，伐地昔布在临床剂量范围是选择性 COX - 2 抑制剂。

2 倍人体最大帕瑞昔布暴露剂量对人类没有特殊的风险。高剂量帕瑞昔布加重皮肤感染并延迟其愈合，本品具有生殖毒性，可经乳汁分泌，尚无致癌作用研究。

【药代动力学】本品静脉注射的分布容积约为 55L。血浆蛋白结合率在最高推荐量（80mg/d）时达到 98%。伐地昔布（而非帕瑞昔布）可广泛分布于红细胞内。

在体内快速并几乎完全地转化为伐地昔布和丙酸，血药半衰期约为 22 分钟。本品的一种羟化代谢物也具有抑制 COX - 2 作用，它的体内浓度约相当于伐地昔布浓度的 10%。

本品主要在肝脏内消除，少于 5% 的伐地昔布通过尿液以原型排泄。消除半衰期约为 8 小时。

老年人清除率降低。

【适应证】本品适用于手术后疼痛的短期治疗。可以显著减少术后阿片类药物用量。

【用法用量】推荐剂量为 40mg，静脉注射或肌内注射给药，随后视需要间隔 6 ~ 12 小时给予 20mg 或 40mg，每天总剂量不超过 80mg。疗程不超过 3 天。

严禁与其他药物混合。

【不良反应】

1. 感染和寄生虫感染：少见胸骨伤口异常浆液状引流物，伤口感染。

2. 血液和淋巴系统异常：常见术后贫血；少见血小板减少。

3. 代谢和营养异常：常见低钾血症。

4. 精神异常：常见焦虑，失眠。

5. 神经系统异常：常见感觉减退；少见脑血管疾病。

6. 心脏异常：少见心动过缓。

7. 血管异常：常见高血压，低血压；少见高血压加重。

8. 呼吸、胸及胸腔纵隔异常：常见呼吸功能不全、咽炎。

9. 胃肠道异常：常见干槽症，消化不良，胃肠气胀；少见胃及十二指肠溃疡。

10. 其他：支气管痉挛和肝炎，血管栓塞，术后深部组织感染以及胸骨伤口愈合并发症，肾衰，充血性心力衰竭，腹痛，恶心，呕吐，心动过速和 Stevens – Johnson 综合征，多样型红斑，剥脱性皮炎及超敏反应。

【禁忌证】对本品中任何成分有过敏史的患者。

有严重药物过敏史或对磺胺类药物超敏者。

活动性消化道溃疡或胃肠道出血。

服用阿司匹林或非甾体抗炎药（包括 COX – 2 抑制剂）后出现支气管痉挛、急性鼻炎、鼻息肉、血管神经性水肿、荨麻疹以及其他过敏反应的患者。

处于妊娠后三分之一孕程或正在哺乳的患者。

严重肝功能损伤(血清白蛋白 <25g/L 或 Child – Pugh 评分≥10)。

炎症性肠病。

充血性心力衰竭。

冠状动脉搭桥术后用于治疗术后疼痛。

已确定的缺血性心脏疾病。

外周动脉血管和（或）脑血管疾病。

【注意事项】建议临床连续使用不超过 3 天。在剂量增加而疗效并未随之改善时，应考虑其他治疗选择。

可能会影响噻嗪类药物或髓袢利尿剂的疗效。

高血压病患者应用时需密切监测血压。

本品可能掩盖发热和其他炎症症状。

若患者在接受本品治疗后出现头晕、眩晕或嗜睡等症状，则应停止驾驶车辆或操纵机器。

【孕妇及哺乳期妇女用药】

妊娠：妊娠期的后三分之一阶段使用本品，有可能引起严重出生缺陷，可导致胎儿动脉导管提前闭合或孕妇子宫收缩无力。不推荐有受孕计划的妇女使用本品。

除非必需，否则不推荐在妊娠期前三分之二阶段或分娩期使用本品。

哺乳：正在哺乳的妇女不应使用本品。

【儿童用药】 不推荐使用。

【老年患者用药】 老年患者（≥65 岁）应用帕瑞昔布一般不需进行剂量调整。对于体重低于 50kg 的老年患者，初始剂量应减至常规推荐剂量的一半且每日最高剂量应减至 40mg。

【药物相互作用】

1. 正在接受华法林或其他抗凝血药物治疗的患者使用本品，将增加发生出血并发症的风险，尤其在治疗开始后数天内。应密切监测患者的凝血酶原时间国际标准化比（INR），特别是在开始使用本品或对本品进行剂量调整后数日内。本品对阿司匹林抑制血小板聚集的作用或出血时间没有影响。

2. 帕瑞昔布可以与低剂量（≤325mg）阿司匹林合用，将增加发生消化道溃疡或其他消化道并发症的风险。

3. 本品与肝素合用不影响肝素的药效学特性（活化部分凝血活酶时间）。

4. 当本品与 ACE 抑制剂或利尿药合用时，将增加发生急性肾功能不全的风险。

5. 本品与环孢素或他克莫司合用可以增强环孢素或他克莫司的肾毒性，应监测肾功能。

6. 本品可以和阿片类止痛药合用。后者只需较小剂量。

【药物过量】 一旦发生药物过量，应予对症处理以及支持治疗。血液透析、利尿与碱化尿液的方法无助于药物排除。

【规格】 注射剂：40mg。

【临床应用案例】

1. 何娟、马虹观察帕瑞昔布钠对胸科术后患者静脉自控镇痛（PCIA）中舒芬太尼用量及镇痛效果的影响和安全性评价。选择期全麻下行开胸手术的患者40例，采用随机、双盲、对照研究，患者分为帕瑞昔布钠组（P组）和对照组（C组），P组在麻醉诱导时和诱导后12h分别静脉注射帕瑞昔布钠40mg，C组给予等量生理盐水。术毕待患者清醒拔除气管导管后接镇痛泵。观察术后6、24、48h舒芬太尼的用量、PCA按压总次数和有效次数，术后6h（T1）、24h（T2）、48h（T3）活动时VAS评分，记录不良反应及对镇痛效果的满意度。结果：与C组相比，T1～T3时P组显著减少了舒芬太尼的用量，T2、T3时PCA按压总次数和有效次数显著降低；T1～T3时P组运动时VAS评分显著降低。T3时P组镇痛满意度为90%，明显高于C组的75%。结论：帕瑞昔布钠复合舒芬太尼用于胸科术后PCIA的镇痛效果优于单纯舒芬太尼，同时安全有效地减少术后镇痛泵中舒芬太尼的用量，提高患者术后镇痛质量。参考论文名称：《帕瑞昔布钠复合舒芬太尼用于胸科术后患者静脉自控镇痛的观察》

2. 贺克强等探讨临床常用剂量的地佐辛和帕瑞昔布钠对开胸手术患者全麻苏醒期躁动的影响。择期开胸手术患者160例，ASA Ⅰ或Ⅱ级，随机分为四组，每组40例，手术结束前30min分别静脉注射帕瑞昔布钠40mg（P组）、地佐辛10mg（D组）、帕瑞昔布钠40mg + 地佐辛10mg（PD组）及等容量生理盐水（C组）。观察患者在PACU的RSS躁动评分、Ramsay镇静评分和药物的不良反应。结果：P、D、PD三组的躁动评分和发生率明显低于C组，而PD组又明显低于P组和D组；四组的不良反应发生率差异无统计学意义。结论：地佐辛联合帕瑞昔布钠可有效预防或减少开胸手术患者全麻苏醒期的躁动，不良反应少、安全性高。参考论文名称：《地佐辛联合帕瑞

昔布钠对开胸手术患者全麻苏醒期躁动的影响》

3. 叶治等观察与比较不同超前镇痛时点应用帕瑞昔布钠对妇科手术后镇痛的作用效果。将 60 例 ASA Ⅰ 或 Ⅱ 级择期妇科手术患者随机分为 A、B 两组，A 组分别于麻醉诱导前 10min 以及术后 12h 静脉注射帕瑞昔布钠 40mg，B 组于手术结束时以及术后 12h 静脉给予帕瑞昔布钠 40mg。两组患者术后均采用芬太尼进行 PCA。观察术后 12 和 24h 患者 PCA 的总按压次数和 PCA 有效按压次数、术后 2、4、6、12 和 24h 的 VAS 评分、满意程度（BCS 评分）、镇痛的补救措施以及相关不良反应。结果：与 B 组比较，A 组术后 12 和 24h PCA 总按压次数和 PCA 有效按压次数降低，术后 2、4、6 和 12h 的 VAS 评分降低而 BCS 评分提高，而两组 24h 疼痛强度和满意度以及有关不良反应发生率差异无统计学意义。结论：妇科手术超前应用帕瑞昔布钠，能减少术后芬太尼的用量，提高镇痛质量。参考论文名称：《不同超前镇痛时点应用帕瑞昔布钠对妇科手术后的镇痛效果》

4. 吴跃、裘卫东探讨帕瑞昔布钠对胃癌根治术后镇痛及机体应激反应的影响。选择 ASA Ⅰ 或 Ⅱ 级胃癌根治术患者 74 例，随机分为治疗组和对照组各 37 例，术毕分别静脉注射帕瑞昔布钠 40mg 或 0.9% 氯化钠注射液 2ml，同时接上 PCA 泵，12h 后再静脉注射帕瑞昔布钠 40mg 或 0.9% 氯化钠注射液 2ml，分别于麻醉前（T0）、术毕 4h（T1）、8h（T2）、12h（T3）、24h（T4）观察白细胞介素（IL-6）、肿瘤坏死因子（TNF-α）、皮质醇（Cor）和血糖（Glu）水平，及术后各时点疼痛强度（VAS 评分）和患者自控镇痛按压有效次数。观察术后 24h 内不良反应。结果：共完成 65 例，治疗组 34 例，对照组 31 例，治疗组 IL-6 水平 T1~T4 与 T0 时比较差异无显著性。两组 T1~T4 时 TNF-α 值均显著升高，但治疗组 T2、T3、T4 时血浆 IL-6、TNF-α 水平均显著低于对照组；

治疗组血浆 Cor 和 Glu 水平镇痛前后差异有显著性，且 T2、T3、T4 时显著低于对照组；与对照组相比，治疗组术后 24h 内 PCA 有效按压次数减少，术后 4h，8h，12h，24h VAS 评分明显减少。两组不良反应差异无显著性。结论：帕瑞昔布钠可较好地抑制过度应激反应，提高患者镇痛效果，并能减少 PCA 按压次数。参考论文名称：《帕瑞昔布钠对胃癌根治术后镇痛与机体应激反应的影响》

5. Leykin 等将 50 例经鼻内窥镜行鼻窦手术患者随机分为静脉注射帕瑞昔布钠、安慰剂或酮咯酸组，帕瑞昔布钠组和酮咯酸组 VAS 曲线下面积（AUC – VAS）分别为 635（26 ~ 1413）和 669（28 ~ 1901），差异无统计学意义；吗啡补救用量分别为 12mg（48%）和 11mg（44%），差异有统计学意义。参考论文名称：《COX – 2 inhibition attenuates endotoxin – induced downregulation of organic anion transporters in the rat renal cortex》

（高　洁）

第二节　非选择性 COX 抑制剂

阿司匹林 Aspirin

【主要成分】乙酰水杨酸。

【性状】白色。

【药品类别】解热镇痛及非甾体抗炎药。

【药理毒理】①镇痛作用：通过抑制前列腺素及其他能使痛觉对机械性或化学性刺激敏感的物质（如缓激肽、组胺）的合成；②抗炎作用：本品通过抑制前列腺素或其他能引起炎性反应的物质（如组胺）的合成，抑制溶酶体酶的释放及白细胞趋化性；③解热作用：通过作用于下视丘体温调节中枢引起外周血管扩张，皮肤血流增加，出汗，使散热增加；④抗风湿作用：除解热、镇痛作用外主要在于抗炎作用；⑤抑制血小板聚集的作用：通过抑制血小板的环氧化酶，减少前列腺素的生成。

【药代动力学】口服吸收后，大部分在肝内水解为水杨酸。水杨酸的血浆蛋白结合率为 65% ~ 90%。可分布于全身各组织，也能渗入关节腔和脑脊液。水杨酸代谢成水杨尿酸及葡糖醛酸结合物，小部分氧化为龙胆酸。游离水杨酸及结合的代谢物从肾脏排泄。在碱性尿中排泄速度加快。还可通过乳汁排泄。

【适应证】

1. 镇痛、解热：缓解轻度或中度的疼痛，如头痛、牙痛、神经痛、肌肉痛及月经痛，也用于感冒和流感等退热。

2. 抗炎、抗风湿：为治疗风湿热的常用药物。本品可解热，使关节疼痛等症状缓解，同时使血沉下降。

3. 关节炎：除风湿性关节炎外，本品也用于治疗类风湿关节炎。

4. 儿童皮肤黏膜淋巴结综合征（川崎病）。

【用法用量】

成人常用量口服阿司匹林为：①解热、镇痛：一次 0.3 ~ 0.6g，一日 3 次，必要时可每 4 小时一次。②抗炎、抗风湿：一日 3 ~ 6g，分 4 次口服。③建议手术前开始，一次 100 ~ 300mg，一日 1 次。④胆道蛔虫病：一次 1g，一日 2 ~ 3 次，连用 2 ~ 3 日；阵发性绞痛停止 24 小时后停用，然后进行驱虫治疗。

小儿常用量口服阿司匹林为：①解热、镇痛：每日按体表面积 1.5g/m²，分 4 ~ 6 次口服，或每次按体重 5 ~ 10mg/kg，或每次每岁 60mg，必要时可每 4 ~ 6 小时一次。②抗风湿：每日按体重 80 ~ 100mg/kg。

【不良反应】长期大量用药（治疗风湿热），尤其当血药浓度 >200g/ml 时较易出现不良反应。血药浓度愈高，不良反应愈明显。①中枢神经：出现可逆性耳鸣、听力下降，多在服用一定疗程，血药浓度达 200 ~ 300g/ml 后出现。②过敏反应：出现于 0.2% 的病人，表现为哮喘、荨麻疹、血管神经性水肿或休克。多为易感者，服药后迅速出现呼吸困难，严重者可致死亡，称为阿司匹林哮喘。有的是阿司匹林过敏、哮喘和鼻息肉三联征，往往与遗传和环境因素有关。③肝、肾功能损害，与剂量大小有关，尤其是剂量过大使血药浓度达 250g/ml 时易发生。损害均是可逆性的，停药后可恢复，但有引起肾乳头坏死的报道。

【禁忌证】下列情况应禁用：

1. 活动性溃疡病或其他原因引起的消化道出血。

2. 血友病或血小板减少症。

3. 有本品或其他非甾体抗炎药过敏史者，尤其是出现哮喘、神经血管性水肿或休克者。

【注意事项】

1. 交叉过敏反应。对本品过敏时也可能对另一种非甾体抗炎药过敏。

2. 对诊断的干扰：①长期每日用量超过 2.4g 时，硫酸铜尿糖试验可出现假阳性，葡萄糖酶尿糖试验可出现假阴性；②可干扰尿酮体试验；③当血药浓度超过 130g/ml 时，用比色法测定血尿酸可得假性高值，但用尿酸酶法则不受影响；④用荧光法测定尿 5 - 羟吲哚醋酸（5 - HIAA）时可受本品干扰；⑤尿香草基杏仁酸（VMA）的测定，由于所用方法不同，结果可高可低；⑥由于阿司匹林抑制血小板聚集，可使出血时间延长。剂量小到 40mg/d 也会影响血小板功能；⑦肝功能试验，

当血药浓度 >250g/ml 时，丙氨酸氨基转移酶、门冬氨酸氨基转移酶及血清碱性磷酸酶可有异常改变，剂量减小时可恢复正常；⑧大剂量应用，尤其是血药浓度 >300g/ml 时凝血酶原时间可延长；⑨每天本品用量超过 5g 时血清胆固醇可降低；⑩由于本品作用于肾小管，使钾排泄增多，可导致血钾降低；大剂量应用本品时，用放射免疫法测定血清甲状腺素（T4）及三碘甲状腺原氨酸（T3）可得较低结果；可使酚磺酞排泄减少（即 PSP 排泄试验）。

3. 下列情况应慎用：①有哮喘及其他过敏性反应时；②葡萄糖-6-磷酸脱氢酶缺陷者（本品偶见引起溶血性贫血）；③痛风（本品可影响排尿酸药的作用，小剂量时可能引起尿酸滞留）；④肝功能减退时可加重肝脏毒性反应，加重出血倾向，肝功能不全和肝硬化患者易出现肾脏不良反应；⑤心功能不全或高血压。大量用药时可能引起心力衰竭或肺水肿；⑥肾功不全时有加重肾脏毒性的危险；⑦血小板减少者。

4. 长期大量用本品应定期检查红细胞压积、肝功能及血清水杨酸含量。

【孕妇及哺乳期妇女用药】 尽量避免使用。

【儿童用药】 对幼年型类风湿性关节炎的儿童建议初始剂量 90～130mg/（kg·d），分次服用，需要时可适当增加剂量，目标血浆水杨酸盐水平 150～300g/ml。高剂量时（血药浓度 200g/ml）的毒性反应发生率增加。

【老年患者用药】 老年患者由于肾功能下降，服用本品易出现毒性反应。

【药物相互作用】

1. 与其他非甾体抗炎药同用时疗效并不加强，本品可降低其他非甾体抗炎药的生物利用度。与对乙酰氨基酚长期大量同用可引起肾脏病变，包括：肾乳头坏死、肾癌或膀胱癌的可能。

2. 与任何可引起低凝血酶原血症、血小板减少、血小板聚集功能降低或胃肠道溃疡出血的药物同用时，可有加重凝血障碍及引起出血的危险。

3. 与抗凝药（双香豆素、肝素等）、溶栓药（链激酶、尿激酶）同用，可增加出血的危险。

4. 尿碱化药（碳酸氢钠等）、抗酸药（长期大量应用）可增加本品自尿中排泄，使血药浓度下降。但当本品血药溶度已达稳定状态而停用碱性药物。又可使本品血药浓度升高到毒性水平。碳酸酐酶抑制药可使尿碱化，但可引起代谢性酸中毒。不仅能使血药浓度降低，而且使本品透入脑组织中的量增多，从而增加毒性反应。

5. 尿酸化药可减低本品排泄，使其血药浓度升高，本品血药浓度已达稳定状态的患者加用尿酸化药后可能导致血药浓度升高，毒性反应增加。

6. 糖皮质激素可增加水杨酸盐的排泄，必要时应增加本品的剂量。本品与激素长期同用，尤其是大量应用时，有增加胃肠溃疡和出血的危险性。临床上不主张将这两种药物同时应用。

7. 胰岛素或口服降糖药物的降糖效果可因与本品同用而加强和加速。

8. 与甲氨蝶呤（MTX）同用时，可减少甲氨蝶呤与蛋白的结合，减少其从肾脏的排泄。

9. 丙磺舒或磺吡酮的排尿酸作用可因同时应用本品而降低；当水杨酸盐的血药浓度 > 50g/ml 时即明显降低，大于 100～150g/ml 时更甚。此外，丙磺舒可降低水杨酸盐自肾脏的清除率，从而使后者的血药浓度升高。

【药物过量】过量或中毒表现：①轻度，即水杨酸反应，多见于风湿病用本品治疗者，表现为头痛、头晕、耳鸣、耳聋、恶心、呕吐、腹泻、嗜睡、精神紊乱、多汗、呼吸深快、烦渴、手足不自主运动（多见于老年人）及视力障碍等；②重度，可出现血尿、抽搐、幻觉、重症精神紊乱、呼吸困难及无名热等；儿童患者精神及呼吸障碍更明显；过量时实验室检查可有脑电图异常、酸碱平衡改变（呼吸性碱中毒及代谢性酸中毒）、低血糖或高血糖、酮尿、低钠血症、低钾血症及蛋白尿。处理：按常规方法解救。

【规格】片剂：0.1g；0.3g；0.5g。

【临床应用案例】

1. 张敦福探讨负荷量氯吡格雷联合阿司匹林强化治疗急性非 ST 段抬高心肌梗死的疗效。将 90 例 NSTEMI 患者随机分为对照组和治疗组。对照组则在常规抗心绞痛治疗基础上加服阿司匹林（300mg/d），随后 100mg/d；强化治疗组在对照组基础上联合使用负荷量氯吡格雷（首剂 300mg，随后 75mg/d）。观察两组治疗后临床疗效。结果：治疗 28d 后不良心脏事件发生率较对照组明显降低，ST 段压低程度明显改善，左室射血分数显著提高。结论：负荷量氯吡格雷和阿司匹林联合应用可有效降低心血管事件发生率，安全性好。参考论文名称：《负荷量氯吡格雷联合阿司匹林强化治疗对急性非 ST 段抬高心肌梗死的疗效观察》

2. 陈小兵、徐筠媛观察中西医结合疗法治疗急性脑梗死患者的临床疗效及其对血液相关指标的影响。将 120 例急性脑梗死患者随机分为两组各 60 例，两组均予脑梗死急性期基础治疗，其中对照组阿司匹林片 100mg 口服，每日 1 次，治疗组阿司匹林片 100mg 口服，口服中药汤剂，两组均连续治疗 15 天。结果：治疗组基本治愈 18 例，显效 20 例，进步 13 例，无效 8 例，总有效率为 98.3%；对照组基本治愈 16 例，显著进步 18 例，进步 20 例，无变化 6 例，恶化 3 例，总有效率为

85%。治疗组总有效率优于对照组，两组疗效有统计学差异，无特殊不良反应。结论：宣通汤与阿司匹林片联合治疗能提高临床疗效，优于单纯西药治疗。**参考论文名称：《宣通汤联合阿司匹林片治疗急性脑梗死的疗效观察》**

3. 邹慧兰等观察麝香保心丸联合阿司匹林对稳定型心绞痛患者血清脂联素（APN）、内皮素 – 1（ET – 1）和一氧化氮（NO）的影响。将 108 例稳定型心绞痛患者随机分为观察组和对照组，每组 54 例。两组患者除治疗原发病、调脂、稳定斑块、对症等治疗外，对照组予阿司匹林片 0.1g，1 次/日，口服。观察组予麝香保心丸 45mg，3 次/日，口服，阿司匹林片 0.1g，1 次/日，口服。疗程为 12 周。观察两组患者治疗前后 APN、ET – 1 及 NO 的变化。结果：观察组治疗后血 APN、NO 水平明显高于治疗前和对照组，血 ET – 1 水平明显低于治疗前和对照组，差异有统计学意义。结论：麝香保心丸联合阿司匹林治疗，在抗动脉粥样硬化和保护内皮功能方面优于单纯使用阿司匹林。**参考论文名称：《麝香保心丸联合阿司匹林对稳定型心绞痛患者 APN、ET – 1、NO 的影响》**

4. 牛晓亚等观察豨莶通栓胶囊联合阿司匹林片治疗缺血性中风恢复期的临床疗效。选取缺血性脑中风患者 112 例，随机分为对照组和治疗组各 56 例。对照组每次口服拜阿司匹林片 100mg，每日 1 次，治疗组在对照组的基础上加服豨莶通栓胶囊每次 3 粒，每日 3 次。两组均治疗 6 周后观察神经功能恢复情况和中医证候疗效。结果：对照组治疗后神经功能恢复总有效率、中医证候疗效总有效率分别为 75.0%、73.2%；治疗组分别为 92.8%、94.7%，治疗组明显优于对照组。结论：豨莶通栓胶囊联合阿司匹林片治疗缺血性中风恢复期疗效确切。**参考论文名称：《豨莶通栓胶囊联合阿司匹林治疗缺血性中风恢复期痰瘀阻络证 56 例》**

阿西美辛 Acemetacin

【别名】Rheutrop，Emflex，优妥，高顺松。

【性状】淡黄色粉末。

【药品类别】解热镇痛及非甾体抗炎药。

【药理毒理】本品为非甾体消炎镇痛药，是吲哚美辛的前体，口服后不显示任何药理活性，大部分经小肠吸收再经肝脏转化为吲哚美辛才显示疗效，通过如抑制炎症组织蛋白变性，抑制前列腺素合成，抑制透明质酸酶和炎症介质释放等发挥其抗炎止痛作用，作用比吲哚美辛更强。它不直接刺激胃肠，故消化道不良反应少。

【药代动力学】健康成人口服阿西美辛缓释胶囊 90mg 后，血液中以吲哚美辛和阿西美辛形式存在。吲哚美辛血药浓度达峰时间为 3.00 ± 0.60 小时，达峰浓度为何 $0.98 \pm 0.30 \mu g/ml$，99% 以上的代谢物经尿排泄，主要代谢物是吲哚美辛、去对氯苯甲酰基阿西美辛以及去对氯苯甲酰基吲哚美辛。

【适应证】
1. 类风湿性关节炎、骨关节炎、强直性脊柱炎。
2. 肩周炎、滑囊炎、肌腱鞘炎。
3. 腰背痛、扭伤、劳损及其他软组织损伤。
4. 急性痛风。
5. 痛经、牙痛和术后疼痛。

【用法用量】口服：成人，一次 90mg，一日 1 次。

【不良反应】主要有胃部不适和恶心、呕吐，少数患者有头晕、头痛、面部浮肿、口鼻眼干燥、心悸、皮疹。

【禁忌证】禁用于消化道溃疡、严重肝肾疾患、重症血液病患者。

【注意事项】

1. 长期服用本品要定期进行尿、血液及肝功能检查，如发现异常则减少药量或停药。

2. 不宜与其他非甾体消炎镇痛药同时使用。

3. 中枢神经系统疾病患者、支气管喘息者及对水杨酸类过敏者慎用。

4. 服药后若出现困倦、眩晕时应注意不能驾驶汽车或操纵运转机器等。

5. 患哮喘、枯草热、呼吸道黏膜水肿或慢性呼吸道疾病者，有过敏危险。

【孕妇及哺乳期妇女】禁用。

【儿童用药】因为没有阿西美辛用于 14 岁以下儿童的经验，故不推荐使用。

【老年患者用药】尚不明确。

【药物相互作用】

1. 地高辛制剂：可能增加地高辛血药浓度。

2. 锂：接受锂治疗的患者必须监测锂的清除率。

3. 抗凝血剂：可能增加出血风险。

4. 肾上腺皮质激素类或其他非甾体抗炎药物：增加胃肠道出血的危险性。

5. 乙酰水杨酸：降低本品血药浓度。

6. 丙磺舒：可减慢本品的清除。

7. 青霉素：本品可延迟青霉素的清除。

8. 利尿剂和抗高血压药：可减弱此类药物的抗高血压作用。

9. 呋塞米：可加快本品排泄。

10. 保钾利尿剂：可引起高血钾，应经常监测血钾水平。

11. 作用于中枢神经系统的药物或酒：应特别谨慎同用。

12. 没有关于本品与其他能与血浆蛋白较强结合的药物有相互作用报道。

【规格】胶囊剂：30mg；90mg。

【临床应用案例】

1. 徐风梅探讨阿西美辛联合地塞米松治疗急性痛风性关节炎的临床疗效和安全性。采用随机数字表法将101例确诊急性痛风性关节炎患者分为2组，对照组给予口服阿西美辛胶囊治疗，观察组给予口服阿西美辛胶囊联合静脉注射地塞米松治疗，观察2组患者的治疗疗效和药物安全性。结果：治疗组治愈率92.00%（46/50）优于对照组74.51%（38/51）；治疗组达到治愈时间8.52±2.21小时明显短于观察组9.84±2.24小时；对照组实验室指标改善情况明显优于对照组；组间不良反应发生率比较，$P > 0.05$。结论：阿西美辛联合地塞米松能够通过缓解和防止炎症反应，降低尿酸的合成和血中尿酸浓度等机制明显改善急性痛风性关节炎患者的临床症状和体征，在预防尿酸盐沉积和改善预后方面具有非常重要的意义，值得临床继续研究和探讨。参考论文名称：《阿西美辛联合地塞米松治疗50例急性痛风性关节炎疗效观察》

2. 赵亚瑾等观察了阿西美辛治疗类风湿性关节炎的疗程和疗效。甲乙两组分别服用了阿西美辛（30mg/粒），甲组90例，服30mg，每日3次，共1个月，乙组25例，服30mg，每日3次，共4个月，结果：甲组总有效率27%，乙组总有效率72%，并有显著性差异，甲组不良反应有头晕、头痛、胃痛、恶心等，乙组仅有1例轻度头晕，可以看出，阿西美辛治疗类风湿性关节炎4个疗程，其疗效更高。参考论文名称：《阿西美辛1mo及4mo疗程治疗类风湿性关节炎115例》

复方氨林巴比妥

Compound Aminophenacone and Barhital

【别名】Lertine，Anileridine，氨苄哌替啶，阿尼利定，安痛定。

【主要成分】氨基比林 [4-二甲氨基-1，2-二氢-1，5-二甲基-2-苯基-3H-吡唑-3-酮]、安替比林 [1-苯基-2，3-二甲基-5-吡唑酮]。

【性状】白色固体或无色透明液体。

【药品类别】解热镇痛药。

【药理毒理】本品为乙酰苯胺类解热镇痛药。通过抑制环氧化酶，选择性抑制下丘脑体温调节中枢前列腺素的合成，导致外周血管扩张、出汗而达到解热的作用；通过抑制前列腺素等的合成和释放，提高痛阈而起到镇痛作用，仅对轻、中度疼痛有效。

【药代动力学】口服吸收迅速而完全，在体内分布均匀。口服后 0.5~2 小时血药浓度达峰值。血浆蛋白结合率约为 25%~50%。90%~95% 在肝脏代谢，从肾脏排泄，24 小时内约有 3% 以原型随尿排出。其血浆半衰期为 1~3 小时，肝功能不全患者及新生儿、老年人半衰期有所延长，而小儿则有所缩短。本品能通过乳汁分泌。

【适应证】用于治疗发热、头痛、关节痛、神经痛、风湿痛与痛经等。

【用法用量】口服：片剂，一次 0.3~0.6g，根据需要一日 3~4 次，一日用量不宜超过 2g。退热治疗一般不超过 3 天，镇痛给药不超过 5 天。儿童按体重一次 10~15mg/kg，每 4~6

小时 1 次；12 岁以下儿童每 24 小时不超过 5 次剂量，疗程不超过 5 天。本品不宜长期服用。

肌内注射：每次 2ml。

【不良反应】偶尔可引起恶心、呕吐、出汗、腹痛、皮肤苍白等，少数病例可发生过敏性皮炎（皮疹、皮肤瘙痒等）、粒细胞缺乏、血小板减少、高铁血红蛋白血症、贫血、肝肾功能损害等，很少引起胃肠道出血。

【禁忌证】严重肝肾功能不全患者及对安痛定过敏者禁用。

【注意事项】

1. 对阿司匹林过敏者一般对本品不发生过敏反应。但有报道在因阿司匹林过敏发生哮喘的病人中，少数病人可在服用本品后发生支气管痉挛。

2. 酒精中毒、患肝病或病毒性肝炎时，本品有增加肝脏毒性的危险，应慎用。

3. 肾功能不全者长期大量使用本品，有增加肾脏毒性的危险，应慎用。

4. 因疼痛服用本品时，不得连续使用 5 天以上，退热治疗通常不超过 3 天。

5. 服药后出现红斑或水肿症状应立即停药。

6. 放在儿童不易触及之处，万一发生过量服药现象，应立即就医。

7. 仅为对症治疗药，应尽可能进行病因治疗。

8. 对诊断的干扰：①血糖测定，应用葡萄糖氧化酶/过氧化酶法测定时可得假性低值，而用己糖激酶/6 - 磷酸脱氢酶法测定时则无影响；②血清尿酸测定，应用磷钨酸法测定时可得假性高值；③测定尿 5 - 羟吲哚醋酸（5 - HIAA），用亚硝基萘酚试剂作定性过筛试验时可得假阳性结果，定量试验不受影响；④肝功能试验，大剂量或长期使用时，凝血酶原时间、血清胆红素、LDH、血清转氨酶均可增高。

【孕妇及哺乳期妇女用药】本品可透过胎盘和在乳汁中分泌，故孕妇及哺乳期妇女不推荐使用。

【儿童用药】3 岁以下儿童因其肝、肾功能发育不全，应避免使用。

【老年患者用药】老年患者由于肝、肾功能发生减退，本品半衰期有所延长，易发生不良反应，应慎用或适当减量使用。

【药物相互作用】

1. 在长期饮酒或应用其他肝酶诱导剂，尤其是应用巴比妥类或抗惊厥药的患者，长期或大量服用本品有发生肝脏毒性的危险。

2. 本品与氯霉素合用，可延长后者的半衰期，增强其毒性。

3. 本品与抗凝血药合用，可增强抗凝血作用，需调整抗凝血药的用量。

4. 长期大量与阿司匹林或其他非甾体抗炎药合用时，有明显增加肾毒性的危险。

5. 本品与抗病毒药齐多夫定合用时，可增加其毒性，应避免同时应用。

【药物过量】可很快出现恶心、呕吐、腹痛、腹泻、厌食、多汗等症状，且可持续 24 小时。2~4 天内可出现肝功能损害，表现为肝区疼痛、肝肿大或黄疸。第 4~6 天可出现明显的肝功能衰竭以及凝血障碍、消化道出血、DIC、低血糖、酸中毒、心律失常、心衰或肾小管坏死。

有报道一次过量服用可致严重肝坏死，并于数日内死亡。解救应及时洗胃或催吐，给予拮抗剂 N – 乙酰半胱氨酸（开始时按体重给予 140mg/kg 口服，然后 70mg/kg 每 4 小时 1 次，共 17 次；病情严重时可静脉给药，将药物溶于 5% 葡萄糖注射液 200ml 中静脉滴注）或口服甲硫氨酸，对肝脏有保护作用。不得给活性炭，因它可影响解救药的吸收。拮抗剂宜尽早应用，12 小时内给药疗效满意，超过 24 小时则疗效较差。同时还应给予其他疗法，如血液透析等。

【规格】 片剂：0.3g。注射剂：2ml。

【临床应用案例】

1. 有研究观察曲马朵复合安痛定用于痔切除术后镇痛的有效性和安全性。将病人 60 例随机分为观察组 30 例，对照组 30 例，观察组术后 2h 给予曲马朵 50mg + 安痛定 2ml 肌内注射，对照组术后采用常规哌替啶 50mg 肌内注射. 术后 16h 各追加肌内注射 1 次，观察两组病人术后 6，12，24，36，48h 的视觉模拟评分（VAS）及恶心、呕吐和呼吸抑制等不良反应情况。结果：两组病人 VAS 评分差异无显著意义，均可取得满意镇痛效果，两组无明显呼吸抑制，观察组恶心、呕吐的发生率为 17%，而对照组恶心、呕吐发生率为 10%，两组不良反应差异无显著意义。结论：曲马朵复合安痛定用于痔切除术后镇痛疗效确切，安全性好，是一种相对更安全、有效的术后镇痛方法。参考论文名称：《曲马朵复合安痛定用于痔切除术后镇痛效果观察》

2. 有人对安痛定对消化系统疾病所致疼痛治疗效果进行评价，将男性 36 例，女性 40 例，其中消化性溃疡 24 例（十二指肠溃疡 18 例，胃溃疡 6 例），急性胃肠炎 18 例，慢性胃炎 10 例，消化道癌 12 例（胃癌 5 例，结肠癌 3 例，肝癌 3 例，胰腺癌 1 例），结石性胆囊炎 6 例，肠易激综合征 6 例。在患者腹痛发作时即给予安痛定 2 ~ 4ml 肌内注射，1 小时后腹痛无缓解者可再给药 2 ~ 4ml，2 小时后观察疗效。疗效判定：显效，给药后 1 小时内腹痛明显缓解，或腹痛有减轻再次给药后腹痛明显缓解。有效，给药 1 小时腹痛无缓解，再次给药后腹痛缓解。无效，给药 1 小时腹痛无减轻，再次给药后腹痛仍无减轻。通过 76 例观察，该药对急性胃肠炎、慢性胃炎及肠易激综合征引起的腹痛具有明显的疗效，有效率达 80% 以上，且对消化性溃疡及消化道癌引起的腹痛也有一定疗效，但对结石性胆囊炎引起的腹痛疗效较差。参考论文名称：《安痛定治疗腹痛的疗效观察》

3. 曹玉龙等系统地研究安痛定药物降温护理的最佳测温时间点。方法：收集某地区 3 所综合医院 3 年来不同年龄段的感染性中、高热患者进行安痛定药物降温的临床体温变化资料，用降温速率作为降温效果的衡量标准。结果：应用安痛定药物降温后 30min 所测体温不能反应最佳降温效果，青年患者的测温最佳时间为用药后 60min，中、老年患者的测温最佳时间为用药后 90min。结论：应用安痛定药物降温时应根据患者的不同年龄段复测体温，青年患者应于用药后 60min 复测，而中、老年患者应于用药后 90min 复测体温。参考论文名称：《应用安痛定药物降温护理的最佳测温时间点》

安乃近 Metamizole

【别名】Analgin，Novalgin，诺瓦经，诺静，诺清，欧克。

【主要成分】化学名称：[（1，5 - 二甲基 - 2 - 苯基 - 3 - 氧代 - 2，3 - 二氢 - 1H - 吡唑 - 4 - 基）甲氨基］甲烷磺酸钠盐一水合物。

【性状】安乃近片剂为白色或几乎白色。注射剂为无色或微黄色的澄明液体。

【药品类别】解热镇痛及非甾体抗炎药。

【药理毒理】安乃近为氨基比林和亚硫酸钠相结合的化合

物，易溶于水，解热、镇痛作用较氨基比林快而强。

【药代动力学】安乃近口服吸收完全，于 2 小时内血药浓度达峰值，$t_{1/2}$ 约 1 ~ 4 小时。

【适应证】安乃近用于高热时的解热，也可用于头痛、偏头痛、肌肉痛、关节痛、痛经等。安乃近亦有较强的抗风湿作用，可用于急性风湿性关节炎，但因本品有可能引起严重的不良反应，很少在风湿性疾病中应用。

【用法用量】安乃近片剂：成人常用量，一次 0.5 ~ 1g，需要时服 1 次，最多一日 3 次。小儿，按体重一次 10 ~ 20mg/kg，一日 2 ~ 3 次。

安乃近注射剂：成人，深部肌内注射，一次 0.25 ~ 0.5g；小儿，一次 5 ~ 10mg/kg。

【不良反应】安乃近对胃肠道的刺激虽较小，但可引起以下不良反应：①血液方面，可引起粒细胞缺乏症，发生率约 1.1%，急性起病，重者有致命危险，亦可引起自身免疫性溶血性贫血、血小板减少性紫癜、再生障碍性贫血等；②皮肤方面，可引起荨麻疹、渗出性红斑等过敏性表现，严重者可发生剥脱性皮炎、表皮松解症等；③个别病例可发生过敏性休克，甚至导致死亡。

【注意事项】

1. 安乃近与阿司匹林有交叉过敏反应。

2. 安乃近一般不作首选用药，仅在急性高热、病情急重，又无其他有效解热药可用的情况下用于紧急退热。

3. 安乃近用药超过 1 周时应定期检查血常规，一旦发生粒细胞减少，应立即停药。

【孕妇及哺乳期妇女用药】本品谢产物可进入乳汁。孕妇及哺乳期妇女不宜应用。

【儿童用药】 尚不明确。

【老年患者用药】 慎用。

【药物相互作用】 尚不明确。

【药物过量】 尚不明确。

【规格】 片剂：0.5g。注射剂：1ml：0.25g；2ml：0.5g。

【临床应用案例】

1. 张红英探讨安乃近滴鼻时小儿高热降温的效果。选择高热小儿90例，分为安乃近滴鼻组和对照组，对照组采用口服泰诺林治疗，另一组采用安乃近滴鼻进行治疗，比较两组的各项指标。结果：安乃近滴鼻组起效时间明显短于对照组，安乃近滴鼻组退热持续时间明显长于对照组。结论：采用安乃近滴鼻及临床护理对小儿高热降温的效果较好。参考论文名称：《安乃近滴鼻对小儿高热降温的效果分析及护理体会》

2. 莫为春等探讨热毒宁注射液联合安乃近注射液治疗成人急性上呼吸道感染高热的效果。对960例急性上呼吸道感染高热的患者进行回顾性分析。结果：使用热毒宁静脉滴注＋安乃近肌内注射组在治疗1h后体温下降幅度较单用热毒宁静脉滴注组大，差异有统计学意义（$P < 0.05$），但和单用安乃近肌内注射组疗效相当，差异无统计学意义（$P > 0.05$），在治疗3h后较单用热毒宁静脉滴注组或安乃近肌内注射组体温下降幅度大，差异有统计学意义；单用热毒宁静脉滴注组在治疗3h后体温下降幅度较单用安乃近肌内注射组大，差异有统计学意义。结论：热毒宁注射液联合安乃近注射液治疗急性上呼吸道感染高热退热起效快，持续时间长，两种药物联合使用不良反应轻微。参考论文名称：《热毒宁注射液及安乃近注射液对成人急性上呼吸道感染的退热作用观察》

（解温品）

氨酚伪麻

Paracetamol and Pseudoephedrine Hydrochloride

【主要成分】对乙酰氨基酚和盐酸伪麻黄碱。

【性状】白色粉末。

【药品类别】解热镇痛及非甾体抗炎药。

【药理毒理】对乙酰氨基酚具有解热、镇痛作用，伪麻黄碱具有收缩鼻黏膜血管、消除鼻黏膜充血、减轻鼻塞的作用。

【药代动力学】本品口服吸收良好，血药浓度达峰时间约2小时，两药均主要在肝代谢，代谢物及原型药均从尿排出。

【适应证】适用于感冒引起的发热、头痛、周身四肢酸痛、喷嚏、流涕、鼻塞等症状。

【用法用量】口服：成人一次1~2粒，一日3次。

【不良反应】偶见轻度恶心、上腹不适、头晕等。

【禁忌证】对本品所含成分过敏者禁用。

【注意事项】

1. 服用量每日不得超过8粒，疗程不超过7天。超量服用可造成头晕、失眠及精神症状。

2. 心脏病、高血压、甲亢、青光眼、肺气肿等肺部疾病引起呼吸困难患者，前列腺肥大伴排尿困难患者不宜服用。

3. 服用若症状未见改善或出现高热，应及时停药。

【孕妇及哺乳期妇女用药】孕妇、哺乳期妇女服用本品前应咨询医生。

【儿童用药】12岁以下儿童不宜服用本品。

【老年患者用药】老年患者慎用或遵医嘱。

【药物相互作用】避免同时服用降压药、抗抑郁药、单胺氧化酶抑制剂。

【规格】胶囊剂：每粒含对乙酰氨基酚325mg，盐酸伪麻黄碱30mg。

氨酚伪麻美那敏

Compound Pseudoephedrine Hydrochloride

【主要成分】含对乙酰氨基酚325mg，盐酸伪麻黄碱30mg，氢溴酸右美沙芬15mg，马来酸氯苯那敏2mg。

【性状】白色片剂。

【药品类别】解热镇痛药。

【药理作用】本品具有解热镇痛、镇咳及减轻鼻黏膜充血和抗组胺作用。其中对乙酰氨基具解热镇痛作用；盐酸伪麻黄碱可收缩鼻黏膜血管，减轻鼻塞症状；马来酸氯苯那敏为抗组胺药，能减轻流泪、打喷嚏、流涕等过敏症状；氢溴酸右美沙芬可对抗组胺引起的微血管扩张及使通透性增加，能抑制咳嗽中枢，产生镇咳作用，但无成瘾性。

【药代动力学】

1. 口服吸收良好，血药浓度达峰时间约2小时，两药主要在肝代谢，药物原型及代谢产物均从肾脏排出。

2. 氢溴酸右美沙酚口服后0.5小时起效，作用持续6小时，肝中代谢，原型及代谢产物由肾脏排出。

3. 马来酸氯苯那敏口服后吸收慢，0.5～1小时后起效，血药浓度达峰时间3～6小时，半衰期12～15小时，肝中代谢产物及原型均由肾脏排出。

【适应证】适用于普通感冒或流行性感冒引起的发热、头痛、周身四肢酸痛、打喷嚏、流涕、鼻塞、咳嗽等症状。

【用法用量】 口服，成人和 12 岁以上儿童每 6 小时服 1 次，一次 1 片，24 小时不超过 8 片。

【不良反应】 可有轻度嗜睡、多汗、头晕、乏力、恶心、上腹不适、口干和食欲不振和皮疹等。

【禁忌证】 对本品任一组成成分过敏者禁用。

【注意事项】

1. 本品一日剂量不超过 4 片，疗程不超过 7 天。

2. 服用本品期间禁止饮酒。

3. 不能同时服用含有与本品成分相似的其他抗感冒药。

4. 高血压、心脏病、糖尿病、甲亢、青光眼、前列腺肥大、肺气肿等患者使用本品前必须咨询医师或药师。

5. 肝、肾功能不全者慎用。

6. 驾驶机动车、操作机器及高空作业者不宜使用。

7. 请将本品放在儿童不能接触的地方。

【孕妇及哺乳】 孕妇及哺乳期妇女慎用本品或遵医嘱。

【儿童用药】 12 岁以下儿童用本品剂量请遵医嘱。

【老年患者用药】 60 岁以上患者应遵医嘱使用本品。

【相互作用】

1. 本品与其他解热镇痛药同用，可增加肾脏毒性。

2. 氨酚伪麻美那敏片不宜与抗抑郁药、降压药、解痉药、巴比妥类、氯霉素、洋地黄苷类药物等并用。

3. 如正在服用其他药品，使用氨酚伪麻美那敏片前请向医师或药师咨询。

4. 服氨酚伪麻美那敏药物期间避免同时饮用酒类饮料。

（陈希刚）

氨糖美辛

Glucosamine Indomethacin Entric

【主要成分】吲哚美辛 25mg 和盐酸氨基葡萄糖 75mg。

【性状】氨糖美辛肠溶片为除去肠溶衣后显类白色或淡黄色。

【药品类别】解热镇痛及非甾体抗炎药。

【药理毒理】本品由吲哚美辛和盐酸氨基葡萄糖按 1∶3 的比例制成。吲哚美辛为非甾体类抗炎药，通过抑制前列腺素合成发挥解热、镇痛和抗炎作用；氨基葡萄糖刺激和恢复透明质酸和蛋白聚糖的生物合成，抑制巨噬细胞产生超氧自由基及对关节软骨有破坏作用的酶；并且能防止糖皮质激素对软骨细胞的损害及由某些非甾体抗炎药物对前列腺素合成造成的不良影响，以及可减少损伤细胞的内毒性因子的释放。

【药代动力学】本品口服吸收快而完全，口服后 2 小时血浆药物浓度达峰值，血浆蛋白结合率 90%，半衰期 3 小时；主要经肝脏代谢，肾脏排泄。

【适应证】适用于强直性脊柱炎、颈椎病，亦可用于肩周炎、风湿性或类风湿性关节炎等。

【用法用量】氨糖美辛肠溶片，口服，一次 1~2 片，一日 1~2 次，于进食或饭后即服。

【不良反应】偶见过敏反应，如皮疹等。

【禁忌证】肾功能不全、孕妇、从事危险或精细工作人员、精神病、癫痫、活动性胃及十二指肠溃疡患者及小儿禁用本品。

【注意事项】

1. 本品应整片吞服,以防药物在胃中被破坏。

2. 连续使用 3 天后炎症仍未消除,应向医师咨询。

3. 请将本品放在儿童不能触及的地方,儿童须在成人监护下使用。

【孕妇及哺乳期妇女用药】 尚不明确。

【儿童用药】 禁用。

【老年患者用药】 尚不明确。

【药物相互作用】 尚不明确。

【临床应用案例】

1. 某研究选择膝关节退行性关节病及脊柱退行性改变 40 例,男 18 例,女 22 例。病变部位膝关节 35 例,腰椎 5 例。均有明显慢性膝关节疼痛及慢性腰痛,膝关节肿胀 27 例,关节积液 18 例,出现关节畸形 10 例,所累关节及腰下活动均受限,以屈曲为主。治疗方法:氨糖美辛肠溶片 0.4g/d,分二次服用,16 例给药 40 天,23 例给药 20 天。结果:11 例因服用后反应显著而停用。显效(疼痛基本消失,关节肿胀及活动明显改善,关节积液消退,可恢复正常工作及生活)21 例(52.5%),有效(疼痛明显减轻,关节肿胀及活动明显改善)18 例(45%),无效(疼痛、关节肿胀及活动无改变)1 例(2.5%),对胃肠有一定刺激,但对肝、肾功能未发现有明显影响。参考论文名称:《氨糖美辛肠溶片治疗退行性关节病40例》

2. 某研究应用氨糖美辛治疗急性闭合性膝关节外伤患者 62 例,以氨糖美辛 200mg,口服,2 次/天。口服 10 天者 20 例,口服 20 天者 32 例;另 10 例口服 25 天停药。有骨折及半月板损伤者加用石膏外固定;有皮肤挫伤者加用抗生素预防感染。结果:服药后 4 ~ 15 天疼痛消失者 42 例,明显减轻者 20 例。从服药时间与效果看,服药 3 ~ 10 天显效,10 ~ 20 天肿

痛消失，提示服药10～20天为宜。参考论文名称：《氨糖美辛治疗急性闭合性膝关节外伤62例》

3. 某研究对120例膝关节退行性关节炎患者，以氨糖美辛肠溶片，每次200mg，每日2次，饭后服用。8周为1个疗程，1个疗程无效停止使用。结果：一疗程后痊愈34例，显效70例，有效10例，无效6例。总有效率95.0%。疼痛消失70例（58.3%），显效30例（25.0%），有效10例（8.3%），无效4例（3.3%），总有效率（91.6%）。参考论文名称：《氨糖美辛肠溶片治疗退行性膝关节炎120例》

奥沙普秦 Oxaprozin Enteric – coated

【别名】诺碧松。

【性状】白色或类白色。

【药品类别】解热镇痛及非甾体抗炎药。

【药理毒理】本品属丙酸类非甾体抗炎药，具抗炎、镇痛、解热作用。通过抑制环氧合酶而减少炎症介质前列腺素的合成。其抗炎作用强于布洛芬，镇痛作用优于布洛芬、保泰松和阿司匹林，而胃黏膜损伤作用低于阿司匹林和保泰松。药效具有持久性。具有中枢性肌肉松弛作用。

六个月动物毒理实验显示，本品长期、高剂量有抑制体重增加及消化道反应、轻度贫血、肝细胞肿大、肾脏毒性。

【药代动力学】本品口服后吸收良好，血药浓度在3～4小时达峰值，食物能降低吸收速度而不影响吸收程度。每日一次服药和分二次服药的血药浓度、稳态时间基本相似。本品半衰期约为50小时。

【适应证】类风湿关节炎、变形性关节炎、强直性脊柱炎、肩周炎、颈肩腕症侯群。也用于痛风性关节炎、外伤和手术后的镇痛。

【用法用量】

口服：成人常用量，抗风湿，一次 0.4g（2 粒），一日 1 次，饭后口服，一日最大剂量 0.6g（3 粒）。镇痛，一次 0.2 ~ 0.4g（1 ~ 2 粒），必要时可用 2 次。

【不良反应】

1. 胃肠道反应包括胃痛、胃不适、恶心、纳差、腹泻、便秘等是本品主要不良反应，发生率约 5% ~ 10%，大多不需停药或予以对症药物即可耐受。

2. 少见的有头痛、头晕、一过性肝功能异常。

【禁忌证】 消化性溃疡，严重肝肾疾病患者，对其他非甾体抗炎药过敏患者，粒细胞减少症，血小板减少症。

【注意事项】

1. 有消化道溃疡、出血病史患者慎用。

2. 长期服用者有肝肾功能、血常规异常则宜停药观察。

3. 当与口服抗凝剂并用时应慎重。

【孕妇及哺乳期妇女用药】 禁用。

【儿童用药】 禁用。

【老年患者用药】 慎用。

【药物相互作用】

1. 在肾功能下降者将降低地高辛的清除率使该药血药浓度增高而增加其毒性。

2. 大剂量用于治疗肿瘤时，影响甲氨蝶呤的排出，使甲氨蝶呤血浓度增高而致中毒。

3. 影响降压药（血管紧张素转换酶抑制剂和 β 受体阻断剂）的降压效果。

4. 降低利尿药利尿及排钠效果。

【药物过量】尚无本品过量的资料。过量的症状可能类似非甾体抗炎药过量时的表现，发生药物过量时，患者应及时给予对症和支持治疗。无特效的拮抗剂。利尿、碱化尿液或血液透析可能无效。

【规格】胶囊剂：0.2g。

保泰松 Phenylbutazone

【别名】Butazolidin，Butadion，布他唑立丁，布他酮。

【性状】白色固体。

【药物类别】解热镇痛及非甾体抗炎药。

【药理毒理】本品为非甾体抗炎药，有较强的抗炎作用，对炎性疼痛效果较好，有促进尿酸排泄作用，解热作用较弱。

【药代动力学】本品胃肠道易吸收，血浓度峰值约2小时。Vd为120ml/kg，剂量增加血药浓度不增加。98%与血浆蛋白结合。主要在肝脏经氧化缓慢代谢，代谢物之一羟基保泰松仍有抗炎活性。本品代谢和排泄均较慢，平均消除半衰期约70小时。

【适应证】风湿性关节炎，类风湿性关节炎，强直性脊柱炎，急性痛风。

【用法用量】口服：关节炎，每次0.1~0.2g，每日3次，饭后服。每日总量不宜超过0.8g。一周后如无不良反应，病情改善可继续服用，剂量应递减至维持量：每次0.1~0.2g，每日1次。急性痛风，初始剂量0.2~0.4g，以后每6小时0.1~0.2g。症状好转后减为每次0.1g，每日3次，连服3日。

【不良反应】

1. 保泰松常见不良反应有恶心、呕吐、胃肠道不适、水钠潴留、水肿、皮疹等。

2. 可引起腹泻、眩晕、头痛，长期大剂量应用致消化道溃疡及胃肠出血。

3. 偶有引起肝炎、黄疸、肾炎、血尿、剥脱性皮炎、多型性红斑、甲状腺肿、粒细胞及血小板缺乏症。

4. 服药一周以上出现发热、咽痛、皮疹、黄疸及柏油样便时应即停药。

【禁忌证】 对阿司匹林过敏者、有溃疡病史、水肿、高血压，精神病，癫痫，支气管哮喘，心脏病及肝、肾功能不良者禁用。

【注意事项】

1. 用本品时宜忌盐。

2. 服药期间应监测肾功能。

3. 不宜长期服用，超过一周应检查血常规。

【孕妇及哺乳期妇女用药】 孕妇禁用。

【儿童用药】 儿童对本品敏感，故忌用。

【老年患者用药】 慎用。

【药物相互作用】

1. 本品能抑制香豆素类抗凝药和磺酰脲类降糖药的代谢，并可将其从血浆蛋白结合部位置换出来，从而明显增强其作用及毒性，可引起血糖过低或出血症状。与增加肝微粒体酶活性的药物合用可减少本品的消除半衰期。

2. 应避免与其他具有骨髓抑制作用的药物合用。

3. 与利尿剂氨苯蝶啶合用可引起肾功能损害。

【规格】 片剂：0.1g。

（李磊　羿鹤）

贝诺酯 Benorilate

【别名】Benorylate，Vetedol，Benoral，扑炎痛，苯乐来，百乐来，科林，斯瑞克。

【性状】白色固体。

【药品类别】解热镇痛及非甾体抗炎药。

【药理毒理】本品属非甾体抗炎药，具解热、镇痛及抗炎作用，主要通过抑制前列腺素的合成而产生镇痛抗炎和解热作用。大鼠经口 LD_{50} 为 10000mg/kg，腹腔注射 LD_{50} 为 1830mg/kg；小鼠经口 LD_{50} 为 2000mg/kg，腹腔注射 LD_{50} 为 1255mg/kg。

【药代动力学】口服后以原型吸收，吸收后很快代谢成为水杨酸和对乙酰氨基酚。原型药的半衰期约为 1 小时。进一步在肝中代谢，主要以水杨酸及对乙酰氨基酚的代谢产物自尿中排出，极小量从粪便排出。水杨酸的半衰期 2~3 小时，对乙酰氨基酚半衰期 1~4 小时。

【适应证】发热、头痛、神经痛、牙痛及手术后轻中度疼痛等。

【用法用量】口服：成人常用量，一次 0.5~1.0g，一日 3~4 次，疗程不超过 10 天。

【不良反应】

1. 口服后胃肠道反应较轻，可有恶心、烧心、消化不良及便秘，腹泻。

2. 皮疹。

3. 头晕及定向障碍等神经精神症状。

4. 在小儿急性发热性疾病，尤其是流感及水痘患儿有引起瑞氏综合征（Reye）的危险。中国尚不多见。

5. 长期用药可影响肝功能，并可引起肝细胞坏死。

6. 长期应用有可能引起肾损伤。

【禁忌证】对本品过敏者，肝肾功能不全，阿司匹林、对乙酰氨基酚过敏者以及其他非甾体抗炎药引起过哮喘、鼻炎及鼻息肉综合征者禁用。

【注意事项】

1. 本品为对症治疗药，连续使用用于解热不超过 3 天，用于止痛不超过 5 天，症状未缓解请咨询医师或药师。

2. 在服用本品时不能同时服用其他含有解热镇痛药的药品。

3. 服药期间不得饮酒或含有酒精的饮料。

4. 严重胃、肠溃疡病史者慎用。

5. 过敏体质者慎用。

6. 如正在使用其他药品，使用本品前请咨询医师或药师。

7. 本品仅为对症药物，因此在服药 3 天后仍发热或服药 10 天后仍疼痛者，须就医检查。

8. 必须在医生指导下方能作为抗风湿药较长期应用。

【孕妇及哺乳期妇女用药】尚不明确。

【儿童用药】尚不明确。

【老年患者用药】一日不超过 2.6g，疗程不宜长于 5 天，以防肾脏受损。

【药物相互作用】尚不明确。

【药物过量】用量过大时，有些患者可发生耳鸣或耳聋。

【规格】片剂：0.2g；0.5g。

【临床应用案例】

某研究对 120 例病例分为 3 组，轻度疼痛组 24 例，中度疼痛组 46 例，重度疼痛组 50 例。所有病例均给予贝诺酯栓塞肛，轻度和中度疼痛者，1 次，每 12h 1 次。重度疼痛者，如 15 分钟内疼痛缓解不明显，则再加用 1g。3 组患者均至少用药 2 天，治疗期间不用其他解痉和止痛药，并分别记录每次给药前后（起效和维持时间）疼痛强度，观察镇痛效果。重度疼痛组完全缓解 18 例（36.0%），部分缓解 22 例（44.0%），轻度缓解 6 例（12.0%），无效 4 例（8.0%）。中度疼痛组完全缓解 36 例（78.26%），部分缓解 8 例（17.4%）。轻度缓解 2 例（4.34%），轻度疼痛组完全缓解（100.0%）。总有效率 96.7%，无效 3.3%。参考论文名称：《贝诺酯栓的研制及治疗肾绞痛的临床应用》

吡罗昔康 Piroxicam

【别名】Feldene，Geldene，炎痛喜康，吡罗喜康，费啶，安尔克，喜来通，力宜。

【性状】片剂为类白色、微黄绿色片或为糖衣片，注射剂为淡黄绿色的澄明液体。

【药品类别】解热镇痛及非甾体抗炎药。

【药理毒理】本品为非甾体抗炎药，具有镇痛、抗炎及解热作用。通过抑制环氧合酶使组织局部前列腺素的合成减少，抑制白细胞的趋化性和溶酶体酶的释放而发挥作用。

小鼠经口 LD_{50} 为 360mg/kg。

【药代动力学】本品口服吸收好。食物可降低吸收速度，但不影响吸收总量。一次服药 20mg，3~5 小时血药浓度达峰值，血浆蛋白结合率高达 90% 以上。经肝脏代谢。半衰期平均为 50 小时（30~86 小时），肾功能不全患者半衰期延长。一次给药即可维持 24 小时的血药浓度相对稳定，多次给药易致蓄积。66% 自肾脏排泄，33%自粪便排泄，内含<5%为原型物。

【适应证】 各种关节炎及软组织病变的疼痛和肿胀的对症治疗。

【用法用量】 片剂，口服：成人常用量，一次20mg，一日1次，或一次10mg，一日2次。饭后服用。

注射剂，肌内注射：成人，一次10～20mg，一日1次。

【不良反应】

1. 恶心、胃痛、纳减及消化不良等胃肠不良反应最为常见，其中3.5%需为此撤药。服药量大于一日20mg时胃溃疡发生率明显增高，有的合并出血，甚至穿孔。

2. 中性粒细胞减少、嗜酸性粒细胞增多、血尿素氮增高、头晕、眩晕、耳鸣、头痛、全身无力、水肿、皮疹或瘙痒等。

3. 肝功能异常、血小板减少、多汗、皮肤瘀斑、脱皮、多形性红斑、中毒性上皮坏死、大疱性多形红斑（Stevens - Johnson综合征）、皮肤对光过敏反应、视力模糊、眼部红肿、高血压、血尿、低血糖证、精神抑郁、失眠及精神紧张等。

【禁忌证】 对本品过敏、消化性溃疡、慢性胃病患者禁用。

【注意事项】

1. 交叉过敏。对阿司匹林或其他非甾体抗炎药过敏，对本品也可能过敏。

2. 饭后或与食物或抗酸药同服本品，以减少胃肠刺激。

3. 一日量超过20mg时，发生胃肠溃疡的危险明显增加。

4. 一般在用药开始后7～12天难以达到血药浓度稳定，疗效的评定常在用药2周后。

5. 用药期间如出现过敏反应、血常规检查结果异常、视力模糊、精神症状、水潴留及严重胃肠反应时，应即停药。

6. 下列情况应慎用：①有凝血机制或血小板功能障碍时；

②哮喘；③心功能不全或高血压；④肾功能不全；⑤老年人。

7. 长期用药者应定期复查肝、肾功能及血常规。

8. 本品为对症治疗药物，必须同时进行病因治疗。

9. 能抑制血小板聚集，作用比阿司匹林弱，但可持续到停药后 2 周。术前和术后应停用。

【孕妇及哺乳期妇女用药】

孕妇禁用。

哺乳期妇女不宜用。

【儿童用药】 禁用。

【老年患者用药】 慎用。

【药物相互作用】

1. 饮酒或与其他抗炎药同服时，胃肠道不良反应增加。

2. 与双香豆素等抗凝药同用时，后者效应增强，出血倾向显著，用量宜调整。

3. 与阿司匹林同用时，本品血药浓度可下降到一般浓度的 80%，同时胃肠道溃疡形成和出血倾向的危险性增加。

【药物过量】 过量中毒时应即行催吐或洗胃，并进行支持和对症治疗。

【规格】 片剂：10mg；20mg。注射剂：2ml：20mg。

【临床应用案例】

1. 某研究随机选择 85 例骨关节炎病例分成两组。栓剂组 54 例，片剂组 31 例。栓剂组：每晚直肠给药吡罗昔康栓剂 1 枚（20mg/枚），连用 14d。片剂组：每日口服吡罗昔康片剂 1 片（20mg/片），连服 14d。栓剂组 49 例患者用药 14d 后，明显进步 31 例，进步 14 例，无效 4 例，总有效率 91.84%。片剂组 30 例，用药 14d 后，明显进步 26 例，进步 3 例，无效 1 例，总有效率 96.67%。结果：片剂组的总有效率高于栓剂

组，但胃肠道反应发生率高。参考论文名称：《吡罗昔康栓剂与片剂治疗骨关节炎临床疗效对比》

吡洛芬 Pirprofen

【别名】吡丙芬，灵加消，吡氯布洛芬，比丙芬，吡咯布洛芬。

【性状】药物有胶囊剂和注射剂两种。

【药物类别】解热镇痛及非甾体抗炎药。

【药理毒理】本品为布洛芬的衍生物，具有显著的消炎、镇痛、退热作用。通过抑制前列腺素合成产生作用。可抑制体内由胶原、花生四烯酸诱发的血小板聚集第二相，此外还抑制人体白细胞的趋化性。

【药代动力学】本品口服吸收迅速，且不受食物与抗酸剂的影响。分布于体内各组织能透过关节腔，少量透过血脑屏障，也可透过胎盘屏障和进入乳汁。半衰期 6 ~ 7 小时，血浆蛋白结合率 99.5%。24 小时内 80% 左右放射性标记物由尿及粪便中排泄。

【适应证】风湿性关节炎，骨关节炎，强直性关节炎，急性疼痛，术后痛及癌性痛等。

【用法用量】口服：每日 800mg，1 日 2 次分服。症状改善后，每日 600mg 维持。类风湿关节炎、强直性关节炎，开始每日 1000mg，分 3 次服，持续 1 ~ 2 周。镇痛，每次 200 ~ 400mg，每日 1200mg。肌内注射每次 400mg。数小时后可重复用。

【不良反应】胃肠道反应、耳鸣较阿司匹林发生少。偶见恶心、心口灼烧、上腹疼痛或腹泻。注射时偶见局部疼痛，应立即停止注射。

【禁忌证】消化道溃疡、严重肝肾功能损害、对水杨酸类及其他前列腺素合成酶抑制剂药物过敏者。

【注意事项】

1. 有出血倾向及正接受抗凝药治疗者、有消化道溃疡病史及出血病史者、孕妇、哺乳期妇女及 14 岁以下儿童慎用。

2. 疗程超过 2 个月，须定期检查肝肾功能及出凝血时间。

【药物相互作用】

1. 可增强血小板聚集抑制剂的作用。

2. 与中枢神经抑制剂合用，可增强镇痛效果。

3. 与皮质激素合用，可增强疗效，但也可诱发溃疡。

【规格】胶囊剂：200mg；400mg。注射剂：400mg。

【临床应用案例】

徐宽梁选择 22 例关节炎住院治疗患者，其中男性 8 例，女性 14 倒，年龄 16~87 岁，平均 50.5 岁。住院后确诊为风湿性关节炎者 14 例，类风湿性关节炎 5 例、痛风 2 例、强直性脊椎炎 1 例。全部病例均不附加其他抗风湿药物，单一应用灵加消治疗，剂量为每日 1 次，每次 400mg，疗程视不同病情而定。结果：灵加消治疗风湿性关节炎显效 10 例，有效 2 例，无效 2 例；类风湿关节炎显效 2 例，有效 2 例，无效 1 例；通风显效 1 例，有效 1 例；强直性脊柱炎显效 1 例。参考论文名称：《灵加消治疗关节炎 22 例临床观察》

布洛芬 Ibuprofen

【别名】Brufen，Dolibu，Ebufac，芬必得，安瑞克，炎痛停，罢怒风，通京，贝思，美林。

【性状】片剂：白色固体；混悬滴剂：粉红色混悬液，味甜，芳香。

【药品类别】 解热镇痛及非甾体抗炎药。

【药理毒理】 本品具镇痛、抗炎、解热作用。其作用机制通过对环氧酶的抑制而减少前列腺素的合成，由此减轻因前列腺素引起的组织充血、肿胀，降低周围神经痛觉的敏感性。它通过下丘脑体温调节中枢而起解热作用。

【药代动力学】 口服易吸收，与食物同服时吸收减慢，但吸收量不减少。血浆蛋白结合率为99%。服药后1.2~2.1小时血药浓度达峰值，用量200mg时，血药浓度为22~27μg/ml，用量400mg时为23~45μg/ml，用量600mg时为43~57μg/ml。一次给药后半衰期一般为1.82小时，服药5小时后关节液浓度与血药浓度相等，以后的12小时内关节液浓度高于血浆浓度。本品在肝内代谢，60%~90%经肾由尿排出，100%于24小时内排出，其中约1%为原型物，一部分随粪便排出。

【适应证】

1. 缓解类风湿关节炎、骨关节炎、痛风性关节炎、风湿性关节炎等各种慢性关节炎的急性发作期或持续性的关节肿痛症状。

2. 非关节性的各种软组织风湿性疼痛，如肩痛、腱鞘炎、滑囊炎、肌痛及运动后损伤性疼痛等。

3. 急性的轻、中度疼痛治疗，如手术后、创伤后、劳损后、原发性痛经、牙痛、头痛等。

4. 对成人和儿童的发热有解热作用。

【用法用量】 口服成人常用量，抗风湿，一次0.4~0.6g，一日3~4次。类风湿关节炎比骨关节炎用量略大。轻或中等疼痛及痛经的止痛，一次0.2~0.4g，每4~6小时一次。成人用量最大限量一般为每天2.4g。

【不良反应】

1. 过敏性皮疹、胃烧灼感或消化不良、胃痛或不适感（胃肠道刺激或溃疡形成）、恶心、呕吐、头晕等发生率可达3%～9%。

2. 皮肤瘙痒、耳鸣、下肢水肿或体重骤增、腹胀、便秘、腹泻、食欲减退或消失、头痛、精神紧张等，发生率可达1%～3%。

3. 胃肠道出血、过敏性肾炎、膀胱炎、肾病综合征、肾乳头坏死或肾功能衰竭、荨麻疹、支气管痉挛、视力模糊、耳聋、肝功能减退、精神恍惚、嗜睡、失眠等很少见，发生率<1%。

4. 中枢神经系统的不良反应极为常见，但较轻，其中头痛、眩晕、耳鸣和失眠的发生率最高，但很少出现抑郁或其他精神症状。

5. 长期大剂量使用时可发生血液病或肾损伤。

6. 易感者可能引起哮喘发作。它能引起哮喘患者的支气管收缩。

7. 片剂胃肠毒性发生率一般在30%～40%左右。使用布洛芬栓剂后可发生疼痛和刺激直肠黏膜。

8. 抑制血小板聚集，剂量低于1g时，血凝试验无明显变化；但大剂量下可使出血时间延长。

9. 布洛芬使血浆中尿酸浓度升高，甚至有时达到有病理学意义。

【禁忌证】对阿司匹林或其他非甾体抗炎药过敏者禁用。

【注意事项】

1. 对血小板聚集有抑制作用，可使出血时间延长，但停药 24 小时即可消失。

2. 可使血尿素氮及血清肌酐含量升高，肌酐清除率下降。

3. 有下列情况者应慎用本品：①原有支气管哮喘者，用药后可加重。②心功能不全、高血压，用药后可致水潴留、水肿。③血友病或其他出血性疾病（包括凝血障碍及血小板功能异常），用药后出血时间延长，出血倾向加重。④有消化道溃疡病史者，应用本品时易出现胃肠道副作用，包括产生新的溃疡。⑤肾功能不全者用药后肾脏不良反应增多，甚至导致肾功能衰竭。

5. 长期用药时应定期检查血常规及肝、肾功能。

【孕妇及哺乳期妇女用药】布洛芬片用于晚期妊娠妇女可使孕期延长，引起难产及产程延长。孕妇及哺乳期妇女不宜用。

【儿童用药】小儿常用量，每次按体重 5～10mg/kg，一日 3 次。

【老年患者用药】应根据患者病情、身体情况使用。

【药物相互作用】

1. 饮酒或与其他非甾体抗炎药同用时增加胃肠道副作用，并有致溃疡的危险。长期与对乙酰氨基酚同用时可增加对肾脏的毒副作用。

2. 与阿司匹林或其他水杨酸类药物同用时，药效不增强，而胃肠道不良反应及出血倾向发生率增高。

3. 与肝素、双香豆素等抗凝药及血小板聚集抑制药同用时有增加出血的危险。

4. 与呋塞米同用时，后者的排钠和降压作用减弱。

5. 与维拉帕米、硝苯地平同用时，本品的血药浓度增高。

6. 可增高地高辛的血药浓度，同用时须注意调整地高辛的剂量。

7. 可增强抗糖尿病药（包括口服降糖药）的作用。

8. 与抗高血压药同用时可影响后者的降压效果。

9. 丙磺舒可降低本品的排泄，增加血药浓度，从而增加毒性，故同用时宜减少本品剂量。

10. 可降低甲氨蝶呤的排泄，增高其血浓度，甚至可达中毒水平，故本品不应与中或大剂量甲氨蝶呤同用。

【药物过量】 紧急处理包括催吐、洗胃、口服活性炭、抗酸药或（和）利尿药，并给予监测及其他支持方法。

【规格】 片剂：0.1g；0.2g。缓释胶囊 0.3g。混悬滴剂：0.6g。

【临床应用案例】

1. 孙小娜选取全身健康的重度慢性牙周炎患者 20 名，随机分为两组，每组各 10 人。对照组只进行牙周机械治疗；实验组牙周机械治疗后即日起口服布洛芬缓释胶囊 300mg，每日 2 次，共服用 5 天。结果：实验组与对照组在治疗后 1 周，2 周，4 周时牙周探诊深度和出血指数与基线相比均明显降低，附着丧失则没有明显差异；布洛芬辅助治疗重度慢性牙周炎没有明显效果。参考论文名称：《布洛芬辅助治疗重度慢性牙周炎的研究》

2. 欧阳夏探讨血清皮质醇水平低下早产儿的早期干预与动脉导管未闭发生的相关性，和布洛芬及氢化可的松在极低出生体重早产儿 PDA 早期干预中的作用。研究结果表明针对出生血清皮质醇水平低下的早产儿进行早期联合干预可以显著提高生后动脉导管的关闭率，降低动脉导管持续开放相关并发症的发生，同时不会增加副作用发生的风险。参考论文名称：《氢化可的松及布洛芬早期干预出生低血清皮质醇水平早产儿与动脉导管未闭发生的相关性》

3. 黄政渊、林炳锵等观察双氯芬酸二乙胺乳胶剂（扶他林)与布洛芬片治疗急性软组织损伤疼痛的疗效。117例局部软组织急性损伤所致轻中度疼痛的成人患者,其中扶他林组62例,布洛芬片组55例。扶他林组予局部外涂扶他林乳胶剂每次2~4g,每日4次;布洛芬片组予口服布洛芬片0.2 g,每日3次,疗程不超过5天。结果:扶他林组与布洛芬片组患者的疼痛治疗显效率和有效率均差异无统计学意义,而不良反应发生率扶他林组低于布洛芬片组。结论:扶他林乳胶剂与布洛芬片对急性软组织损伤所致轻中度疼痛均有良好疗效。**参考论文名称:《双氯芬酸二乙胺乳胶剂与布洛芬片治疗急性软组织痛的临床观察》**

4. 朱颖涛、张琨观察比较布洛芬混悬液与对乙酰氨基酚混悬滴剂的临床退热疗效。选择有发热症状的患儿230例随机分成两组,布洛芬组120例,对乙酰氨基酚组110例,布洛芬组口服布洛芬混悬液每次7mg/kg,对乙酰氨基酚组口服对乙酰氨基酚混悬滴剂每次10~15mg/kg,记录用药后1~6h的体温变化情况,并做统计学处理。结果:布洛芬组与对乙酰氨基酚组在用药2h之内退热效果差异无显著性,3h后布洛芬组退热效果明显优于对乙酰氨基酚组,4h后对乙酰氨基酚组体温开始回升,退热率达77.5%,而布洛芬组在用药后6h仍有退热作用,6h退热率达90%,经统计学处理差异有显著性。结论:与对乙酰氨基酚混悬滴剂比较,布洛芬混悬液退热效果好,维持时间长,不良反应轻微。**参考论文名称:《布洛芬混悬液与对乙酰氨基酚混悬滴剂临床退热疗效比较》**

5. 张文英等比较单剂量(布洛芬混悬滴剂)与安痛定肌内注射的疗效与安全性。随机选择儿科门诊发热病人,分为美林组及安痛定组。美林组每次给予美林混悬液0.25~0.5ml/kg,2岁以下每次给予美林滴剂5~10mg/kg;安痛定组给予安痛定,肌内注射。观察各组用药后3min、2h的体温下降幅度和有关疗效的其他指标。结果:美林组总体疗效好于安痛定组，起效时间早，降温幅度大于安痛定组。结论：布洛芬混悬滴剂用于儿童发热疗效显著、安全性高。参考论文名称：《美林（布洛芬混悬滴剂/溶液）和安痛定比较用于治疗儿童发热的观察》

布洛伪麻

Ibuprofen and Pseudoephedrine Hydrochloride

【主要成分】 片剂为复方制剂，每片含布洛芬 200mg、盐酸伪麻黄碱 30mg。

【性状】 除去薄膜衣后显类白色。

【药品类别】 解热镇痛及非甾体抗炎药。

【药理毒理】 本品中的布洛芬是前列腺素合成酶抑制剂，具有解热、镇痛及抗炎作用；盐酸伪麻黄碱为肾上腺素受体激动剂，具有选择性的收缩血管作用，能缓解鼻咽部黏膜充血、肿胀，减轻鼻塞症状。

【适应证】 用于缓解普通感冒或流行性感冒引起的发热、头痛、咽喉痛、四肢酸痛、关节痛、鼻塞、流涕、打喷嚏等症状。

【用法和用量】 饭后口服：成人一次 1 片，一日 3 次，24小时内不得超过 4 次。

【不良反应】

1. 少数患者可出现恶心、呕吐、胃烧灼感或轻度消化不良、胃肠道溃疡及出血、转氨酶升高、头痛、头晕、耳鸣、视力模糊、精神紧张、嗜睡、下肢水肿或体重骤增。

2. 罕见皮疹、过敏性肾炎、膀胱炎、肾病综合征、肾乳头坏死或肾功能衰竭、支气管痉挛。

【禁忌证】

1. 对本品及其他非甾体抗炎药过敏者。

2. 孕妇及哺乳期妇女。

3. 对阿司匹林过敏的哮喘患者。

【注意事项】

1. 本品为对症治疗药，不宜长期或大量使用，用药 3～7 天，症状未缓解需咨询医师或药师。

2. 不能同时服用与本品成分相似的其他抗感冒药。

3. 服用本品期间不得饮酒或含有酒精的饮料。

4. 有下列情况患者慎用：60 岁以上、支气管哮喘、肝肾功能不全、凝血机制或血小板功能障碍（如血友病）、甲状腺功能亢进、糖尿病、青光眼、前列腺肥大。

5. 有消化性溃疡史、胃肠道出血、心功能不全、高血压者应在医师指导下使用。

6. 儿童用量需咨询医师或药师，必须在成人监护下使用。

7. 运动员慎用。

8. 如服用过量或出现严重不良反应，应立即就医。

9. 如正在使用其他药品，使用布洛伪麻片前请咨询医师或药师。

【药物相互作用】

1. 本品不可与降压药、抗抑郁药同时服用。

2. 本品与其他解热镇痛药合用可增加胃肠道不良反应，并可导致溃疡。

3. 本品与地高辛、甲氨蝶呤、口服降糖药同时服用，能使这些药物的血药浓度增高，不良反应增加。

【临床应用案例】

刘纯等评价布洛伪麻那敏片治疗头痛、发热并伴有鼻塞、流涕、打喷嚏等症状的成人高明的有效性和安全性。方法：采用多中心、随机、双盲、双模拟阳性药物平行对照试验设计，共入组感冒患者 225 例，其中试验组 112 例，对照组 113 例，分别给予试验组和对照组患者口服布洛伪麻那敏片或氨酚伪麻那敏片，每次 1 片，每日 4 次，疗程为 3～5d。治疗结束后分别对患者的症状、体征以及实验室指标进行安全性和有效性评估。结果：对照组和试验组的总有效率分别为 96.46% 和 97.32%（$P > 0.05$）；对照组和试验组的总显效率分别为 96.46% 和 96.43%（$P > 0.05$）；治疗后，各组受试者的第一组症状（发热、头痛）及第二组症状（鼻塞、流涕、打喷嚏）明显减轻，治疗前后症状积分改善显著，其差异具统计学意义（两组均 $P < 0.0001$），改善程度组间无显著差异（$P > 0.05$）。各主要单项症状和体征均改善明显。不良反应多表现为嗜睡、口干、转氨酶升高和头晕，对照组和试验组不良反应发生率分别为 7.085%（8/113）和 4.46%（5/112），组间比较无显著差异（$P > 0.05$），不良反应发生程度均为轻度。结论：布洛伪麻那敏片治疗成人感冒安全、有效，疗效与安全性与氨酚伪麻那敏片相当。参考论文名称：《布洛伪麻那敏片治疗成人感冒的Ⅲ期临床研究》

（王　玥）

丁苯羟酸　Bufexamac

【别名】Droxaryl，Feximac，皮炎灵，舒夫林。

【性状】丁苯羟酸乳膏为白色乳膏。

【药品类别】解热镇痛及非甾体抗炎药。

【药理毒理】本品为非甾体抗炎药。局部皮肤外用对角叉菜胶致大鼠足趾肿胀和二甲苯致小鼠耳廓肿胀具有抑制作用。

【药代动力学】皮肤局部使用本品乳膏剂后进入体循环的

药物很少，在局部皮肤组织可达到较高药物浓度。

【适应证】丁苯羟酸乳膏适用于湿疹、神经性皮炎。

【用法用量】丁苯羟酸乳膏适量涂于患处，每日 2 ~ 4 次；或遵医嘱。

【不良反应】

1. 过敏反应，表现为局部发红、丘疹、水肿、肿胀、小水疱等。

2. 有局部刺激作用，长期使用，可有皮肤色素沉着。

【禁忌证】对丁苯羟酸乳膏过敏者禁用。

【注意事项】

1. 发生过敏反应立即停药。

2. 丁苯羟酸乳膏不能用于眼科。

3. 儿童必须在成人监护下使用丁苯羟酸乳膏。

【孕妇及哺乳期妇女用药】目前尚不明确。

【儿童用药】慎用。

【老年患者用药】缺乏资料。

【药物相互作用】尚不明确。

【药物过量】缺乏资料。

【规格】乳膏：10g：0.5g；15g：0.75g。

【临床应用案例】

1. 徐刚等为了解丁苯羟酸乳膏结合丁酸氢化可的松乳膏外用治疗面部脂溢性皮炎的疗效。将符合入选标准的 135 例面部脂溢性皮炎的患者随机分为两组，治疗组 67 例早晨外涂丁酸氢化可的松乳膏，晚上外涂丁苯羟酸乳膏，每日各 1 次，2 周后仅以丁苯羟酸乳膏外涂，每日 2 次，共 4 周。对照组外涂丁酸氢化可的松乳膏，每日早晚各 1 次，共 4 周。结果：治疗组的临床治愈率为 30.77%，对照组为 27.69%，差异无统计学意义。复发率治疗组为 18.46%，对照组为 35.39%，两者比较差异有统计学意义。治疗耐受性好且无严重不良反应发生。结论：丁苯羟酸乳膏结合丁酸氢化可的松乳膏外用治疗面部脂溢性皮炎有着较好的临床疗效，是激素治疗的辅助剂。参考论文名称：《丁苯羟酸乳膏联合丁酸氢化可的松治疗面部脂溢性皮炎疗效观察》

2. 朱小瑾等观察丁苯羟酸乳膏结合丁酸氢化可的松乳膏外用治疗儿童湿疹的可行性与优越性。将符合入选标准的 110 例儿童湿疹的患者随机分为两组。分别采用丁苯羟酸乳膏结合丁酸氢化可的松乳膏外搽和单用丁酸氢化可的松乳膏外搽，并比较其疗效。结果：丁苯羟酸乳膏结合丁酸氢化可的松乳膏治疗组的临床治愈率（36.36%）和有效率（80.00%）相当于单用丁酸氢化可的松乳膏对照组（32.73% 和 78.18%），差异无统计学意义。治疗耐受性好且无严重不良反应发生。结论：丁苯羟酸乳膏结合丁酸氢化可的松乳膏外用治疗儿童湿疹有较好的临床疗效，明显减少了激素的用量。参考论文名称：《丁苯羟酸联合丁酸氢化可的松治疗儿童湿疹疗效观察》

3. 韩世娟观察丁苯羟酸乳膏联合丁酸氢化可的松乳膏治疗儿童特应性皮炎的疗效。共入选 86 例，前 2 周晨起以丁酸氢化可的松乳膏外搽，入睡前丁苯羟酸乳膏外搽，各每天 1 次，2 周后仅丁苯羟酸软膏外搽，每天 2 次，用 2 周。结果：有效率 60.5%，未发现糖皮质激素所致的不可逆性不良反应。结论：丁苯羟酸乳膏与糖皮质激素丁酸氢化可的松乳膏合用治疗儿童特应性皮炎，可以提高疗效，同时降低了患儿对糖皮质激素的疗程和用量。参考论文名称：《丁苯羟酸乳膏联合丁酸氢化可的松乳膏治疗儿童特应性皮炎的疗效观察》

（邢惠芝）

对乙酰氨基酚

Paracetamol

【性状】 白色片，乳白色至微黄色固体。

【药品类别】 解热镇痛及非甾体抗炎药。

【药理毒理】 本品为乙酰苯胺类解热镇痛药。通过抑制下丘脑体温调节中枢前列腺素合成酶，减少前列腺素的合成和释放，导致外周血管扩张、出汗而达到解热的作用，通过抑制前列腺素、缓激肽和组胺等的合成和释放，提高痛阈而起到镇痛作用，本品无明显抗炎作用。

【药代动力学】 本品口服吸收迅速，约 0.5 小时血浆达峰，峰浓度为 $6\mu g/ml$。约 25% 与血浆蛋白结合，90%～95% 在肝脏代谢，中间代谢产物对肝脏有毒性作用。半衰期一般为 1～4 小时（平均为 2 小时），在某些肝病患者可能延长，老年人和新生儿可有所延长，而小儿则有所缩短。主要从肾脏排泄，24 小时内约有 3% 以原型随尿排出。

【适应证】 适用于感冒引起的发热、头痛及缓解轻中度疼痛，如关节痛、神经痛、偏头痛、痛经等

【用法用量】 分散片剂加温开水分散后服用，小儿常用量，按体重每次 1～15mg/kg，每 4～6 小时 1 次，12 岁以下每 24 小时不超过 5 次量，疗程不超过 5 天，3 岁以下遵医嘱用药。

栓剂：直肠给药。12 岁以下儿童一次 1 枚，塞入肛门内，若持续高热或疼痛，可间隔 4～6 小时重复用药一次，24 小时内不超过 4 粒。

【不良反应】 常规剂量下，偶尔可引起恶心、呕吐、出

汗、腹痛、皮肤苍白等，少数病例可发生过敏性皮炎（皮疹、皮肤瘙痒等）、粒细胞缺乏、血小板减少、贫血、肝功能损害等。

【禁忌证】

1. 乙醇中毒、肝病或病毒性肝炎患者。

2. 肾功能不全者。

3. 对对乙酰氨基酚过敏者。

【注意事项】

1. 出现皮疹、荨麻疹等过敏反应时，应即停药。

2. 将此药放在儿童不易触及之处，万一发生过量服药现象，应立即求助于专业人员。

3. 服药 3 天后，若发热不退或疼痛不减应就诊。

4. 交叉过敏反应：有报道在阿司匹林应用后发生哮喘的病人中有少数人可在用药后发生轻度支气管痉挛反应。

5. 对诊断的干扰：①血糖测定：应用葡萄糖氧化酶/过氧化酶法测定时可得假性低值，而用己糖激酶/6-磷酸脱氢酶法测定时则无影响；②血清尿酸测定：应用钨酸磷法测定时可得假性高值；③5-羟吲哚醋酸测定应用亚硝基萘酚试剂作定性过筛试验时可得假阳性结果，定量试验不受影响；④肝功能试验：应用一次大剂量（8～10g）或长期应用较小剂量（每日<3～5g）时，凝血酶原时间、血清胆红素浓度、血清乳酸脱氢酶浓度及血清转氨酶均可增高。

6. 在大量用药或长期治疗期间应定期作造血功能及肝功能检查。

【孕妇及哺乳期妇女用药】孕妇及哺乳期妇女用药不推荐使用。

【儿童用药】3 岁以下儿童因肝、肾功能发育不全，应避免使用。

【老年患者用药】 老年患者由于肝、肾功能发生减退，药物半衰期有所延长，易发生不良反应，应慎用或适当减量使用。

【药物相互作用】

1. 在长期饮酒或应用其他肝酶诱导剂，尤其是应用巴比妥类或抗惊厥药的患者，长期使用本品时，更有发生肝脏毒性的危险。

2. 与氯霉素合用，可延长后者的半衰期，增强其毒性。

3. 与抗凝血药合用，可增强抗凝血作用，需调整抗凝血药的用量。

4. 长期大量与阿司匹林及其他非甾体抗炎药合用时，有明显增加肾毒性的危险。

5. 与抗病毒药齐多夫定合用时，可增加其毒性，应避免同时应用。

【规格】 片剂：0.1g。栓剂：0.15g。

【临床应用案例】

1. 李建等观察奇正消痛贴膏联合对乙酰氨基酚治疗膝骨关节炎的疗效及安全性。收集 200 例膝骨关节炎患者随机分为 2 组：奇正消痛贴膏 + 对乙酰氨基酚治疗组（每天 3 次，每次 300mg）和对乙酰氨基酚治疗组（每天 3 次，每次 300mg），治疗第 3 天、1 周，停药后 1 周评估疗效及安全性。结果：2 组治疗前后疼痛（VAS）、WOMAC 骨关节炎指数、压痛指数均有统计学意义，奇正消痛贴膏 + 对乙酰氨基酚治疗组处理后肿胀指数减低有统计学意义。VAS、WOMAC 指数、肿胀和压痛组间有显著性意义。奇正消痛贴膏 + 对乙酰氨基酚治疗组的总体疗效为 95%，对乙酰氨基酚治疗组的总体疗效为 82%，2 组疗效差异具有统计学意义。奇正消痛贴膏 + 对乙酰氨基酚治疗组发生不良反应共 3 例（3%），对乙酰氨基酚治疗组无不良反应。结论：奇正消痛贴膏联合对乙酰氨基酚对膝骨关节炎具有良好的疗效，可用于轻中度疼痛的膝骨关节炎患者，或者用于需要口服镇痛药物的患者，以减少口服药物的用量。*参考论文名称：《奇正消痛贴膏联合对乙酰氨基酚治疗膝骨关节炎的临床观察》*

2. 方忠等观察羟考酮/对乙酰氨基酚片用于全髋关节置换术后镇痛的效果。64 例非骨水泥型全髋关节置换术后患者，随机分成两组各 32 例。治疗组口服羟考酮/对乙酰氨基酚片 1 片（含盐酸羟考酮 5mg、对乙酰氨基酚 325mg），每日 3 次；对照组口服塞来昔布 200mg，每日 2 次。均维持镇痛 >5 天。记录术后静息视觉模拟疼痛评分（RVAS）、主动功能训练时视觉模拟疼痛评分（IVAS）和持续被动功能训练时视觉模拟疼痛评分（PVAS），以及术后主动直腿抬高 30° 时间、主动外展患肢达 45° 时间、住院期间总体镇痛满意度和并发症发生情况。结果：治疗组术后 24、48 及 72h RVAS 评分、IVAS 评分和 PVAS 评分均明显低于对照组。治疗组术后主动直腿抬高 30° 时间、主动外展患肢达 45° 时间分别为（1.9 ± 0.8）h，（2.9 ± 1.1）天；对照组分别为（3.8 ± 1.2）h，（4.5 ± 1.4）天。治疗组出院时住院期间总体镇痛满意度（好评率 83.1%）明显优于对照组（好评率 43.8%）。治疗组不良反应 3 例。结论：羟考酮/对乙酰氨基酚片用于全髋关节置换术后镇痛效果良好，能促进早期功能康复，提高患者手术满意度，不良反应少。*参考论文名称：《羟考酮/对乙酰氨基酚片在全髋关节置换术后的镇痛效果》*

3. 黄长青等观察对乙酰氨基酚治疗地方性氟骨症临床效果，为氟骨症治疗提供有效药物。分为 1 期和 2 期进行临床效果观察。1 期临床观察 46 例患者，2 期临床观察 812 名患者。治疗药品为市售非处方药对乙酰氨基酚片，每片 0.5g，饭后口服，1 次 1 片，1 日 3 次，连服 5 天，停药 2 天后继续服用，疗程为 1 个月。观察治疗前颈、腰、四肢大关节休息痛症状和治疗后变化，及治疗前后关节活动受限和肢体功能障碍体征变化。按照卫生部"新药临床研究指导原则"中的标准，对所观察指标进行总体疗效判定。从治疗开始，观察并记录患者服药物后症状减轻或体征出现改善的起始时间、不良反应及对药物的耐受性。结果：1 期临床疗效结果显示，对乙酰氨基酚的总有效率为 84.8%（39/46），无效率为 15.2%（7/46）。其中轻度患者全部有效（100%，26/26），中度患者有效率为 66.7%（12/18）；重度患者 2 人，有效 1 人。2 期临床总有效率为 81.0%（658/812），无效率为 19.0%（154/812）。在治疗的 812 名患者中，轻度患者有效率占 53.2%（432/812），中度患者占 24.0%（195/812），重度患者有效率占 3.8%（31/812）。这些患者的耐受性评分为 3，即无不良反应。服药 3 天后，患者可感关节疼痛减轻，服药 7 天后多数患者关节疼痛症状明显减轻。结论：对乙酰氨基酚片可以缓解地方性氟骨症的关节疼痛症状，使疼痛症状减轻或消失，也可以缓解或减轻患者的关节活动受限改变，对轻度患者临床表现改善的作用更明显，副作用小，耐受性好。参考论文名称：《对乙酰氨基酚治疗地方性氟骨症的临床效果观察》

（李磊　羿鹤）

二氟尼柳 Diflunisal

【别名】Dolobid，Unisal，氟苯水杨酸，二氟苯水杨酸，巨力新，宁湖舒欣，优尼森。

【性状】片剂除去薄膜衣后显白色或类白色。胶囊剂内容物为白色颗粒。

【药品类别】解热镇痛及非甾体抗炎药。

【药理毒理】本品为水杨酸衍生物，属非甾体抗炎药，具有镇痛、抗炎及解热作用，其机制可能是抑制前列腺素合成。

【药代动力学】本品片剂口服吸收良好，服药 2～3 小时可达血浆峰浓度。血浆蛋白结合率为 99%，表观分布容积为 7.5L，肾功能中度或严重损害时，其分布容积增加血浆半衰期为 8～12 小时。

【适应证】类风湿性关节炎、骨关节炎以及各种轻、中度疼痛。

【用法用量】饭后口服：成人一日 2 次，一次 0.5g，或遵医嘱。一日维持剂量不应超过 1.5g。

【不良反应】

1. 胃肠道反应：部分病人有恶心、食欲减退、腹痛、腹胀、便秘和腹泻。

2. 中枢神经系统反应：一般极少发生，主要有眩晕、头痛、嗜睡、失眠，症状较轻，很少需要中断治疗。

3. 偶见皮疹、水肿、鼻炎、短暂视觉障碍。

【禁忌证】

1. 本品或其他非甾体抗炎药过敏者。

2. 活动期消化性溃疡患者。

3. 严重肝、肾功能损害者。

【注意事项】

1. 出血时间延长倾向者和有消化道疾病史者慎用。

2. 心功能不全，高血压或其他有体液潴留倾向的病人慎用，因有可能导致水肿。

3. 肝、肾功能不良病人应使用较低剂量，并严密观察，以避免药物蓄积进一步损害肝肾功能。

【孕妇及哺乳期妇女用药】禁用。

【儿童用药】12 岁以下儿童不推荐使用。

【老年患者用药】老年患者由于肝、肾功能发生减退，易发生不良反应，应慎用或适当减量使用本品。

【药物相互作用】

1. 与口服抗凝血药同时服用，可延长凝血酶原时间，故应慎用，并应监测凝血酶原时间，适当调节口服抗凝药剂量。

2. 与吲哚美辛同时服用，可降低肾脏对吲哚美辛的清除而明显增加其血浆水平，可引起严重的胃肠道出血，故不应同时使用。与萘普生同用时，可显著降低萘普生及代谢产物自尿中的排泄。不宜与非甾体抗炎药同时应用。

3. 与氢氯噻嗪同时服用，可显著增加后者的血浆水平。

4. 与环孢素合用时，可增加环孢素的肾毒性，应监测肾功能。

【药物过量】药物过量时常见的症状包括嗜睡、恶心、呕吐、腹泻、过度换气、心动过缓、耳鸣、定向障碍、木僵和昏迷。尿量减少和心肺功能障碍也有报道。有报道在未应用其他药物的情况下，服本品 15g 而致死。同时服其他药物时，服本品 7.5g 而致死。发生药物过量应及时催吐或洗胃，同时给予对症和支持治疗。由于本品血浆蛋白结合率高，故血液透析可能无效。

【规格】片剂：0.125g；0.25g。

【临床应用案例】

1. 有研究使用二氟尼柳治疗类风湿关节炎（55 例）和退行性关节病（39 例），并以布洛芬为对照组（分别为 37 例与 21 例），进行随机多中心临床研究。二氟尼柳剂量为 375mg，每日 2 次，饭后服；布洛芬剂量为 400mg，每日 3 次，饭后服，疗程均为 1 个月。结果显示二氟尼柳与布洛芬治疗类风湿关节炎的总有效率分别为 87.3% 和 86.5%，治疗退行性关节病总有效率分别为 94.9% 和 76.2%，说明二氟尼柳与布洛芬治疗类风湿关节炎与退行性关节病都有相当疗效。但二氟尼柳对提高类风湿关节炎病人的握力以及缓解类风湿关节炎及退行性关节病的关节痛及压痛明显优于布洛芬。*参考论文名称：《二氟尼柳的药理作用与临床应用》*

2. 谷卫等评价二氟尼柳治疗类风湿性关节炎和退行性骨关节炎的临床疗效和安全性。采用随机对照试验，选用布洛芬作为对照药。试验组共 94 例，其中类风湿性关节炎 55 例，退行性骨关节炎 39 例。对照组共 58 例，其中类风湿性关节炎 37 例，退行性骨关节炎 21 例。结果：试验组和对照组治疗类风湿性关节炎和退行性骨关节炎均有效，但二氟尼柳的疗效略优于布洛芬，治疗类风湿性关节炎总有效率分别为 87.27% 和 86.49%，退行性骨关节炎总有效率分别为 94.87% 和 76.19%。试验组和对照组的不良反应发生率分别为 30.85% 和 39.66%。结论：二氟尼柳疗效好，不良反应少，应用方便，值得临床推广使用。*参考论文名称：《二氟尼柳治疗类风湿性关节炎和退行性骨关节炎的临床研究》*

（张　磊）

非诺洛芬钙 Fenoprofen Calcium

【性状】白色粉末。

【药理毒理】本品为非甾体抗炎药，其作用机制是抑制前列腺素的合成，从而发挥抗炎、解热和镇痛作用。

【药代动力学】本品口服后吸收快，与食物、奶类同服时吸收减慢。一次给药 600mg 后 1~2 小时血药浓度达峰值，浓度为 50μg/ml，蛋白结合率为 99%。半衰期为 3 小时，90% 于 24 小时内从尿中排出，约 2% 自粪便排出。

【适应证】 各种关节炎。包括类风湿关节炎、骨关节炎、强直性脊柱炎、痛风性关节炎及其他软组织疼痛。亦用于其他疼痛如痛经、牙痛、损伤及创伤性痛等。

【用法用量】 口服：成人常用量，①抗风湿：一次 0.2 ~ 0.6g，依病情轻重一日 3 ~ 4 次；②镇痛（轻至中等程度疼痛或痛经）：一次 0.2g，一日 4 ~ 6 次。成人一日最大限量为 3.2g。

【不良反应】

1. 不良反应以胃肠道症状最为常见，包括恶心、呕吐、烧心、便秘、消化不良等。严重者可有胃溃疡、出血和穿孔。

2. 其他有头痛、头晕、困倦、下肢浮肿。偶有使白细胞、血小板减少，有时血清转氨酶可以一过性升高。

3. 过敏性皮疹、皮肤瘙痒亦有发生。

【禁忌证】

对本品或其他非甾体抗炎药过敏者禁用。

【注意事项】

1. 交叉过敏：对阿司匹林或其他非甾体抗炎药过敏者，本品可能有交叉过敏反应。对阿司匹林过敏的哮喘患者，本品也可引起支气管痉挛。

2. 患有哮喘，心、肾功能不全，高血压，血友病或其他出血性疾病，消化道溃疡的患者慎用。

3. 对诊断的干扰：①因本品对血小板聚集有抑制作用，出血时间可延长；②本品可使血钾浓度增高；③本品可致血清碱性磷酸酶、乳酸脱氢酶及氨基转移酶升高；④本品影响 T_3 的测定结果（假性升高）。

4. 饮酒可增加本品胃肠道反应，应予以注意。

【孕妇及哺乳期妇女用药】 目前尚不明确。

【药物相互作用】

1. 与其他非甾体抗炎药同用时增加胃肠道反应，并有致溃疡的危险，出血倾向发生率也增高。长期与对乙酰氨基酚同用时可增加对肾脏的毒副作用。

2. 与肝素、双香豆素等抗凝药及血小板聚集抑制药同用时有增加出血的危险。

3. 与呋塞米同用时，后者的排钠和降压作用减弱。

4. 与维拉帕米、硝苯地平同用时，本品的血药浓度增高。

5. 可增高地高辛的血药浓度，同用时须注意调整地高辛的剂量。

6. 可增强抗糖尿病药的作用。

7. 与抗高血压药同用时可影响后者的降压效果。

8. 丙磺舒可使本品的排泄减慢，增加血药浓度，从而增加毒性，故同用时宜减少本品剂量。

9. 可降低甲氨蝶呤的排泄，增高其血药浓度，甚至可达中毒水平，不应与中剂量或大剂量甲氨蝶呤同用。

10. 与制酸药长期共用时，血药浓度可明显下降。

11. 与苯巴比妥同用时本品排泄半衰期缩短，本品用药剂量需加以调整。

【药物过量】药物过量症状在数小时内出现，主要是胃肠道和中枢神经系统症状，包括消化不良、恶心、呕吐、腹痛、头晕、头痛、共济失调、耳鸣、震颤、瞌睡、意识模糊。高热、心动过速、低血压和急性肾功能衰竭较为罕见。药物过量的处理：及时洗胃、催吐给予活性炭来减少药物从消化道的吸收，同时给予对症及支持治疗。

【规格】胶囊剂：0.2g。

氟比洛芬酯 Flurbiprofen Axetil

【别名】凯纷。

【性状】注射液为白色乳液，略带黏性，有特异性气味；

片剂为白色或类白色片。

【药品类别】 解热镇痛及非甾体抗炎药。

【药理毒理】 本品通过抑制前列腺素合成酶环氧酶的活性从而起到消炎镇痛的作用。

本品具有生殖毒性。

【药代动力学】 注射剂：静脉单次注射 5 分钟内全部水解为氟比洛芬，$6 \sim 7$ 分钟后氟比洛芬血中浓度达到最高（$8.9\mu g/ml$），99% 以上的氟比洛芬与血清蛋白结合，半衰期为 5.8 小时。用药 24 小时后，氟比洛芬酯约 50% 从尿中排出。

片剂：口服吸收迅速而完全，起效快，消除半衰期为 5.7 小时；单剂量口服，达峰时间约为 1.5 小时。氧化和结合是代谢的主要途径。$65\% \sim 85\%$ 的氟比洛及其代谢产物以葡糖醛酸化物和硫酸盐结合物形式出现，每天剂量的 95% 以上在 24 小时内经肾由尿排泄。体外研究表明氟比洛芬在体内与红细胞结合。

【适应证】 术后疼痛、癌痛，也用于类风湿性关节炎、骨关节炎、强直性脊柱炎，软组织病的疼痛治疗。

【用法用量】 注射剂：成人，每次 50mg，尽可能缓慢静脉注射（1 分钟以上），可根据需要使用镇痛泵，必要时可重复应用。并根据年龄、症状适当增减用量。一般情况下，本品应在不能口服药物或口服药物效果不理想时应用。

片剂：口服，类风湿关节炎、骨关节炎，一次 50mg，一日 $3 \sim 4$ 次，必要时可增加剂量。强直性脊柱炎，一次 100mg，一日 3 次。建议：餐后服用。

【不良反应】

1. 严重不良反应：罕见休克、急性肾衰、肾病综合征、胃肠道出血、伴意识障碍的抽搐，罕见再生障碍性贫血、中毒性表皮坏死症（Lyell 综合征）、剥脱性皮炎。

2. 一般的不良反应

（1）注射部位：偶见注射部位疼痛及皮下出血。

（2）消化系统：有时出现恶心、呕吐，转氨酶升高，偶见腹泻。

（3）精神和神经系统：有时出现发热，偶见头痛、倦怠、嗜睡、畏寒。

（4）循环系统：偶见血压上升、心悸。

（5）皮肤：偶见瘙痒、皮疹等过敏反应。

（6）血液系统：罕见血小板减少，血小板功能低下。

【禁忌证】

1. 消化道溃疡患者。

2. 严重的肝、肾及血液系统功能障碍患者。

3. 严重的心衰、高血压患者。

4. 对本制剂成分有过敏史的患者。

5. 阿司匹林哮喘，或有既往史的患者。

6. 正在使用依洛沙星、洛美沙星、诺氟沙星者。

【注意事项】

1. 下述情况慎用。

（1）有消化道溃疡既往史。

（2）有出血倾向、血液系统异常或有既往史。

（3）心、肝、肾功能不全或有既往史者。

（4）有过敏史者。

（5）有支气管哮喘者。

2. 尽量避免与其他的非甾体抗炎药合用。

3. 不能用于发热患者的解热和腰痛症患者的镇痛。

4. 注射剂不可以肌内注射。

5. 如能口服药物时，应将本品静脉给药改为口服给药。

6. 应避免长期使用，在不得不长期使用时，要定期监测血尿常规和肝功能，及时发现异常情况，给予减量或停药。

7. 在用药过程中要密切注意患者的情况，及时发现不良反应，并作适当的处理。

【孕妇及哺乳期妇女用药】

1. 妊娠或可能妊娠的妇女必须在治疗的有益性大于危险性时才能应用。

2. 尽量不在妊娠末期应用氟比洛芬酯。

3. 应用本品过程中避免哺乳。

【儿童用药】 不宜使用。

【老年患者用药】 从小剂量开始慎重给药。

【药物相互作用】

1. 禁止与洛美沙星，诺氟沙星，伊诺沙星合用，因合用有导致抽搐的可能。

2. 慎与双香豆素类抗凝剂，甲氨蝶呤，锂剂，噻嗪类利尿剂，髓袢利尿剂，喹诺酮类抗菌药，肾上腺皮质类激素合用。

【规格】 片剂：50mg。注射液：50mg：5ml。

【临床应用案例】

1. 徐国柱等考察氟比洛芬酯脂微球载体注射液对中度术后疼痛患者的止痛效果及安全性。采用多中心随机双盲对照试验设计。试验药和对照药分别为氟比洛芬酯脂微球载体注射液和安慰剂。选骨科、普通外科和妇科术后中度疼痛（疼痛强度 4~6）的受试者 197 例，试验组 99 例，对照组 98 例。试验组与对照组均单次给药，缓慢静脉注射 1 支（5ml）。用药前及用药后 6h 内评价疼痛强度（PI）、疼痛强度差（PID）、疼痛缓解率（PAR）和有效率。结果：试验组单次用药后 6h 的 PI，PID 和 PAR 显效率分别为 1.3、4.1、98.0%、89.9%；对照组则分别为 3.3、1.7、43.9%、25.5%，2 组比较差异有显著性，氟比洛芬酯脂微球载体的镇痛效果明显优于安慰剂。结论：氟比洛芬酯脂微球载体注射液是安全有效的中等强度靶向镇痛药。参考论文名称：《氟比洛芬酯脂微球载体注射液治疗中度术后疼痛的Ⅱ期临床试验》

2. 尹蓓等观察氟比洛芬酯用于妇科肿瘤术后静脉镇痛的效果及相关护理方法。将 60 例择期行妇科肿瘤手术的患者，随机分为两组，每组 30 例。两组患者均行静脉全身麻醉，术后均以电子镇痛泵行静脉自控镇痛。A 组为氟比洛芬酯组，镇痛泵配方为氟比洛芬酯 150mg 加芬太尼 0.5mg 加托烷司琼 6mg；B 组为对照组，镇痛泵配方为芬太尼 0.8mg 加托烷司琼 6mg。两组镇痛泵均用生理盐水稀释至 100ml。记录术后 6h、12h、24h、48h VAS 评分，Ramsay 镇静（RSS）评分及不良反应。结果：两组患者术后各时间点的 VAS 评分和 RSS 评分，差异无显著意义；B 组恶心呕吐发生率显著高于 A 组；两组均未出现皮肤瘙痒、呼吸抑制、嗜睡及异常出血等不良反应。结论：氟比洛芬酯复合芬太尼用于妇科肿瘤术后静脉给药镇痛的效果与芬太尼组相似，但不良反应显著降低，且良好的观察、护理可保证镇痛效果，增强术后镇痛的安全性。参考论文名称：《氟比洛芬酯用于妇科肿瘤术后静脉镇痛的观察与护理》

3. 刘昱升等探讨布托啡诺复合氟比洛芬酯用于剖宫产术后镇痛的效果和安全性。选择剖宫产产妇 90 例，ASA Ⅰ 或 Ⅱ 级，随机均分为 BF、LB 和 SB 三组。术毕时均给予负荷量布托啡诺 1mg 静脉注射，随后行 PCIA，三组布托啡诺用量分别为 BF 组 4μg/（kg·h）、LB 组 5μg/（kg·h）、SB 组 4μg/（kg·h）；BF 组在术毕时静脉注射氟比洛芬酯 50mg，每 8 小时 1 次，共 2 次。观察术后 6、12、24 和 36h 的切口疼痛 VAS 评分、宫缩痛评分和 Ramsay 镇静评分及术后 36h 内恶心呕吐和头晕的发生率。记录术后 36h 内 PCA 总次数、术后 12h 和 12～36h 内累计阴道出血量和缩宫素使用量，测量术后 12h 和

36h 时的宫底高度。结果：术后 6、12 和 24h 时，切口痛 VAS 和宫缩痛评分，BF 组明显低于 SB 组和 LB 组，LB 组明显低于 SB 组（P＜0.05），Ramsay 镇静评分 BF 组明显高于 SB 组，术后 6、12、24 和 36h 时 Ramsay 镇静评分 LB 组明显高于 BF 组和 SB 组。LB 组产妇头晕发生率明显高于 SB 组和 BF 组。术后 36h PCA 总次数，BF 组明显少于 SB 组和 LB 组，且 LB 组明显少于 SB 组。结论：布托啡诺 4μg/（kg·h）PCIA 复合氟比洛芬酯（50mg，每 8 小时 1 次，共 2 次）用于剖宫产术后镇痛，镇痛效果好，不影响子宫复旧和增加阴道出血量。参考论文名称：《布托啡诺复合氟比洛芬酯用于剖宫产术后镇痛的临床研究》

4. 杨禄坤等探讨氟比洛芬酯超前镇痛和术后镇痛对下颌骨骨折切开复位内固定术术后躁动的预防效果。择期拟在全麻下行下颌骨骨折切开复位内固定术的患者 60 例，随机分为超前镇痛组（Pr 组）、术后镇痛组（Po 组）和对照组（C 组），每组 20 例。所有患者均予丙泊酚、瑞芬太尼和顺阿曲库铵维持麻醉。Pr 组于术前 15min 静脉注射氟比洛芬酯 100mg；Po 组于术毕时静脉注射氟比洛芬酯 100mg；C 组不使用镇痛药。观察患者拔管后 0，1，2，4，8h 的平均动脉压（MAP）、心率（HR）、VAS 和 Riker 镇静躁动评分 SAS。结果：Po 组各观察时间点的 MAP、HR、VAS 和 SAS 均低于 C 组，Pr 组各观察时间点的 MAP、HR、VAS 和 SAS 均低于 Po 组。结论：氟比洛芬酯超前镇痛（100mg 术前 15min 静脉注射）能有效抑制下颌骨骨折术后躁动，其效果优于术后镇痛。参考论文名称：《氟比洛芬酯超前镇痛和术后镇痛预防下颌骨骨折术后躁动的研究》

5. 有研究观察氟比洛芬酯用于术后病人静脉自控镇痛（PCA）的镇痛效果及不良反应。方法：90 例 ASA Ⅰ～Ⅱ级全麻下行腹部手术的病人，随机分为三组（每组 30 例）：氟比洛芬酯组（K 组），芬太尼组（F 组），氟比洛芬酯复合芬太尼组（KF组）。于手术结束前30min，K组静脉注射氟比洛芬酯50mg，F组静脉注射芬太尼0.1mg，KF组氟比洛芬酯25mg加芬太尼0.05mg的负荷剂量。手术完毕拔除气管导管后静脉注射昂丹司琼4mg，接一次性使用PCA电子泵。镇痛液：K组氟比洛芬酯100mg；F组芬太尼1mg；KF组氟比洛芬酯100mg加芬太尼0.2mg均加生理盐水至100ml。每泵均加入昂丹司琼4mg预防镇痛后恶心、呕吐。PCA设置：持续输注量2ml/h，自控输注量每次1ml，锁定时间15min。结果：参与术后镇痛的三组病人都有较好的镇痛效果，但KF组的镇痛效果最好，VAS评分均小于K组和F组，PCA的按压次数少于另外两组，镇痛后满意度也好于另外两组，且镇痛后的不良反应最少。结论：氟比洛芬酯复合小剂量芬太尼行术后病人静脉自控镇痛（PCA）是安全可行的镇痛方法且不良反应小。参考论文名称：《氟比洛芬酯用于术后病人静脉自控镇痛的效果》

氟芬那酸丁酯　Butyl Flufenamate

【性状】乳白色半透明状软膏，无臭，无味。

【药品类别】解热镇痛及非甾体抗炎药。

【药理毒理】氟芬那酸丁酯软膏为外用非甾体抗炎镇痛药，其抗炎镇痛作用机制可能与其膜稳定作用和抑制某些炎性介质的生成有关。通过对环氧合酶的作用阻断花生四烯酸生成前列腺素。

【药代动力学】本品在浅表皮肤中蓄积性高达95%，并以原型存在。氟芬那酸丁酯在循环血液中浓度很低，并经水解而代谢。

【适应证】非感染性亚急性湿疹、慢性湿疹、慢性单纯性苔藓等皮肤疾病。

【用法用量】 外用，成人每次取适量涂于患处，每日 2 次，或遵医嘱。

【不良反应】 个别患者有轻度皮肤刺激反应，停用 2 天后即恢复正常。

【注意事项】

1. 本品仅供皮肤外用。

2. 如因使用不当或误服而引起不良反应（包括全身及局部反应），可采用治疗非甾体抗炎药物中毒的治疗措施。

【规格】 软膏：10g。

【临床应用案例】

1. 张丽丽等观察卡泊三醇软膏联合氟芬那酸丁酯软膏治疗神经性皮炎和慢性湿疹的疗效。采用随机分组对照试验，试验组白天外用氟芬那酸丁酯软膏，每日 2 次，晚上外用卡泊三醇软膏，每日 1 次；对照 I 组白天外用氟芬那酸丁酯软膏，每日 2 次，晚上外用 0.025% 维 A 酸乳膏，每日 1 次；对照 II 组白天外用 0.05% 卤米松乳膏，每日 1 次，晚上外用 0.025% 维 A 酸乳膏，每日 1 次。在治疗前及治疗第 4 周末评估记录各观察指标，随访 6 个月观察其复发率。结果：用药 4 周后，有效率试验组（85.00%）与对照 II 组（88.33%）相比，差异无统计学意义，与对照 I 组（70.00%）相比，差异有统计学意义；复发率试验组（19.23%）与对照 I 组（26.09%）相比，差异无统计学意义，与对照 II 组（46.15%）相比，差异有统计学意义。结论：卡泊三醇软膏联合氟芬那酸丁酯软膏治疗神经性皮炎和慢性湿疹疗效显著，复发率低。参考论文名称：《卡泊三醇软膏联合氟芬那酸丁酯软膏治疗神经性皮炎和慢性湿疹疗效观察》

2. 王莎等观察氟芬那酸丁酯软膏联合依巴斯汀治疗多形性日光疹的临床疗效。将入选的 98 例多形性日光疹患者随机分成两组，各 49 例。治疗组给予氟芬那酸丁酯软膏外用，对照组给予丁酸氢化可的松乳膏外用，均每日 2 次，疗程 14 天。两组患者均予口服依巴斯汀片 10mg，每日 1 次。结果：治疗 7 天时治疗组与对照组的有效率分别为 69.39% 和 71.43%，治疗 14 天时分别为 81.63% 和 79.59%，差异均无统计学意义。结论：氟芬那酸丁酯软膏联合依巴斯汀片治疗多形性日光疹安全有效。**参考论文名称：《氟芬那酸丁酯软膏联合依巴斯汀片治疗多形性日光疹 49 例临床观察》**

　　3. 包伶博等对氟芬那酸丁酯软膏联合氧化锌膏在治疗面部化妆品过敏过程中与单用氟芬那酸丁酯软膏或氧化锌膏疗效比较。110 例患者随机分为 A、B、C 三组，分别采用氟芬那酸丁酯软膏联合氧化锌膏、氟芬那酸丁酯软膏、氧化锌膏进行治疗，同时冷敷并口服西替利嗪每日 1 次，10mg，治疗 4 周后疗效比较。结果：氟芬那酸丁酯软膏联合氧化锌膏疗效明显好于单用氟芬那酸丁酯软膏或氧化锌膏。结论：面部皮肤较为敏感，受到化妆品刺激后，在治疗过程中应以修复皮肤的屏障作用为主，应外用保湿剂及含有抗炎、抗过敏作用的物质。**参考论文名称：《氟芬那酸丁酯软膏联合氧化锌治疗面部化妆品过敏疗效观察》**

（王　磊　尹立军）

复方阿司匹林 Compound Aspirin

【别 名】 复方乙酰水杨酸片。

【主要成分】 药物为复方制剂，每片含阿司匹林 220mg、非那西丁 150mg 和咖啡因 35mg。

【性状】 白色固体。

【药品类别】 解热镇痛及非甾体抗炎药。

【药理毒理】本品成分中阿司匹林和非那西丁均具有解热镇痛作用，能抑制下丘脑前列腺素的合成和释放，恢复体温调节中枢感受神经元的正常反应性而起退热镇痛作用；阿司匹林还通过抑制外周前列腺素等的合成起镇痛、抗炎和抗风湿作用，且阿司匹林还有抑制血小板聚集作用。咖啡因为中枢神经兴奋药，能兴奋大脑皮层，提高对外界的感应性，并有收缩脑血管，加强前两药缓解头痛的效果。

【适应证】用于发热、头痛、神经痛、牙痛、月经痛、肌肉痛、关节痛。

【用法用量】口服：成人，一次1~2片，1日3次，饭后服。

【不良反应】阿司匹林较常见的不良反应有恶心、呕吐、上腹部不适或疼痛等胃肠道反应，停药后多可消失；长期或大量应用时可发生胃肠道出血或溃疡；在服用一定疗程后可出现可逆性耳鸣、听力下降；少数病人可发生哮喘、荨麻疹、血管神经性水肿或休克等过敏反应，严重者可致死亡。

非那西丁可引起肾乳头坏死、间质性肾炎并发生急性肾功能衰竭，甚至可能诱发肾盂癌和膀胱癌。非那西丁还易使用血红蛋白形成高铁血红蛋白，使血液的携氧能力下降，引起发绀反应。另外非那西丁还可以引起溶血和溶血性贫血，并对视网膜有一定毒性。长期服用非那西丁，还可造成对药物的依赖性。非那西丁还可以引起肝脏损害。

复方阿司匹林片服用剂量过大时可致肝肾功能损害。

【禁忌证】对阿司匹林或其他非甾体抗炎药以及咖啡因类药物过敏者，血友病、活动性消化性溃疡及其他原因所致消化道出血者禁用。

【注意事项】
1.6岁以下儿童及年老体弱者慎用复方阿司匹林片。

2. 有哮喘及其他过敏反应者，葡萄糖－6－磷酸脱氢酶缺陷者，痛风患者，心、肝、肾功能不全者，血小板减少者及其他出血倾向者应慎用。

3. 长期大量应用时应定期检查红细胞压积、肝功能及血清水杨酸含量。

4. 交叉过敏反应：对本品过敏时也可能对另一种水杨酸类药或另一种非水杨酸类的非甾体抗炎药过敏，必须警惕交叉过敏的可能性。

5. 对诊断的干扰：阿司匹林长期一日用量超过 2.4g 时，硫酸铜尿糖试验可出现假阳性，葡萄糖酶尿糖试验可出现假阳性；可干扰尿酮体试验；当血药浓度超过 $130\mu g/ml$ 时，用比色法测定血尿酸可得假性高值，但用尿酸酶法则不受影响；用荧光法测定尿 5－羟吲哚醋酸（5－HIAA）时可受阿司匹林干扰；尿香草基杏仁酸（VMA）的测定，由于检查方法不同，结果可出现浮动。

阿司匹林抑制血小板聚集，使出血时间处延长；肝功能试验，当血药浓度 $250\mu g/ml$，丙氨酸氨基转移酶、门冬氨酸氨基转移酶及血清碱性磷酸酶可有异常改变，剂量减小时可恢复正常；大剂量应用，尤其是血药浓度 $300\mu g/ml$ 时凝血酶原时间延长。

每天用量超过 5g 时血清胆固醇可降低。

阿司匹林作用于肾小管，增加钾的排泄，导致血钾含量偏低。

大剂量应用时，用放射免疫法测定血清甲状腺素（T4）及三碘甲腺原氨酸（T3）水平呈低趋势。由于阿司匹林与酚磺酞在肾小管竞争性排泄，而使酚磺酞排泄减少（即 PSP 排泄试验）。

【孕妇及哺乳期妇女用药】 孕妇不宜应用。哺乳期妇女不宜长期大剂量应用。

【儿童用药】儿童患者服用本品易出现毒性反应。6 岁以下儿童须慎用，3 个月龄以下婴儿禁用。

【老年患者用药】老年患者应慎用或适当减量使用。

【药物相互作用】尚不明确。

【药物过量】可引起中枢神经、肝肾功能、血液系统等损害，一旦发生应立即就医。

【规格】片剂：0.3g；0.5g。

【临床应用案例】

1. 黄岩等观察 24 周疗程中复方阿司匹林抑制心血管病患者血小板聚集功能的效果变化。选择临床需要服用阿司匹林抗血小板治疗且 ADP 诱导的血小板聚集率增高的心血管病患者 103 例，给予复方阿司匹林 2 片（含阿司匹林 162mg）口服 24 周。于用药前及用药 6、12、24 周后分别测定血小板聚集率。结果：服用复方阿司匹林后患者的血小板聚集率显著降低，6、12、24 周测定血小板聚集率与基线比较有极显著差异，血小板聚集抑制率分别为 −（20.49 ± 22.35）%，−（28.10 ± 22.88）%，−（23.23 ± 22.68）%。12 周的血小板聚集率较 6 周进一步下降，但 24 周较 12 周则明显升高，两个差值均有统计学差异。结论：复方阿司匹林可明显降低患者的血小板聚集功能，但抗血小板聚集作用在 24 周后较 12 周有明显下降。参考论文名称：《复方阿司匹林抑制心血管病患者血小板聚集的 24 周疗效》

复方对乙酰氨基酚

Compound Paracetamol

【别名】复方对乙酰氨基酚片（Ⅱ）。

【主要成分】复方对乙酰氨基酚片（Ⅱ）含对乙酰氨基酚250 毫克，异丙安替比林 150 毫克，无水咖啡因 50 毫克。

【性状】本品为白色片剂，味微酸苦，遇湿气易变质。

【药品类别】本品为解热镇痛及非甾体抗炎药。

【药理毒理】本品中对乙酰氨基酚与异丙安替比林能抑制前列腺素合成，具有解热镇痛作用；无水咖啡因为中枢兴奋药，能增强前二者之解热镇痛作用。

【药代动力学】本品主要通过胃肠迅速吸收，其中对乙酰氨基酚血浆峰值在 30 ~ 120 分钟内出现，半衰期为 3 ~ 4 小时。主要通过肝脏代谢成为葡萄糖醛酸和硫酸盐化合物，经肾脏排泄。异丙安替比林血浆峰值在 15 ~ 30 分钟内出现，半衰期为 1 ~ 3 小时。亦主要通过肝脏进行代谢，经肾脏排泄。

【适应证】适用于普通感冒或流行性感冒引起的发热，也用于缓解轻至中度疼痛如头痛、关节痛、偏头痛、牙痛、肌肉痛、神经痛、痛经。

【用法用量】口服：成人，每次 1 ~ 2 片，6 岁以上儿童，每次 1/2 ~ 1 片，一日 3 次，可以用水或饮料吞服。

【不良反应】

1. 较常见的有恶心、呕吐、上腹部不适或疼痛等胃肠道反应。

2. 较少见或罕见的有胃肠道出血或溃疡，多见于大剂量服用复方对乙酰氨基酚片的患者；过敏性支气管哮喘；皮疹、荨麻疹、皮肤瘙痒；血尿、眩晕和肝脏损害等。

【禁忌证】

1. 喘息、鼻息肉综合征、对阿司匹林及其他解热镇痛药过敏者禁用。

2. 血友病或血小板减少症患者禁用。

3. 活动性出血性疾病患者禁用。

4. 严重肝肾功能不全者禁用。

【注意事项】

1. 本品为对症治疗药，用于解热连续使用不超过 3 天，用于止痛不超过 5 天，症状未缓解请咨询医师或药师。

2. 痛风、心功能不全、鼻出血、月经过多以及有溶血性贫血史者慎用。

3. 轻、中度肝、肾功能不全者慎用。

4. 不能同时服用其他含有解热镇痛药的药品。

5. 服药期间不得饮酒或含有酒精的饮料。

6. 如服用过量或出现严重不良反应，应立即就医。

【孕妇及哺乳期妇女用药】 孕妇及哺乳期妇女不宜服用。

【儿童用药】 6 岁以下儿童不宜使用。

【药物相互作用】

1. 不宜与抗凝药（如双香豆素、肝素）同用。

2. 与皮质激素类同用，可增加胃肠道不良反应。

3. 不宜与氯霉素、巴比妥类、颠茄类药物同服。

【规格】 片剂：0.5g。

【临床应用案例】

杜智敏等评价复方对乙酰氨基酚治疗由感冒引起的发热疼痛的效果及安全性。采用随机双盲双模拟对照研究。入选 139 例，完成 135 例，其中 A 组（试验组 $n = 68$）服用复方对乙酰氨基酚胶囊＋模拟片；B 组（对照组 $n = 67$）服用对乙酰氨基酚片＋模拟胶囊。2 组按入组顺序服药，试验药品为复方对乙酰氨基酚胶囊（每粒 300mg，含 250mg 对乙酰氨基酚，50mg 蛋氨酸）；对照药为对乙酰氨基酚片（每片 500mg），每日 3 次，疗程均为 3~5 天。观察 2 组疗效和不良反应。结果：试验组痊愈率为 74%，有效率达 96%，对照组痊愈率为 69%，有效率达 91%，对发热和头痛的临床症状 2 组均有改善，试验组 68 例发热病人中有 97% 病人恢复正常，62 例头痛病人有 95% 的病人恢复正常；对照组 65 例发热病人和头痛病人分别有 92% 和 91% 恢复正常。试验组不良反应发生率为 2%（1/68），对照组为 3%（2/67）。未出现严重及预料之外的不良反应。结论：复方对乙酰氨基酚对治疗感冒具有明显的效果。2 药的疗效相仿，无明显不良反应。*参考论文名称：《复方对乙酰氨基酚胶囊治疗感冒发热、疼痛的疗效和安全性》*

复方氨酚烷胺

Compound Paracetamol and Amantadine Hydrochloride

【别名】快克。

【主要成分】本品为胶囊剂，每粒含对乙酰氨基酚 250mg，盐酸金刚烷胺 100mg，人工牛黄 10mg，咖啡因 15mg，马来酸氯苯那敏 2mg。

【性状】内容物为淡黄色小丸。

【药品类别】解热镇痛及非甾体抗炎药。

【药理毒理】本品中对乙酰氨基酚具有解热镇痛作用，金刚烷胺具有抗流感 A 型病毒作用，其余成分具有解热、镇痛、抗炎、抗过敏等作用。

【适应证】适用于感冒引起的鼻塞、咽喉痛、头痛、发热等，也可用于流行性感冒的预防和治疗。

【用法用量】口服：一次 1 粒，一日 2 次（早晚各 1 次）。一日最大剂量不宜超过 2 粒。

【不良反应】

1. 偶见皮疹、恶心、呕吐、出汗、腹痛、厌食及面色苍白等，个别患者初服后出现嗜睡或轻度头昏，停药后症状消失。

2. 偶致高铁血红蛋白血症而出现发绀。长期或大量使用对肝、肾功能均有损害。

3. 有时可致幻觉、精神紊乱，偶见有语言含糊不清、不自主眼球运动，一般是中枢神经系统兴奋过度或中毒的表现。

4. 对老年患者，可致排尿困难、昏厥，常引起体位性低血压。

5. 可引起白细胞减少。

6. 较顽固的不良反应有：注意力不能集中、头晕目眩、易激动、厌食、神经质、皮肤出现紫红色网状斑点或网状青斑、睡眠障碍、梦魇等。少见头痛、视物模糊、口鼻及喉干、便秘、疲劳无力等。

7. 长期治疗可见下肢肿胀。

【禁忌证】对本品成分过敏者、活动性消化性溃疡患者禁用。

【注意事项】

1. 服药后避免开车、高空作业。

2. 服用本品时饮酒，会增加本品的不良反应。

3. 下列情况应慎用：①肝、肾功能不全者。②脑血管病史、反复发作的湿疹样皮疹病史、末梢性水肿、充血性心力衰竭、精神病或严重神经官能症、癫痫病史者。

4. 交叉过敏反应：对少数阿司匹林过敏发生哮喘的病人，服用后可能发生轻度支气管痉挛性反应。

5. 不宜大量或长期用药以免引起造血系统和肝肾功能损害。

6. 对实验室检查的干扰：用葡萄糖氧化酶/过氧化酶法测定血糖可得假性低值；用磷钨酸法测定血清尿酸可得假性高值；用亚硝基萘酚试剂对尿 5 - 羟吲哚醋酸作定性过筛试验可

得假阳性结果，定量不受影响；应用一次大剂量或长期应用小剂量，可使凝血酶原时间、血清胆红素、血清乳酸脱氢酶及血清转氨酶增高。

【孕妇及哺乳期妇女用药】 孕妇及哺乳期妇女禁用。

【儿童用药】 不推荐使用。

【老年患者用药】 因肝、肾功能减退，应慎用。

【药物相互作用】

1. 长期大量应用本品可减少凝血因子在肝内的合成，故可增强抗凝药的抗凝作用。

2. 与巴比妥类等肝药酶诱导剂并用时可增加对肝脏的毒性反应。

3. 与氯霉素合用，可延长氯霉素的半衰期，增加其毒性。

4. 与其他抗震颤麻痹药、抗胆碱药、抗组胺药、吩噻嗪类或三环类抗抑郁药合用，可以增强阿托品样副作用，特别在有精神紊乱、幻觉及梦魇的患者，需调整这些药物的用量。

5. 与中枢神经兴奋药同用，可增强中枢神经的兴奋，严重者可引起惊厥或心律失常等不良反应。

【药物过量】 如服用超过 8 片时，可很快出现恶心、呕吐、胃痛或胃痉挛、腹泻、厌食、多汗等症状，且可持续 24 小时。2~4 天内出现肝功能损害，表现为肝区疼痛、肝肿大、黄疸。

服药过量时应立即洗胃、催吐、大量补液利尿、酸化尿液以增加药物排泄，并给予对乙酰氨基酚拮抗剂乙酰半胱氨酸，不得给活性炭，因可影响解毒药的吸收；乙酰半胱氨酸首次 140mg/kg，口服，然后 70mg/kg 用药，每 4 小时 1 次，共 17 次；病情严重时可静脉给药，拮抗药宜早用，12 小时内给药疗效满意，超过 24 小时则疗效较差，同时应给予其他对症与支持疗法。并观察有无动作过多、惊厥、心律失常及低血压等情况，按需要分别给镇静剂、抗惊厥剂、抗心律失常药。控制中枢神经系统中毒的症状，可缓慢静脉注射毒扁豆碱。

【规格】胶囊剂：每粒含对乙酰氨基酚 250mg，盐酸金刚烷胺 100mg，人工牛黄 10mg，咖啡因 15mg，马来酸氯苯那敏 2mg。

非普拉宗 Feprazone

【别名】非普拉酮，戊烯松，戊烯保泰松，戊烯那宗。

【性状】白色或类白色固体。

【药品类别】解热镇痛及非甾体抗炎药。

【药理毒理】非普拉宗为解热镇痛抗炎药，消炎、解热、镇痛作用是通过强力抑制前列腺素的合成实现的。特征是化学结构中引入了有抗溃疡作用的功能基戊烯基，使之既保留了消炎镇痛作用，又减轻了毒副作用，尤其是避免了同类药物对胃黏膜的不良刺激作用。

【药代动力学】本品口服后迅速从胃肠道吸收，进入血液与血浆蛋白结合，4~6 小时血药浓度达峰值，半衰期为 24 小时。非普拉宗在体内转化后，以代谢物形式自尿中排泄。

【适应证】适用于风湿性关节炎、类风湿性关节炎、肩周炎、骨性关节炎、强直性脊柱炎、肌纤维组织炎、血栓性静脉炎、牙痛等，对各种关节痛、肌痛、腰痛具有明显疗效，也可用于癌性发热或其他不易控制的发热。

【用法用量】口服：一次 0.2g，一日 2 次，维持量每日 0.1~0.2g。

【不良反应】偶有恶心、食欲不振和出现皮疹。少数病人出现皮肤痒、头晕、面部浮肿，可对症治疗。

【禁忌证】

1. 肝肾功能不全患者禁用。

2. 出血性疾病患者禁用。

3. 对本品过敏者禁用。

【注意事项】

1. 用本品时应减少盐的摄取量。

2. 消化性溃疡患者慎用非普拉宗。

【孕妇及哺乳期妇女用药】 缺乏资料。

【儿童用药】 缺乏资料。

【老年患者用药】 缺乏资料。

【药物相互作用】 可增强香豆素类口服抗凝血药、胰岛素、磺酰脲类口服降血糖药、甲氨蝶呤和苯妥英钠的作用，应用时须减量慎用。

【药物过量】 缺乏资料。

【规格】 片剂：0.1g。

【临床应用案例】

1. 某研究55例胆绞痛病人（男24例，女31例）随机分为非普拉宗组33例，山莨菪碱组22例。非普拉宗组胆绞痛时立即口服非普拉宗200mg，以后每次200mg，每日3次，口服；山莨菪碱组胆绞痛时立即日服山莨菪碱10mg，以后每次10mg，每日3次，口服，分别观察对胆绞痛的疗效及其副作用。山莨菪碱组24小时内腹痛无减轻或有加剧者改服非普拉宗，非普拉宗组则服山莨菪碱，继续观察疗效。非普拉宗组显效31例，有效1例，无效1例，总有效率97%；山莨菪碱组显效14例，有效5例，无效3例，总有效率86%，两组比较，差别有显著意义。**参考论文名称：《非普拉宗治疗胆绞痛33例》**

2. 于全华评估非普拉宗用于术后镇痛的疗效，选择64例术后病人，男 39 例，女 25 例，年龄 16～81 岁。其中腹股沟疝高位结扎加修补术后 20 例，局麻下阑尾切除术后 12 例，大隐静剥脱术后 8 例，锁骨骨折内固定术后 7 例，尺桡骨双骨折内固定术后 9 例，肱骨髁上骨折内固定术后 4 例，胫腓骨骨折内固定术后 4 例。用药方法：非普拉宗片 200mg，每日 2～3 次，口服。阿普唑仑片 0.4mg，每日 1～2 次，口服。结果：本组病例中 II 级（疼痛明显，不能忍受，要求用药镇痛，睡眠受干扰）52 例，显效 46 例，有效 52 例，有效率 100%。III 级（疼痛剧烈，需用镇痛药，睡眠严重受干扰，可伴有自主神经功能紊乱表现或被动体位）12 例，显效 7 例，有效 11 例，有效率 92%。**参考论文名称：《非普拉宗、阿普唑仑联合应用防治手术后疼痛》**

3. 王凤奎评估非普拉宗复合心痛定在肾绞痛治疗中的疗效，选择肾绞痛病人 180 例，男 98 例，女 82 例，年龄 18～54 岁，平均 36 岁。其中肾盂结石 65 例，输尿管结石 115 例。即负极置肾俞，正极置痛点最明显处。频率选 2～4 档，连续刺激 5min，同时舌下含服心痛定 10mg，非普拉宗 0.2g，每日 2 次，不用其他镇痛解痛药物。治疗后 20min 绞痛消失为显效，40min 绞痛缓解为有效，>40min 绞痛仍无缓解为无效。结果：显效 153 例（85.0%），有效 14 例（7.7%），无效 13 例。结论：非普拉宗可缓解肾绞痛。**参考论文名称：《排石治疗仪配合非普拉宗、心痛定治疗肾绞痛 180 例报告》**

（田茂生　窦林彬）

精氨酸布洛芬 Ibuprofen Arginine

【别名】 基克。

【性状】 白色或类白色颗粒。

【药品类别】 解热镇痛抗炎药。

【**药理毒理**】本品能抑制前列腺素合成，具有镇痛、抗炎和解热的作用。精氨酸布洛芬为布洛芬的精氨酸盐，成盐后提高了布洛芬的溶解度，较布洛芬的吸收速度更快。

【**药代动力学**】口服 200mg 后 15～30 分钟即可达到相当于 25mg/L 活性成分的最大平均血浆浓度。主要通过小肠吸收，血浆半衰期为 1.5～2 小时。同时蛋白结合率约 99%。以无活性代谢物形式通过肾脏排泄。布洛芬及其代谢产物在 24 小时内完全排泄。

【**适应证**】牙痛、痛经、因创伤引起的疼痛（例如：运动性损伤）、关节和韧带痛、背痛、头痛，以及流感引起的发热。

【**用法用量**】成人和 12 岁以上患者，口服，一次 400mg，每日 2～3 次。将药品放入水杯中，加入适量的温水，混合到药液完全溶解后即可服用。空腹服用本品起效更为迅速。一般每天剂量不要超过 1200mg。或在医生指导下使用。

【**不良反应**】可有恶心、腹胀、胃灼热、胃痛、食欲减退、腹泻或便秘、呕吐、糜烂性胃炎和便潜血（直到贫血）。血尿酸、转氨酶和碱性磷酸酶增高，血红蛋白和血细胞压积降低，血小板聚集抑制伴出血时间延长。偶见反应能力受限（主要是在饮酒时出现），头痛、头晕、嗜睡、抑郁、焦虑、思维混乱、幻听、听觉和视觉障碍、中毒性弱视。极少数病例可观察到精神病表现。

罕见胃肠道溃疡，并伴有出血；过敏反应；血液系统改变；肾乳头坏死，间质性肾炎，肾功能减退伴水肿形成；心脏病患者发生急性肺水肿；肝功能障碍；自身免疫性疾病患者发生无菌性脑膜炎。

【**禁忌证**】胃或十二指肠溃疡、支气管哮喘、肾脏疾病患者和布洛芬、其他非甾体抗炎药过敏或对其他成分过敏者禁用。也禁用于血液凝固和血细胞生成障碍者。

【注意事项】严重的肾及肝脏功能不全的患者，应在医生指导下才能使用。如在使用精氨酸布洛芬颗粒治疗期间出现疼痛加重、皮疹或在疼痛区域出现肿胀，立即就医。如疼痛在3天内不减轻，请咨询医生，查出引起疼痛的真正原因。勿与含酒精的饮料一起服用。

【孕妇及哺乳期妇女用药】应避免使用。

【儿童用药】12 岁以下的儿童应在医生指导下用药。

【药物相互作用】

1. 本品与其他非甾体抗炎药，糖皮质激素，酒精，对胃肠道有不良影响，有高度发生胃肠道出血的风险。

2. 乙酰水杨酸可抑制布洛芬与蛋白质结合。

3. 丙磺舒、苯磺唑酮：延迟布洛芬排泄，丙磺舒、苯磺唑酮促进尿酸尿的作用降低。

4. 口服抗凝血剂：可增加出血的风险。根据完成有关布洛芬不同的研究，其他抗炎药物在这方面的作用尚不能确定。

5. 口服抗糖尿病的药物：观察不增加降糖药对低血糖的影响。

6. 利尿剂，抗高血压药物：认为可降低利尿剂和抗高血压药物作用。

7. 组胺 H_2 受体阻断剂：没有临床证据显示布洛芬与西咪替丁或雷尼替丁有相互作用。

8. 地高辛：提高地高辛的血浆浓度。

9. 苯妥英：提高苯妥英的血浆浓度。

10. 锂：需要对锂的血浆浓度进行详细对照。

11. 甲氨蝶呤：增加甲氨蝶呤毒性。

12. 氯苯氨丁酸：增加氯苯氨丁酸毒性。

【药物过量】一旦发生药物过量应尽快洗胃或通过产生诱

导呕吐的方法将胃排空。如果药物已经吸收应使用碱性药物来帮助肾脏排除酸性布洛芬。

【规格】 颗粒剂：0.4g（以布洛芬计）。

【临床应用案例】

某研究将精氨酸布洛芬盐与一种市售的布洛芬制剂相比较，对牙痛镇痛效果和起效速度进行评估。在该双盲随机试验中，给予患者单剂量的精氨酸布洛芬（200mg 或 400mg），布洛芬（200mg 或 400mg）或安慰剂。精氨酸布洛芬 200mg 和 400mg 疼痛完全缓解所需的时间分别为 42min 和 24min，而布洛芬 200mg 和 400mg 分别为 50min 和 48min。镇痛效果测量的结果［（疼痛强度差异之和、疼痛完全缓解、最大疼痛缓解和综合的治疗评估）］均表明，200mg 和 400mg 剂量的精氨酸布洛芬及同样剂量的布洛芬均显著优于安慰剂；200mg，400mg剂量的精氨酸布洛芬在缓解最大疼痛方面均优于 200mg 布洛芬。精氨酸布洛芬不良反应与布洛芬治疗组交叉相似。结果表明，精氨酸布洛芬镇痛作用起效更快。*参考论文名称：《精氨酸布洛芬有效缓解术后牙痛较布洛芬起效更快》*

（贾宝森）

甲芬那酸 Mefenamic Acid

【别名】 Ponstan，Ponstel，ponstyl，甲灭酸，扑湿痛，秦诺通停，统立停。

【性状】 白色或类白色固体。

【药品类别】 解热镇痛及非甾体抗炎药。

【药理毒理】 本品具有镇痛、解热和抗炎作用，其抗炎作用较强。

【药代动力学】口服 1g 后血药浓度 2～4 小时达高峰，峰值为 10mg/ml。一日口服 4 次，2 日可达稳态（血浆浓度为 20mg/ml）。由肝脏生物转化，半衰期为 2 小时。67% 由肾排出，25% 由胆汁、粪便排出。

【适应证】适用于轻度及中等度疼痛，如牙科、产科或矫形科手术后的疼痛，以及软组织损伤性疼痛及骨骼、关节疼痛。此外，还用于痛经、血管性头痛及癌性疼痛等。

【用法用量】口服：成人常用量，镇痛或治疗痛经，开始 0.5g，继用 0.25g，每 6 小时 1 次，一疗程用药不超过 7 日。

【不良反应】

1. 胃肠道反应较常见，如腹部不适、胃烧灼感、食欲下降、恶心、腹痛、腹泻、消化不良。严重者可引起消化性溃疡。

2. 其他：精神抑郁、头晕、头痛、易激惹、视力模糊、多汗、气短、睡眠困难等，过敏性皮疹少见。

【禁忌证】

1. 对本品及其他非甾体抗炎药过敏者。

2. 炎性肠病患者。

3. 活动性消化性溃疡者。

【注意事项】

1. 交叉过敏：对阿司匹林或其他非甾体抗炎药过敏者对本品可有交叉过敏反应。对阿司匹林过敏的哮喘患者，本品可引起支气管痉挛。

2. 本品宜于饭后或与食物同服，以减少对胃肠道的刺激。

3. 不宜长期应用，一般每次用药疗程不应超过 7 天。

4. 用药期间一旦出现腹泻及皮疹，应及时停药。

5. 应用化疗的肿瘤患者应慎用，因可增加胃肠及肾脏毒性及抑制血小板功能。

6. 对诊断的干扰：血清尿素氮和钾浓度可升高，凝血酶原时间可延长，血清转氨酶可增高。

【孕妇及哺乳期妇女用药】不宜应用。

【儿童用药】尚无甲芬那酸片在 14 岁以下儿童使用的安全性和疗效的临床资料。

【老年患者用药】在老年人易引起毒副反应，开始用量宜小。

【药物相互作用】

1. 饮酒或与其他非甾体抗炎药同用时增加胃肠道副作用，并有致溃疡的危险。长期与对乙酸氨基酚同用时可增加对肾脏的毒副作用。

2. 与阿司匹林或其他水杨酸类药物同用时，药效不增强，而胃肠道不良反应及出血倾向发生率增高。

3. 与肝素、双香豆素等抗凝药及血小板聚集抑制药同用时有增加出血的危险。

4. 与呋塞米同用时，后者的排钠和降压作用减弱。

5. 与维拉帕米、硝苯地平同用时，甲芬那酸的血药浓度增高。

6. 可增高地高辛的血浓度，同用时须注意调整地高辛的剂量。

7. 可增强口服抗糖尿病药的作用。

8. 与抗高血压药同用时可影响后者的降压效果。

9. 丙磺舒可降低本品的排泄，增加血药浓度，从而增加毒性，故同用时宜减少本品剂量。

10. 可降低甲氨蝶呤的排泄，增高其血浓度，甚至可达中毒水平，故不应与中或大剂量甲氨蝶呤同用。

【药物过量】可导致中枢神经系统异常，出现惊厥、昏迷。解救应及时洗胃或催吐，静脉输液和（或）给予利尿剂。

同时还应给予其他疗法，如血液透析。

【规格】 片剂：0.25g。

【临床应用案例】

某研究将 100 例孕 7～12 周内行人工流产者随机分为两组，观察组与对照组各 50 例，比较两组术中、术后疼痛情况。观察组，受术者术前 30min 口服甲芬那酸 500mg，取膀胱截石位，常规消毒外阴、阴道及宫颈，宫颈钳挟持宫颈前唇或后唇，均扩张宫颈至 7 号扩张棒后行负压吸引术。对照组，体位、消毒与观察组相同，宫颈钳挟持宫颈前唇或后唇，均扩张宫颈至 7 号扩张棒后行负压吸引术。镇痛效果比较：观察组显效 64%，有效 26%，无效 10%；对照组显效 16%，有效 44%，无效 40%，两组对比有显著差异。结论：甲芬那酸 500mg 口服在人工流产术中镇痛效果可靠。参考论文名称：《甲芬那酸在人工流产术中的应用》

卡巴匹林钙 Carbasalate Calcium

【别名】 速克痛。

【性状】 白色无定形粉末，易溶于水。

【药品类别】 解热镇痛及非甾体抗炎药。

【药理毒理】 本品为乙酰水杨酸钙与尿素络合的盐，在水中水解为乙酰水杨酸而发挥解热、镇痛和抗炎作用。

【药代动力学】 本品口服吸收迅速、完全，在胃内已开始吸收，在小肠上部可吸收大部分。吸收率和溶解度与胃肠道 pH 值有关。食物可降低吸收速率，但不影响吸收量。

本品与碳酸氢钠同服吸收较快。吸收后分布于各组织，也能渗入关节腔和脑脊液中。水解后的水杨酸盐蛋白结合率为

65%～90%。在肝脏代谢。从肾脏排泄。

【适应证】头痛、牙痛、伤风感冒时发热，以及神经痛、腰痛、肌肉痛和月经痛。

【用法用量】溶于水中口服：成人一次0.6～1.2g，如需要，2～4小时后重服，但24小时内不得超过3.6g。儿童：初生～6个月，一次50mg；6个月～1岁，一次50～100mg；1～4岁，一次0.1～0.15g；4～6岁，一次0.15～0.2g；6～9岁，一次0.2～0.25g；9～14岁，一次0.25～0.3g，需要时2～4小时后再重服。

【不良反应】

1. 较常见恶心、呕吐、上腹部不适或疼痛等胃肠道反应（发生率3%～9%），停药后多可消失。长期或大剂量服用可有胃肠道出血或溃疡。

2. 中枢神经：出现可逆性耳鸣、听力下降，多在服用一定疗程，阿司匹林血浓度达200～300μg/L后出现。

3. 过敏反应：出现于0.2%的病人，表现为哮喘、荨麻疹、血管神经性水肿或休克。

4. 肝、肾功能损害，与剂量大小有关，有可逆性，停药后可恢复，但有引起肾乳头坏死的报道。

【禁忌证】

1. 活动性溃疡病或其他原因引起的消化道出血。

2. 血友病或血小板减少症。

3. 有阿司匹林或其他非甾体抗炎药过敏史者，尤其是出现哮喘、神经血管性水肿或休克者慎用本品。

【注意事项】

1. 交叉过敏反应。对本品过敏时也可能对另一种水杨酸类药或另一种非水杨酸类的非甾体抗炎药过敏。但非绝对，必须警惕交叉过敏的可能性。

2. 对诊断的干扰：①长期每日用量超过 2.4g 时，硫酸铜尿糖试验可出现假阳性，葡萄糖酶尿糖试验可出现假阴性；②可干扰尿酮体试验；③当血药浓度超过 130μg/ml 时，用比色法测定血尿酸可得假性高值，但用尿酸酶法则不受影响；④用荧光法测定尿 5 – 羟吲哚醋酸（5 – HIAA）时可受本品干扰；⑤尿香草基杏仁酸（VMA）的测定，由于所用方法不同，结果可高可低；⑥由于抑制血小板聚集，可使出血时间延长。剂量小到每日 40mg 也会影响血小板功能，但是临床上尚未见小剂量（每日 <150mg）引起出血的报道；⑦肝功能试验，当血药浓度 250μg/ml 时，丙氨酸氨基转移酶、门冬氨酸氨基转移酶及血清碱性磷酸酶可有异常改变，剂量减小时可恢复正常；⑧大剂量应用，尤其是血药浓度 300μg/ml 时凝血酶原时间可延长；⑨每天用量超过 5g 时血清胆固醇可降低；⑩由于本品可作用于肾小管，使钾排泄增多，可导致血钾降低；⑪大剂量应用时，用放射免疫法测定血清甲状腺素（T4）及三碘甲状腺素（T3）可得较低结果；⑫由于与酚磺酞在肾小管竞争性排泄，可使酚磺酞排泄减少（即 PSP 排泄试验）。

3. 下列情况应慎用：①有哮喘及其他过敏性反应时；②葡萄糖 – 6 – 磷酸脱氢酶缺陷者；③痛风；④肝功能减退时可加重肝脏毒性反应，加重出血倾向，肝功能不全和肝硬变患者易出现肾脏不良反应；⑤心功能不全或高血压。大量用药时可能引起心力衰竭或肺水肿；⑥肾功不全时有加重肾脏毒性的危险；⑦血小板减少者。

4. 长期大量用药时应定期检查红细胞压积、肝功能及血清水杨酸含量。

5. 拔牙前后不应立即服用，饮用含酒精饮料前后忌服。

【孕妇及哺乳期妇女用药】 禁用。

【儿童用药】 小儿患者，尤其是发热及脱水者，易出现毒性反应。急性发热性疾病，尤其是流感及水痘患儿应用卡巴匹林钙散，可能发生瑞氏综合征，因而建议慎用药。

【老年患者用药】老年患者易出现毒性反应。

【药物相互作用】

1. 与其他非甾体抗炎药同用时疗效并不加强，而胃肠道副作用（包括溃疡和出血）却增加；此外，由于对血小板聚集的抑制作用加强，还可增加其他部位出血的危险。与对乙酰氨基酚长期大量同用有引起肾脏病变包括：肾乳头坏死、肾癌或膀胱癌的可能。

2. 与任何可引起低凝血酶原血症、血小板减少、血小板聚集功能降低或胃肠道溃疡出血的药物同用时，可有加重凝血障碍及引起出血的危险。

3. 与抗凝药（双香豆素、肝素等）、溶栓药（链激酶、尿激酶）同用，可增加出血的危险。

4. 尿碱化药（碳酸氢钠等）、抗酸药（长期大量应用）可加速本品自尿中排泄，使血药浓度下降。但当本品血药浓度已达稳定状态而停用碱性药物，又可使本品血药浓度升高到毒性水平。碳酸酐酶抑制药可使尿碱化，但可引起代谢性酸中毒。不仅能使血药浓度降低，而且使本品透入脑组织中的量增多，从而增加毒性反应。

5. 尿酸化药可减低本品排泄，使其血药浓度升高，血药浓度已达稳定状态的患者加用尿酸化药后可能导致本品血药浓度升高，毒性反应增加。

6. 糖皮质激素可增加水杨酸盐的排泄，同用时为了维持本品血药浓度，必要时应增加本品的剂量。与激素长期同用，尤其是大量应用时，有增加胃肠溃疡和出血的危险性。为此，目前临床上不主张同时应用这两种药物。

7. 胰岛素或口服降糖药物的降糖效果可因与本品同用而加强和加速。

8. 与甲氨蝶呤同用时，可减少甲氨蝶呤与蛋白的结合，减少其从肾脏的排泄，使血药浓度升高而增加毒性反应。

9. 丙磺舒或磺吡酮的排尿酸作用，可因同时应用本品而降低；当水杨酸盐的血药浓度 50μg/ml 时即明显降低，大于 100～150μg/ml 时更甚。此外，丙磺舒可降低水杨酸盐自肾脏的清除率，从而使后者的血药浓度升高。

【药物过量】尚不明确。

【规格】散剂：0.6g。

【临床应用案例】

张义明等评估卡巴匹林钙治疗头痛的临床疗效，选择头痛病人 83 例，常规服用卡巴匹林钙进行治疗，观察疼痛的程度、频率、持续时间、疼痛指数、伴随症状及相关检查项目。结果：治疗组总有效率为 94.11%。结论：巴匹林钙治疗头痛的临床疗效效果确切。参考论文名称：《速客痛口服液头痛临床研究》

（李菁）

洛索洛芬 Loxoprofen

【别名】Loxonin，乐松，若迈，赛克同，新洛芬。

【性状】片剂。

【药品类别】解热镇痛及非甾体抗炎药。

【药理作用】本品属苯丙酸类抗炎镇痛药。在消化道内无活性，被吸收后转变成活性体。前体药半衰期 1.22 小时，活性体代谢物半衰期 1.31 小时，在给药后 8 小时内排泄给药量的约 50%。

【药代动力学】本品口服后迅速吸收，血中除有原型还有其活性代谢物。到达最高血中浓度的时间约 30 分钟，其活性代谢物约 50 分钟，半衰期均约 75 分钟。吸收后迅速从尿中排泄，用药后 8 小时内排泄用药量的 50%。

【适应证】本品适用于类风湿关节炎，骨关节炎，腰痛病，肩周炎，颈肩腕综合征；手术后、外伤后及拔牙后的镇痛消炎；急性上呼吸道炎症的解热镇痛（包括伴有急性支气管炎的急性上呼吸道炎）。

【用法用量】急性上呼吸道感染时：通常出现症状时，成人 1 次口服 60mg（以无水物计）。其他适应证：通常成人 1 次口服 60mg（以无水物计），1 日 3 次。出现症状时可口服 60～120mg。应随年龄及症状适宜增减，但原则上 1 日 2 次，1 日最多 180mg。不宜空腹服药。

【不良反应】

1. 本品不良反应发生率为 3.03%，主要为消化系统症状。

2. 休克偶发。

3. 溶血性贫血：偶见。

4. 皮肤－黏膜－眼综合征：偶见。

5. 急性肾功能不全，肾病综合征：偶见。

6. 间质性肺炎：偶然出现。

7. 过敏：偶然出现。

8. 神经系统：有时会出现困倦，也可见头痛。

9. 血液：偶会出现贫血、白细胞减少、血小板减少，也可见嗜酸性粒细胞增多。

10. 肝脏：可见 GOT、GPT、ALP 的升高。

11. 其他：可见浮肿，偶见心悸。

【禁忌证】对本品成分有过敏反应既往史者。
消化性溃疡。
严重血液学异常。

严重肝功能损害。

严重肾功能损害。

严重心功能不全。

阿司匹林哮喘或有既往史者。

【注意事项】

1. 长期给药需定期进行临床检查（如尿液检查、血液学检查、肝功能检查），发现异常要采取减量、停药等适当措施。

2. 用于手术后及外伤时，要根据炎症、疼痛的程度而给药。

3. 本品有可能掩盖感染症状。

4. 有消化性溃疡、血液学异常、肝功能障碍、肾功能障碍、心脏功能障碍、支气管哮喘、过敏既往史的患者慎用。

【孕妇及哺乳期妇女用药】 孕妇或可能妊娠的妇女，用药应权衡利弊，妊娠晚期妇女禁用。哺乳期妇女避免使用，必须用药时，应停止哺乳。

【儿童用药】 尚未确定。

【老年患者用药】 高龄者易出现不良反应，应慎重用药，并从低剂量开始给药，并观察患者状态。

【药物相互作用】

1. 与香豆素类抗凝血药（华法林）合用时，会增强该类药的抗凝血作用，应密切观察，必要时应减量。

2. 与磺酰脲类降血糖药（甲苯磺丁脲等）合用时，会增强该类药的降血糖作用，应密切观察，必要时应减量。

3. 与新喹诺酮类抗菌药（依诺沙星等）合用时，有可能增强该类药的诱发痉挛作用。

4. 与锂制剂（碳酸锂）合用时，可能使血中锂浓度上升而引起锂中毒，故注意血中锂浓度，必要时应减量。

5. 与噻嗪类利尿药（氢氟噻嗪及氢氯噻嗪等）合用时，有可能减弱该类药的利尿及降压作用。

【规格】 片剂：60mg。

【临床应用案例】

1. 辛宇等研究洛索洛芬钠超前镇痛对阻生齿拔除患者的疗效。将86例需行下颌阻生齿拔除的患者随机分成实验组和对照组，每组各43例，实验组采用洛索洛芬钠分散片口服给予超前镇痛，采用10cm视觉模拟评分法（visual analogue scale，VAS）评价镇痛效果，通过调查患者的术后镇痛满意度（satisfactory degree，SD）和睡眠满意度（sleep satisfaction，SS），记录术后的不良反应，以评估超前镇痛对患者的影响。结果：对照组研究对象术后30min的VAS评分（8.19 ± 1.53）高于实验组（5.47 ± 1.50），差异有统计学意义（$P < 0.05$），对照组术后第1天的VAS评分（8.09 ± 1.51）高于实验组（4.77 ± 1.96），差异有统计学意义，实验组研究对象的SD和SS显著高于对照组，且实验组术后不良反应的发生少于对照组。结论：洛索洛芬钠超前镇痛用于阻生齿拔除术，能够有效降低患者疼痛，改善患者睡眠质量，且无明显不良反应。参考论文名称：《洛索洛芬钠超前镇痛在阻生齿拔除术中的应用研究》

2. 麦艳婷探讨间苯三酚注射液联合洛索洛芬钠片治疗肾绞痛的疗效及安全性。采用随机对照研究方法，把160例重度及以上程度肾绞痛患者随机分为2组，各80例。治疗组：间苯三酚注射液80mg静脉推注 + 洛索洛芬钠片120mg口服；对照组：654 - 2注射液20mg加入5%葡萄糖溶液或0.9%氯化钠溶液100ml中静脉滴注 + 曲马多注射液0.1g肌内注射。观察用药后30min时间点疼痛的缓解情况、不良反应及6h内疼痛再发率。结果：治疗组和对照组30min显效率分别为

72.50%、15.00%，总有效率分别为97.50%、51.25%，两组间30min镇痛显效率及总有效率差异比较有统计学意义；治疗组不良反应发生率为1.25%，对照组不良反应发生率78.00%，两组比较有显著性差异；治疗组和对照组6h内疼痛再发病例分别为15例（15/78，19.23%）及21例（21/41，51.21%）。治疗组疼痛再发率低于对照组。结论：间苯三酚联合洛索洛芬钠片治疗肾绞痛安全、高效，并起效迅速，可作为治疗肾绞痛首选方法，值得临床推广。**参考论文名称：《间苯三酚联合洛索洛芬钠治疗肾绞痛80例临床研究》**

3. 皇甫小桥等观察研究洛索洛芬钠对关节镜术后镇痛方面的疗效和安全性评估。采用前瞻性开放方法，研究102例一般关节镜术后患者使用洛索洛芬钠的镇痛效果，使用视觉模拟评分（VAS）方法，分别在术后30、60min，1、2、3 d和2周末进行疗效和安全性评估。结果：服用洛索洛芬钠后患者镇痛效果明显，仅有3例出现了与药物相关的不良反应，均为胃肠道症状，停药后症状消失。无严重或危及生命的不良反应发生。结论：洛索洛芬钠具有显著的消炎镇痛作用，起效快、不良反应轻，有助于一般关节镜术后患者的康复。**参考论文名称：《洛索洛芬钠对关节镜术后的治疗作用》**

（刘进德）

萘丁美酮 Nabumetone

【**别名**】Maxicom，瑞力芬，麦力通，普来定，科芬汀。

【**性状**】胶囊剂，内容物为白色或类白色结晶性粉末，无臭，无味。

【**药品类别**】解热镇痛及非甾体抗炎药。

【**药理毒理**】本品为非酸性非甾体抗炎药，属前体药物，在肝脏内被迅速代谢为 6 - 甲氧基 - 2 - 萘乙酸（6 - MNA）而起解热、镇痛、抗炎作用。抗炎镇痛解热的作用与本品的活性代谢产物抑制了炎症组织中的前列腺素合成有关。引起的胃肠黏膜糜烂和出血的发生率较低。对出血和凝血无影响。

【药代动力学】本品口服后在十二指肠被吸收，经肝脏转化为主要活性代谢物 6 - MNA，口服后，约 3.5% 转化 6 - MNA，50% 转化为其他代谢物。6 - MNA 体内主要分布在肝、肺、心和肠道，易于扩散在滑膜组织、滑液、纤维囊组织和各种炎性渗出物中，可进入乳汁和胎盘。6 - MNA 的消除半衰期在青年人约为 24 小时，在老年人约为 30 小时，6 - MNA 经肝脏转化为非活性产物，80% 从尿中排泄，10% 从粪便中排泄。

【适应证】类风湿性关节炎、骨关节炎。

【用法用量】

口服：成人常用量，一次 1.0g，一日 1 次。一日最大量为 2g，分两次服。体重不足 50kg 的成人可以每日 0.5g 起始，逐渐上调至有效剂量。

【不良反应】

1. 胃肠道：恶心、呕吐、消化不良、腹泻、腹痛和便秘约 1% ~ 3%。上消化道出血约 0.7%。

2. 神经系统：表现有头痛、头晕、耳鸣、多汗、失眠、嗜睡、紧张、多梦，发生率小于 1.5%。

3. 皮肤：皮疹和瘙痒约 2.1%，水肿约 1.1%。

4. 少见或偶见的不良反应有黄疸、肝功能异常、焦虑、抑郁、感觉异常、震颤、眩晕、大疱性皮疹、荨麻疹、呼吸困难、哮喘、过敏性肺炎、蛋白尿、血尿及血管神经性水肿等。

【禁忌证】对本品及其他非甾体抗炎药过敏者、活动性消化性溃疡或出血、严重肝功能异常者禁用。

【注意事项】

1. 有消化性溃疡史者服用本品应定期检查。

2. 肾功能不全者应减少剂量或禁用。

3. 有心力衰竭、水肿或有高血压者应慎用。

4. 用餐中服用本品吸收率可增加，应在餐后或晚间服药。

5. 本品每日服用量超过 2g 时腹泻发生率增加。

6. 本品常用剂量为每日 1g，对于症状严重或持续存在或急性加重的患者可酌情加量。并可将总量分为 2 次服用。

【孕妇及哺乳期妇女用药】 在妊娠的后 3 个月及哺乳期不主张使用。

【儿童用药】 尚未确定。

【老年患者用药】 老年人应尽量维持最低的有效剂量。

【药物相互作用】

1. 不主张同时伍用其他非甾体抗炎药。

2. 与抗凝剂华法林之间相互作用尚无相关资料。

3. 与乙酰类抗惊厥药及磺脲类降血糖药并用时应适当减少剂量。

【药物过量】 当应用过量出现中毒症状时，应及时洗胃或催吐，给予 60g 以上活性炭口服，以吸附消化道内残存药物，并给予适当的对症和支持疗法。

【规格】 胶囊剂：0.25g；0.5g。

【临床应用案例】

1. 朱庆翔比较二仙汤联合萘丁美酮与单纯使用萘丁美酮治疗女性肝肾阴虚型更年期骨关节炎（中、早期）的临床疗效差异，初步探讨二仙汤对主要观察指标 E2 及次要观察指标 ALP、BMD 的影响，为进一步研究上述之间的相关性提供客观依据。临床共收集 73 例病例，其中脱落 3 例，最后将 70 例临床病例采用随机对照法，分为治疗组和对照组，其中治疗组35 例，对照组35 例。对照组给予患者非甾体类抗炎药萘丁美酮胶囊，分二次口服，每次1 粒。治疗组给予二仙汤和萘丁美酮胶囊，二仙汤：每日1 剂，水煎服，分二次口服，萘丁美酮胶囊分二次口服，每次1 粒。观察疗程为8 周。结果：①两组治疗后临床疗效比较（总有效率）：治疗组为94.29%，对照组为74.29%，差异有统计学意义，说明治疗组疗效优于对照组。②两组治疗后中医证候疗效比较（总有效率）：治疗组为91.43%，对照组为68.75%，差异有统计学意义，说明治疗组疗效优于对照组。③两组治疗后单项中医症状疗效比较：关节疼痛、活动不利、烦躁易怒、心悸失眠、烘热汗出五种症状两组差异均有统计学意义，治疗组疗效优于对照组。说明治疗组能明显改善患者的上述症状。④治疗组治疗前后主要观察指标 E2 基本维持正常水平，无统计学意义。治疗组治疗前后次要观察指标 ALP 有一定的提高，有统计学意义，BMD 值基本维持正常水平，无统计学意义。结论：二仙汤治疗女性肝肾阴虚型更年期骨关节炎（中早期），能够有效缓解患者的临床症状。参考论文名称：《二仙汤合萘丁美酮治疗女性肝肾阴虚型更年期骨关节炎（中早期）的临床研究》

2. 程晓慧等对萘丁美酮胶囊治疗类风湿性关节炎的疗效和安全性进行临床评价。采用萘丁美酮胶囊1.0g，每日服用1次，观察时间为4 周。结果：治疗组临床疗效的总有效率为84.5%，起效快，实验室各项指标明显改善，与对照组比较有显著性差异，不良反应发生率低。结论：萘丁美酮胶囊具有疗效确切、服用次数少、胃肠道安全性强等优点，适合患者较长时间服用。参考论文名称：《萘丁美酮胶囊治疗类风湿性关节炎58 例疗效观察》

3. 官晓红等观察透明质酸钠（SHP）和萘丁美酮（NAB）联合治疗膝骨关节炎（OA）的疗效。把63 例不同程度的膝

OA 患者随机分为两组，NAB 组 30 例，给予 NAB 1000mg，口服，每日 1 次，疗程 5 周；NAB ＋SHP 组 33 例，给予 NAB 1000mg，口服，每日 1 次，SHP 2ml 关节腔内注射，每周 1 次，疗程 5 周。结果：NAB 组和 NAB ＋SHP 组患者关节活动痛、15m 行走时间、关节压痛、日常活动能力（上下楼、下蹲）有显著差异，两组总有效率分别为 53.33% 和 87.88%，差异有显著性。3 个月后，NAB 组总有效率降为 26.67%，NAB ＋SHP 组总有效率为 84.48%，两组差异仍有显著性，且分别与疗程结束时比较，NAB 组有显著性差异，NAB ＋ SHP 组差异无显著性。结论：NAB 与 SHP 联合使用治疗膝 OA 近期及远期疗效均优于 NAB 单独使用。**参考论文名称：《透明质酸钠与萘丁美酮联合使用治疗膝骨关节炎疗效观察》**

（刘沙）

萘普生 Naproxen

【别名】Naprosyn，Proxen，Anapvox，消痛灵，芬斯叮，澳普利，帕诺丁，宫术安，舒经栓。

【性状】片剂、栓剂、注射剂。

【药品类别】解热镇痛及非甾体抗炎药。

【药理毒理】本品为非甾体抗炎药，其镇痛、抗炎、解热作用通过抑制前列腺素合成而发挥作用。

【药代动力学】口服后吸收迅速而完全，口服后 2~4 小时血药浓度达峰值。与食物、含镁和铝物质同服吸收率降低，与碳酸氢钠同服吸收加快。血浆蛋白结合率高于 99%。半衰期一般为 13 小时。在肝内代谢，经肾脏排泄。约有 95% 以原型及其结合物随尿排出。

【适应证】风湿性和类风湿性关节炎、强直性脊柱炎、痛风、腱鞘炎。亦可用于缓解肌肉骨骼扭伤、挫伤、损伤以及痛经等所致的疼痛。

【用法用量】 口服：成人常用量，①抗风湿，每次 0.25 ~ 0.5g，早晚各一次，或早晨服 0.25g，晚上服 0.5g；②止痛，首次 0.5g，以后必要时每 6 ~ 8 小时一次，每次 0.25g；③痛风性关节炎急性发作，首次 0.75g，以后每次 0.25g，每 8 小时一次，直到急性发作停止；④痛经，首次 0.5g，以后必要时每次 0.25g，每 6 ~ 8 小时一次。

【不良反应】

1. 皮肤瘙痒、呼吸短促、呼吸困难、哮喘、耳鸣、下肢水肿、胃烧灼感、消化不良、胃痛或不适、便秘、头晕、嗜睡、头痛、恶心及呕吐等。

2. 视力模糊或视觉障碍、听力减退、腹泻、口腔刺激或痛感、心慌及多汗等。

3. 胃肠出血、肾脏损害（过敏性肾炎、肾病、肾乳头坏死及肾功能衰竭等）、荨麻疹、过敏性皮疹、精神抑郁、肌肉无力、出血或粒细胞减少及肝功损害等较少见。

【禁忌证】 对本品或同类药有过敏史，对阿司匹林或其他非甾体抗炎药引起过哮喘、鼻炎及鼻息肉综合征者，胃、十二指肠活动性溃疡患者禁用。

【注意事项】

1. 交叉过敏。对阿司匹林或其他非甾体抗炎药过敏者，对本品也过敏。

2. 对诊断的干扰：可影响尿 5 - 羟吲哚醋酸及 17 - 酮类固醇的测定值。

3. 下列情况应慎用：有凝血机制或血小板功能障碍时、哮喘、心功能不全或高血压、肝肾功能不全。

4. 长期用药应定期进行肝、肾功能、血常规及眼科检查，须根据患者对药物的反应而调整剂量，一般应用最低的有效量。

【孕妇及哺乳期妇女用药】不宜使用。

【儿童用药】小儿常用量，抗风湿，按体重一次 5mg/kg，一日 2 次。

【老年患者用药】慎用。

【药物相互作用】

1. 饮酒或与其他非甾体抗炎药同用时，胃肠道的不良反应增多，并有溃疡发生的危险。

2. 与肝素及双香豆素等抗凝药同用，出血时间延长。可出现出血倾向，并有导致胃肠道溃疡的可能。

3. 可降低呋塞米的排钠和降压作用。

4. 可抑制锂随尿排泄，使锂的血药浓度升高。

5. 与丙磺舒同用时，毒性反应加大，故不推荐使用。

【药物过量】超量中毒时应予以紧急处理，包括催吐或洗胃，口服活性炭及抗酸药，给予对症及支持疗法，并合理使用利尿药。

【规格】片剂：0.1g；0.125g；0.25g。

【临床应用案例】

1. 陈琴芳等探讨并分析复方萘普生栓联合盐酸利多卡因用于绝经后妇女取宫内节育器（IUD）的效果。选择放置 IUD 的绝经后妇女 93 例，随机分为两组。实验组术前 40~60 分钟直肠放置复方萘普生栓 1 枚，术中宫颈 3 点、6 点、9 点及 12 点位置分别注入 0.2% 利多卡因各 1ml，2~3 分钟后取 IUD。对照组仅用利多卡因宫颈注射后行取 IUD，比较两组疼痛程度及宫颈软化情况。结果：前者宫颈软化程度、镇痛效果显著优于后者。结论：复方萘普生栓联合盐酸利多卡因在绝经期取环

前应用有显著降低患者疼痛程度及软化宫颈效果。参考论文名称：《复方萘普生栓用于绝经后妇女宫内节育器取出的效果分析》

2. 千玉梅等探讨利多卡因局部麻醉配伍萘普生栓肛门放置在人工流产中的麻醉、镇痛作用。观察组受术者于人工流产前半小时，于肛门内放置萘普生栓 0.4g，术时宫颈 3、6、9、12 点注射利多卡因各 2.5ml，2min 后开始手术操作。对照组除肛门内不放置萘普生栓外，其余用药途径、方法相同，术中术后专人进行观察并记录观察内容。结果：两组镇痛效果比较差异有统计学意义，两组扩张宫颈效果比较差异无统计学意义，两组人流综合征出现情况及程度比较差异有统计学意义。结论：利多卡因宫颈多点注射的宫颈松弛度效果明显，配伍肛门置萘普生栓镇痛效果满意。参考论文名称：《利多卡因局麻配伍肛门置萘普生栓用于无痛人流 120 例观察》

3. 付金红观察复方萘普生栓用于人工流产术后镇痛的效果。将 200 例自愿行人工流产术的妇女随机分为用药组和对照组各 100 例，用药组术前 0.5h 给予萘普生栓 1 枚放入肛门，对照组不予任何药物，对比 2 组镇痛效果、人工流产综合征发生率和宫颈扩张情况。结果：用药组镇痛效果优于对照组，人工流产综合征发生率（0）低于对照组的 22%，宫颈扩张率 100% 高于对照组的 15%，差异均有统计学意义。结论：复方萘普生栓用于人工流产术，镇痛效果确切。参考论文名称：《复方萘普生栓用于人工流产术中镇痛效果观察》

4. 某项对萘普生钠治疗肾绞痛的疗效研究，选取 136 例中重度肾绞痛病人，主要症状为突发性一侧腰腹绞痛，向会阴部放射，伴尿频、尿痛、血尿及排尿不适感，以及恶心、呕吐、冒汗、躁动不安。随机分为观察组（$n=68$）与对照组（$n=68$）。二组病人均予肌内注射阿托品 0.5mg，观察组同时静脉滴注 100ml 生理盐水配萘普生钠 0.275 g，30gtt/min；对照组则予肌注哌替啶 75mg。观察期间二组病人均予输入 5% 葡萄糖液，有糖尿病者改用生理盐水。观察组用药后 120min 时，有效 65 例，除了 1 例注射部位血管渗漏引起局部疼痛外，未见明显不良反应。对照组 53 例有效，副作用有头晕 23 例，出汗 18 例，恶性呕吐 20 例。两组病例肾绞痛缓解情况。对 120min 已缓解的病例，再观察 60、120min。观察组无 1 例复发，对照组复发 5 例。结论：萘普生可有效缓解肾绞痛。参考论文名称：《注射用萘普生钠治疗肾绞痛临床观察》

（马啸）

尼氟灭酸 Niflumic Acid

【别名】Nifluril，Actol，Niflam，理痛灵，乃富利。

【性状】胶囊剂、栓剂。

【药品类别】解热镇痛及非甾体抗炎药。

【药理作用】本品有较强的解热、镇痛、消炎和抗风湿作用。通过抑制前列腺素合成酶，并直接干扰或拮抗前列腺素的效应而发挥作用。

【适应证】风湿性关节炎、骨关节炎、髓关节病、风湿性脊椎炎、急性痛风性关节炎等，也可用于急、慢性炎症，如扁桃体炎、副鼻窦炎、滑膜炎、急性浅表血栓性静脉炎、淋巴腺炎等，还可作为骨折、扭伤、创伤、挫伤及牙科术后、妇产科术后和五官科术后镇痛。

【用法用量】口服：每次 0.25g，每日 3 次。
直肠给药：每次 0.5g，每日 2 次。

【不良反应】主要是胃肠道反应，如恶心、呕吐、胃灼热感、腹泻或便秘。偶有头晕、头痛、皮疹、瘙痒和肾功能损害。

【禁忌证】 消化道溃疡、胃肠道出血及对本品过敏者禁用。

【注意事项】

1. 妊娠和哺乳期妇女慎用。
2. 长期使用需定期检查血常规、肝肾功能和尿常规。
3. 肾衰患者应避免用此药。

【规格】 胶囊剂：0.25g。栓剂：0.285g；0.5g。

普拉洛芬 Pranoprofen

【别名】 Pranopulin，普南扑灵。

【性状】 白色～微黄白色的结晶粉末，滴眼剂 0.1%。

【药品类别】 解热镇痛及非甾体抗炎药。

【药物作用】 镇痛、消炎、解热和抗风湿作用。通过抑制前列腺素合成酶，从而阻断炎症介质的作用而发挥作用。

【药代动力】 口服后胃肠道吸收迅速。约 1 小时血药浓度达峰值，血浆半衰期为 1.5 小时。血浆蛋白结合率约为97.5%。主要在肝脏代谢，大部分以葡萄糖醛酸酯结合物形式，少量以药物原形自肾脏排泄。

【适应证】 慢性风湿性关节炎、骨关节炎、颈肩腕综合征、腰痛及牙周炎的消炎镇痛，炎症所致的发热以及创伤、手术后镇痛。

【用法用量】 口服：每次 75mg，每日 3 次，饭后服用。滴眼剂，滴入眼内，适量。

【不良反应】

1. 胃肠道副作用有食欲不振、恶心、呕吐、腹痛、便秘或腹泻，但较阿司匹林、吲哚美辛少。

2. 少数病人还有头痛、耳鸣、浮肿。

3. 偶见血尿素氮升高、消化道溃疡并出血、转氨酶及碱性磷酸酶升高。

【禁忌证】消化道溃疡、严重血液异常者、严重的肝肾功能损害及对普拉洛芬过敏者禁用。

【注意事项】

1. 有消化道溃疡病史、过敏性支气管哮喘、孕妇及哺乳期妇女、14 岁以下儿童慎用普拉洛芬。

2. 长期使用要定期检查肝、肾功能及凝血时间。

【规格】胶囊剂：75mg。滴眼剂：0.1%，5ml：5mg。

【临床应用案例】

1. 楚静等探讨普拉洛芬联合羟苯磺酸钙对糖尿病（DM）白内障患者超声乳化术后视力、视网膜厚度及黄斑区毛细血管荧光渗漏的影响。将 DM 白内障患者 102 例随机分为 4 组。A 组为羟苯磺酸钙组：24 例（33 眼），常规治疗基础上术后第 1 天起口服羟苯磺酸钙，每次 0.5g，每日 3 次，连续服用 1 个月。B 组为普拉洛芬组：26 例（37 眼），常规治疗基础上术前 7 天及术后 1 个月加用普拉洛芬眼液每天 4 次。C 组为联合用药组：25 例（32 眼），常规治疗基础上加用羟苯磺酸钙及普拉洛芬，方法同 A 组及 B 组；D 组为常规治疗组：27 例（38 眼），术后常规应用抗生素、激素滴眼液，眼压高者加用降眼压药物。同时，选取非 DM 白内障患者 25 例（34 眼）为对照组。术后 1 天、3 天、7 天、14 天、30 天和 90 天进行常规检查，术后 30 天和术后 90 天采用光学相干断层扫描观察视网膜厚度，眼底荧光血管造影观察黄斑区荧光素渗漏情况。结果：术后 30 天和 90 天时，各组视力均得以明显恢复。各组间比较，治疗后 30 天时，C 组和对照组患者的视力恢复明显好于 D 组。治疗后 90 天时，A 组、B 组、C 组和对照组患者的视力恢复明显好于同期的 D 组。术后 30 天，D 组、A 组及 B 组患者，其黄斑中心凹视网膜厚度明显大于 C 组。术后 90 天，D 组患者黄斑中心凹视网膜厚度明显大于同期其他各组。术后 30 天，黄斑区荧光渗漏发生率最高的为 D 组，发生率为 21.05%（8/38）；其次为 A 组，发生率为 18.18%（6/33）；再次为 B 组，为 16.22%（6/37），最低为 C 组 3.13%（1/32）。对照组术后有 2 眼发病。C 组和对照组与其他各组相比，差异均有显著统计学意义。术后 90 天黄斑区荧光渗漏发生率最高的为 D 组，发生率为 15.79%（6/38）；其他各组分别为：A 组 9.09%（3/33）、B 组 5.41%（2/37）、C 组 0%（0/32）、对照组 2.94%（1/34）。D 组与其他各组相比，差异均有显著统计学意义。结论：DM 患者白内障手术前后联合应用普拉洛芬及羟苯磺酸钙，可减轻术后黄斑区视网膜厚度及降低黄斑区毛细血管荧光渗漏，有助于视力的恢复。**参考论文名称：**《普拉洛芬及羟苯磺酸钙在糖尿病患者白内障手术中的应用》

2. 吴洲探讨普拉洛芬滴眼剂在减轻眼球钝挫伤后眼前段炎症反应的作用。将 70 例（70 眼）随机分为观察组和对照组。观察组 35 例（35 眼），选用 0.1% 普拉洛芬滴眼剂点眼；对照组 35 例（35 眼），选用 0.1% 氟米龙滴眼剂点眼。观察指标为眼部疼痛、充血、前房闪辉、虹膜后粘连。结果：观察组在减轻眼球钝挫伤后前房闪辉、虹膜后粘连方面等同于对照组。结论：普拉洛芬滴眼液和糖皮质激素滴眼液一样能显著减轻眼球钝挫伤后眼前段炎症反应。**参考论文名称：《普拉洛芬滴眼液治疗眼球钝挫伤后眼前段炎症的临床评价》**

3. 赵捍东评价普拉洛芬在白内障超声乳化术围手术期的散瞳、抗炎、止痛作用。单纯老年性白内障患者 91 例，随机分为观察组 47 例，对照组 44 例。2 组均由同一熟练医生施行白内障超声乳化手术，围术期观察组使用普拉洛芬眼液，对照组使用生理盐水点眼，术前 1 天点眼 4 次，术前点眼 1 次，术后 3 天每天 4 次。其他局部用药 2 组一致。进行 2 组疗效的比较。结果与对照组比较,保持术中瞳孔散大的总有效率、术后抗炎作用的总有效率及术中与术后止痛作用的总有效率,观察组均明显提高。结论:单纯老年性白内障患者超声乳化术围术期使用普拉洛芬滴眼液滴眼,可有效发挥术中散瞳、术后抗炎和术中、术后止痛的作用。*参考论文名称:《普拉洛芬在白内障超声乳化术围手术期的作用分析》*

4. 对 21 例带状疱疹、带状疱疹后神经痛患者进行研究,食后口服普拉洛芬 75mg,每日 3 次。内服或外用维生素 B_{12},症状严重时滴注无环鸟苷或球蛋白。药后 1 日、1 周、2 周和停药时观察记录疼痛、肿胀、发红、脓疱、水疱、糜烂、结痂程度。治疗结果表明:显著改善 12 例、中度改善 6 例、不变 2 例、恶化 1 例。中度改善以上的有效率为 85.7%,治疗 4 例带状疱疹后神经痛有效率为 76%。结论:此研究剂量的普拉洛芬可有效用于带状疱疹痛镇痛。*参考论文名称:《普拉洛芬治疗带状疱疹的临床效果》*

(吴明毅)

去痛片 Compound Aminopyrine Phenacetin Tablets

【别名】 索密痛,止痛片。

【主要成分】 本品为复方制剂,每片含氨基比林 150mg、非那西丁 150mg、咖啡因 50mg、苯巴比妥 15mg。

【性状】 白色片剂。

【药品类别】 解热镇痛及非甾体抗炎药。

【药理毒理】 本品中氨基比林和非那西丁能抑制下视丘前列腺素的合成和释放,恢复体温调节中枢感受神经元的正常反应性而起退热作用;同时还通过抑制前列腺素等的合成而起镇痛作用。氨基比林还能抑制炎症局部组织中前列腺素的合成和释放，稳定溶酶体酶，影响吞噬细胞的吞噬作用而起到抗炎作用。咖啡因为中枢神经兴奋药，能兴奋大脑皮层，提高对外界的感应性，并有收缩脑血管，加强前两药缓解头痛的效果。苯巴比妥具有镇静、催眠、抗惊厥作用，可增强氨基比林和非那西丁的镇痛作用，并预防发热所致之惊厥。

【适应证】本品适用于发热、头痛、神经痛、牙痛、月经痛、肌肉痛以及风湿痛、类风湿关节炎等。

【用法用量】去痛片，口服：成人，每次 0.3 ~ 0.6g，每日 4 次，最大量每日 2g，退热疗程不超过 3 日，镇痛不宜超过10 日。

【不良反应】可有呕吐、皮疹、发热、大量出汗及发生口腔炎等，少数可致中性粒细胞缺乏、再生障碍性贫血、渗出性红斑、剥脱性皮炎、龟头糜烂等。

长期服用可引起肾乳头坏死、间质性肾炎并发生急性肾功能衰竭，甚至可能诱发肾盂癌和膀胱癌，还可造成对药物的依赖性。易形成高铁血红蛋白，导致发绀，还可引起溶血、肝脏损害，并对视网膜有一定毒性。

【禁忌证】对氨基比林、非那西丁、咖啡因或苯巴比妥类药物过敏者禁用。

【注意事项】

1. 不宜长久用药，超过 1 周要定期检查血常规。

2. 氨基比林在胃酸下与食物发生作用，可形成致癌性亚硝基化合物，特别是亚硝胺，因此有潜在的致癌性。

3. 去痛片对各种创伤性剧痛和内脏平滑肌绞痛无效。

【孕妇及哺乳期妇女用药】不推荐使用。

【儿童用药】小儿，按体重每次 10 ~ 15mg/kg，每 4 ~ 6 小时服 1 次；12 岁以下小儿不超过每日 5 次，疗程不超过 5 日。

【老年患者用药】 慎用。

【药物过量】 尚不明确。

【规格】 片剂：0.3mg。

双氯芬酸钠

Diclofenac Sodium Enteric

【性状】 片剂、栓剂。

【药品类别】 解热镇痛及非甾体抗炎药。

【药理毒性】 本品是一种衍生于苯乙酸类的非甾体抗炎药，其作用机制为抑制环氧化酶活性，从而阻断花生四烯酸转化前列腺素。同时，它也能间接抑制白三烯的合成。

动物实验未发现致癌性和生殖毒性。

【药代动力学】 双氯芬酸钠肠溶片口服吸收快，完全。与食物同服降低吸收率。血药浓度空腹服药平均 1～2 小时达峰值，与食物同服时 6 小时达峰值，血浆浓度降低。药物半衰期约 2 小时。血浆蛋白结合率为 99%。在乳汁中药物浓度极低而可忽略，在关节滑液中，服药 4 小时，其水平高于当时血清水平并可维持 12 小时。本品大约 50% 在肝脏代谢，40%～65% 从肾排出，35% 从胆汁，粪便排出 1.2～2 小时排泄完。长期应用无蓄积作用。

【适应证】

1. 急慢性风湿性关节炎、急慢性强直性脊椎炎、骨关节炎。

2. 肩周炎、滑囊炎、肌腱炎及腱鞘炎。

3. 腰背痛、扭伤、劳损及其他软组织损伤。

4. 急性痛风。

5. 痛经或子宫附件炎、牙痛和术后疼痛。

6. 创伤后的疼痛与炎症，如扭伤、肌肉拉伤等。

7. 耳鼻喉严重的感染性疼痛和炎症（如扁桃体炎、鼻窦炎等），应同时使用抗感染药物。

【用法用量】

成人：作为常规，最初每日剂量为 100 ~ 150mg。对轻度病人或需长期治疗的病人，每日剂量为 75 ~ 100mg。通常将每日剂量分 2 ~ 3 次服用。对原发性痛经，通常每日剂量为 50 ~ 150mg，分次服用。最初剂量应是 50 ~ 100mg，必要时，可在若干个月经周期之内提高剂量达到最大剂量每日 200mg。症状一旦出现应立即开始治疗，并持续数日，治疗方案依症状而定。药片应完整吞服，以液体送下。宜于饭前服用。

儿童：对 1 岁或 1 岁以上的儿童，根据病情，每日剂量为 0.5 ~ 2mg/kg 体重，分 2 ~ 3 次服。对青少年型类风湿关节炎，每日剂量最高可达 3mg/kg 体重，分次服。

【不良反应】

1. 腹痛、便秘、腹泻、胃烧灼感、恶心、消化不良等胃肠道反应。

2. 偶见头痛、头晕、眩晕。血清谷氨酸 – 草酰乙酸转氨酶（GOT），血清谷氨酸 – 丙酮酸转氨酶（GPT）升高。

3. 少见肾功能下降，极少数可引起心律失常、耳鸣等。

4. 罕见：皮疹、胃肠道出血、呕血、黑便、胃肠道溃疡、穿孔、出血性腹泻、过敏反应如哮喘、肝炎、水肿。

5. 有导致骨髓抑制或使之加重的可能。

【禁忌证】

1. 对本品及其他非甾体抗炎药有过敏反应、哮喘、荨麻疹或其他变态反应的患者。

2. 消化道溃疡患者。

【注意事项】

1. 血液系统异常、高血压、心脏病患者慎用。

2. 对限制钠盐摄入量的病人应慎用。

3. 对胃肠道症状或曾有胃肠溃疡病史，严重肝功能损害患者，如需应用双氯芬酸，应置于严密的医疗监护之下。

4. 心、肾功能损害者正在应用利尿剂治疗、进行大手术后恢复期患者以及由于任何原因细胞外液丢失的患者慎用。

5. 需要长期治疗的患者，应定期检查肝功能和血常规，如发生肝功损害时应停用。

6. 有眩晕史或其他中枢神经疾病史的患者在服药期间，应禁止驾车或操纵机器。

7. 应注意与锂制剂、地高辛、保钾利尿剂、抗凝血剂、降糖药和甲氨蝶呤等药物合用时的剂量及不良反应。

8. 体重较低的患者应降低本品用量。

【孕妇和哺乳期妇女用药】 不宜使用。

【儿童用药】 不得用于 12 个月以下婴儿。

【药物相互作用】

1. 饮酒或与其他非甾体抗炎药同用时可增加对肾脏的毒副作用。

2. 与肝素、双香豆素等抗凝药及血小板聚集抑制药同用时有增加出血的危险。

3. 双氯芬酸钠肠溶片与呋塞米同用时，后者的排钠和降压作用减弱。

4. 与维拉帕米、丙磺舒、硝苯啶同用时，本品血药浓度增高。

5. 可增高地高辛、甲氨蝶呤、锂剂的血浓度。

6. 可增强抗糖尿病药（包括口服降糖药）的作用。

7. 与抗高血压药同用时可影响后者的降压效果。

8. 双氯芬酸钠肠溶片与保钾利尿药同用时可引起高钾血症。

9. 阿司匹林可降低本品的生物利用度。

10. 与某些非甾体抗炎药或糖皮质激素类药，全身性合并用药时，可能会增加副作用的发生。

11. 对于肾脏前列腺素的影响可能增加环孢素的肾脏毒性。

12. 有个例报道，非甾体抗炎药与喹诺酮类抗生素合用可能产生惊厥。

【规格】　片剂：25mg。

【临床应用案例】

1. 张国华等观察盐酸氨基葡萄糖胶囊和双氯芬酸钠缓释片治疗骨性关节炎的疗效及副作用。将106例骨性关节炎患者随机分为盐酸氨基葡萄糖胶囊观察组（观察组56例）和双氯芬酸钠缓释片观察组（对照组50例）。观察组采用口服盐酸氨基葡萄糖胶囊，每次480mg，每日3次，8周1疗程；对照组口服双氯芬酸钠缓释片，每次75mg，每日1次，8周1疗程。结果：观察组综合有效率92.8%，副作用发生率1.4%；对照组分别为90.0%，18.0%。两组疗效对比差异无显著性，副作用比较差异有显著性。结论：盐酸氨基葡萄糖胶囊和双氯芬酸钠缓释片均是治疗骨性关节炎的有效药物。参考论文名称：《盐酸氨基葡萄糖与双氯芬酸钠缓释片治疗骨性关节炎疗效对比》

2. 吴景梅探讨双氯芬酸钠栓镇痛对有会阴侧切伤口产妇的影响。对照组50例采用1%利多卡因行阴部神经阻滞和局部浸润麻醉生效后行会阴侧切术，术后常规会阴皮肤连续皮内缝合；实验组51例在对照组基础上，胎儿娩出后，即由助手将双氯芬酸钠栓100mg纳入肛门内3~4cm，于产后12h，再将双氯芬酸钠栓50mg纳入肛门内2cm处；比较两组会阴侧切伤口缝合期间、缝合结束到产后 12h、产后 13h ~ 24h 的疼痛情况以及产后出血的发生率。结果：实验组和对照组在会阴侧切伤口缝合期间，缝合结束到产后 12h、产后 13 ~ 24h 的疼痛比较存在显著差异。产后出血发生情况比较无差异。结论：通过双氯芬酸钠栓的预先镇痛，减轻了产妇会阴侧切伤口的疼痛，以及由疼痛引起的不适，有利于产妇身心健康的恢复。参考论文名称：《双氯芬酸钠栓用于会阴侧切伤口止痛的观察》

3. 田晓勤探讨胎头拨露时双氯芬酸钠经直肠给药用于会阴侧切伤口缝合镇痛效果。方法：于产妇第二产程胎头拨露时，用双氯芬酸钠直肠给药，行会阴侧切、缝合。以 2% 盐酸利多卡因 5ml 会阴局部麻醉镇痛为对照组。观察第三产程时间、新生儿 Apgar 评分、产后出血量、会阴伤口愈合、会阴侧切缝合疼痛级别。结果：双氯芬酸钠经直肠给药的疼痛级别显著低于对照组。其伤口愈合等级、新生儿 Apgar 评分等指标优于对照组或相当。双氯芬酸钠的镇痛效果时间长，效果好。结论：双氯芬酸钠直肠给药的镇痛效果优于对照组，可以用于产时舒适护理中会阴侧切缝合镇痛。参考论文名称：《双氯芬酸钠在产时舒适护理中会阴侧切缝合镇痛效果的观察》

4. 李育红等探讨低剂量秋水仙碱联合双氯芬酸钠治疗痛风急性发作的临床疗效与不良反应。将痛风急性发作患者 70 例随机分为治疗组和对照组，各 35 例，对照组首次服用秋水仙碱片 1.0mg，以后每 2h 服用 0.5mg；治疗组服用秋水仙碱片 0.5mg，每日 3 次，双氯芬酸钠肠溶片 25mg，每日 3 次。比较两组患者用药后疼痛缓解率和缓解时间、临床疗效及不良反应发生率。结果：治疗组总有效率 94.3%，对照组总有效率 91.4%，两组患者用药后疼痛缓解率和缓解时间、总有效率等比较，差异无统计学意义；不良反应发生率治疗组为 11.4%，对照组为 68.6%，差异有统计学意义。结论：低剂量秋水仙碱联合双氯芬酸钠治疗痛风急性发作疗效好，不良反应少，安

全性高。参考论文名称：《低剂量秋水仙碱联合双氯芬酸钠治疗痛风急性发作疗效观察》

双氯芬酸二乙胺凝胶

Diclofenac Diethylamine Emugel

【主要成分】双氯芬酸二乙胺。

【性状】白色或淡黄色乳脂样凝胶，味香。

【药品类别】解热镇痛及非甾体抗炎药。

【药理毒理】本品为双氯芬酸的外用药，局部应用双氯芬酸可以穿透皮肤达到炎症区域发挥作用。其作用机制为抑制环氧酶活性，从而阻断花生四烯酸向前列腺素的转化和间接抑制白三烯合成。

【药代动力学】本品在局部皮肤少量吸收，吸收后血浆蛋白结合率达99%以上，血浆消除半衰期为1~2小时，双氯芬酸及其代谢产物主要从尿中排泄。

【适应证】双氯芬酸二乙胺凝胶适用于缓解局部的疼痛及炎症。局限性软组织病，如腱鞘炎、肩－手综合征和滑囊炎、关节周围病变、四肢与脊柱的骨关节炎；肌腱、韧带、肌肉和关节的创伤后炎症，如扭伤、劳损和挫伤。

【用法用量】外用：根据患处大小取适量涂布，并轻轻揉擦，一日3~4次。一日总量不超过15g（3/4支）。

【不良反应】

1. 局部反应：偶然出现过敏或非过敏性皮炎，如丘疹、皮肤发红、水肿、瘙痒、小水疱、大水疱或鳞屑等。

2. 全身性反应：个别病人会出现全身性皮疹、过敏性反应（如哮喘发作、血管神经性水肿）、光过敏反应等。

【禁忌证】

1. 对双氯芬酸二乙胺凝胶及其成分（异丙醇、丙二醇）或其他非甾体抗炎药过敏者。

2. 破损皮肤或开放性创口。

【注意事项】

1. 本品应严格按规定剂量使用，避免长期大面积使用。

2. 本品供外用，禁止接触眼睛和黏膜，切勿入口。

3. 肝肾功能损害者慎用。

【孕妇及哺乳期妇女用药】 不推荐使用。

【儿童用药】 12 岁以下儿童慎用。

【药物相互作用】 尚未见双氯芬酸二乙胺凝胶与其他药物相互作用的报道。

【规格】 凝胶：20g：0.2g（以双氯芬酸钠计）。

【临床应用案例】

1. 姚小春等观察双氯芬酸二乙胺凝胶减轻静脉化疗局部疼痛的效果。选择采用吉西他滨和顺铂联合化疗方案的患者，按单双日静脉化疗分别进行疼痛观察。患者均在相同条件下输入化疗药物。单日输注为观察组，穿刺固定后，在穿刺以上，沿静脉走向长 15 cm，宽 7 cm 的皮肤，均匀涂擦双氯芬酸二乙胺凝胶并轻轻按摩，在化疗药物的输注过程中每 4h 涂擦 1 次，输液结束时再涂擦一次；双日输注为对照组，按常规操作，不使用双氯芬酸二乙胺凝胶涂擦，比较两组患者疼痛程度。结果：观察组患者疼痛程度明显较对照组患者轻，差异有极显著意义。结论：双氯芬酸二乙胺凝胶局部涂擦能减轻静脉化疗疼痛程度，该方法简单、方便、安全、适用，可在临床推广使用。参考论文名称：《双氯芬酸二乙胺凝胶外擦减轻静脉化疗局部疼痛的临床观察》

2. 曹红等观察双氯芬酸二乙胺凝胶治疗膝关节骨性关节炎的疗效。分析使用双氯芬酸二乙胺凝胶治疗的 142 例膝关节骨性关节炎患者的临床资料，观察前后症状的改善情况。结果：患者 142 例，治疗 5 天后观察总有效率 81.7%；10 天后观察总有效率 90.1%。局部外用双氯芬酸二乙胺凝胶的同时应用硫酸氨基葡萄糖或玻璃酸钠疗效佳。结论：局部外用双氯芬酸二乙胺凝胶治疗膝关节骨性关节炎疗效肯定。参考论文名称：《局部双氯芬酸二乙胺乳胶剂治疗膝关节骨性关节炎的疗效观察》

3. 居洪涛观察双氯芬酸二乙胺凝胶治疗急性软组织损伤的临床疗效，并与麝香壮骨膏配伍使用组作比较。将 300 例急性软组织损伤患者随机平均分为对照组与治疗组，对照组 150 例仅以双氯芬酸二乙胺凝胶治疗作对照；治疗组以双氯芬酸二乙胺凝胶配伍麝香壮骨膏外用，2 周为 1 疗程。比较两组治疗前后症状积分情况和总体疗效。结果：治疗组能显著降低急性软组织损伤患者的疼痛、肿胀、功能障碍等项目，临床疗效明显优于对照组。结论：双氯芬酸二乙胺凝胶具有良好的显著抗炎止痛作用，配伍麝香壮骨膏优于单一使用双氯芬酸二乙胺凝胶治疗。参考论文名称：《双氯芬酸二乙胺凝胶配伍麝香壮骨膏治疗急性软组织损伤疗效观察》

（李磊 羿鹤）

舒林酸 Sulindac

【别名】Clinoril，Arthrocine，Imbaral，枢力达片，奇诺力，舒达宁，苏林大，炎必灵。

【性状】片剂。

【药品类别】解热镇痛及非甾体抗炎药。

【药理毒理】本品为一活性极小的前体药，口服吸收后体内硫化代谢物为选择性的环氧化酶抑制剂，可减少前列腺素的合成，但对肾脏中生理性前列腺素的合成影响不大。

【药代动力学】口服后约 90% 被吸收，吸收迅速，服药后血药浓度达峰值时间为 1~2 小时，食物可延缓其吸收，达峰值时间为 4~5 小时。分布以血浆中浓度最高，其次是肝、胃、肾、小肠及其他组织。95% 与血浆蛋白结合，半衰期为 7 小时，活性物半衰期为 18 小时。代谢物从尿中排泄约占服用量的 74%。

【适应证】

1. 用于骨关节炎、类风湿性关节炎、慢性关节炎、肩周炎、颈肩腕综合征、腱鞘炎等。

2. 用于各种原因引起的疼痛，如痛经、牙痛、外伤和手术后疼痛。

3. 用于轻、中度癌性疼痛。

【用法用量】

口服：成人常用量，一次 0.2g，早晚各 1 次；镇痛时可 8 小时后重复应用。

【不良反应】

1. 常见不良反应为胃肠道反应，包括上腹痛、腹胀、消化不良、恶心、腹泻、便秘、纳差等，发生消化道溃疡者较少。

2. 中枢神经系统症状一般极少发生，主要有头晕、头痛、嗜睡、失眠。

3. 骨髓抑制、急性肾功能衰竭、心力衰竭、无菌性脑膜炎、肝损害和 Stevens – Johnson 综合征则罕见。

4. 其他：偶见皮疹、瘙痒、急躁、忧郁等。

【禁忌证】

1. 对本品或其他非甾体抗炎药过敏者。

2. 活动性消化性溃疡者或曾有溃疡出血或穿孔史者禁用。

【注意事项】

1. 有消化性溃疡史，目前无活动性溃疡者需在严密观察下使用。

2. 用药期间应定期监测大便潜血、血常规、肝肾功能。

3. 将舒林酸置于儿童不易接触到的地方。

【孕妇及哺乳期妇女用药】 不宜服用。

【儿童用药】 2 岁以下儿童常用量：按体重一次 2.25mg/kg，一日 2 次，每日剂量不得超过 6mg/kg。

2 岁以下儿童不宜服用。

【老年患者用药】 老年患者肾功能明显减退，应相应减少服用剂量。

【药物相互作用】

1. 与抗凝药华法林同时服用时可致凝血酶原时间延长。

2. 与降糖药（甲磺丁脲等）同服可使空腹血糖下降明显。

3. 与阿司匹林同服可降低舒林酸活性，使本品的疗效降低，且可能出现周围神经病变。

【药物过量】 超量中毒时应给予紧急处理，包括洗胃、催吐、服用活性炭，同时予以对症支持治疗。

【规格】 片剂：0.1g；0.15g；0.2g。

【临床应用案例】

1. 邵伟等应用舒林酸片治疗大肠腺瘤性息肉病人 32 例，疗效分析显示，其总有效率达 89.5%，未出现明显的毒副作用。参考论文名称：《舒林酸片治疗大肠腺瘤性息肉 32 例疗效分析》

2. 某研究观察 450 例退行性关节痛患者，男 185 例，女 265 例，年龄 41～69 岁。舒林酸组 250 例，口服舒林酸每次

200mg，每日2次；布洛芬组200例，每次口服布洛芬200mg，每日3次；疗程均为6周。结果：缓解减轻关节疼痛、压痛或肿胀，舒林酸明显优于布洛芬。舒林酸组关节疼痛及压痛完全消退或减少50%以上者占78.6%，而布洛芬组为22%，在退行性关节病患者关节肿胀完全消退的观察中，显著高于布洛芬组，舒林酸为97.1%，而布洛芬组为68%。结论：日服400mg舒林酸片用于退行性关节病治疗中，疗效优于日服600mg布洛芬，且不良反应率低。*参考论文名称：《舒林酸片治疗退行性关节病疗效观察》*

水杨酸咪唑 Imidazole Salicylate

【**别名**】艾咪达特。

【**性状**】因剂型不同而异。

【**药品类别**】解热镇痛及非甾体抗炎药。

【**药理作用**】水杨酸咪唑片具有消炎、镇痛和退热作用，对胃刺激性很小。能选择性地抑制凝血噁烷合成酶，但不抑制中枢前列腺素环氧合酶。对妊娠和胎儿无影响。口服和直肠给药能很快吸收达到治疗浓度。口服的生物利用度为80%，直肠给药约为50%。主要经肾脏排泄。

【**适应证**】关节炎、风湿病和关节病变引起的疼痛、炎症、发热。凝胶剂型局部外用于各种病因引起的肌肉、骨骼和韧带的急慢性疼痛。

【**用法用量**】水杨酸咪唑片，口服：成人，每次500～1500mg；6～12岁儿童，每次250～500mg，每日1～2次。滴剂，成人每次20～40滴，6～12岁儿童每次10～20滴，6岁以下每次5滴，每日1～3次。栓剂，塞肛：成人每天500mg栓剂1～3个或750mg栓剂1～2个，儿童每天100mg栓剂1～3个。

【注意事项】

1. 妊娠早期和后期妇女禁用。

2. 胃、十二指肠溃疡、活动性胃肠道出血及对水杨酸类、咪唑衍生物过敏的患者禁用。

3. 胃炎和哮喘患者慎用。

【规　格】 片剂：500mg，750mg。滴剂：40%。栓剂：100mg，500mg，750mg。注射剂：500mg。凝胶剂：5g/100g。

【临床应用案例】

某研究将试验对象41例，男性6例、女性35例，平均年龄71岁，均患慢性骨关节疾病服NSAID治疗。用双盲法随机分成两组，一组用水杨酸咪唑750mg，每日3次治疗，另一组用炎痛喜康20mg每日1次。共治疗4周，期间停用一切抗溃疡病药物。治疗前后分别评估关节病变程度，治疗后再复查胃镜。前组中消化不良性胃痛占15%，后组占28%。与用药前相比，水杨酸咪唑显著减轻白昼关节疼痛和主动活动所致的关节痛；炎痛喜康不论对白昼或黑夜的关节疼痛，主动或被动活动所致的关节痛均有显著的疗效。但两组间无统计学差异。结论：水杨酸咪唑可有效用于老年人关节病例。**参考论文名称：**《水杨酸咪唑和炎痛喜康治疗老年人关节病的比较》

酮咯酸氨丁三醇 Ketorolac Tromethamine

【别名】 安贺拉，快利舒，尼松。

【性状】 胶囊剂内容物为白色或类白色粉末。

【药品类别】 解热镇痛及非甾体抗炎药。

【药理毒理】 酮咯酸氨丁三醇为吡咯酸的衍生物，属非甾体抗炎药，通过抑制前列腺素环氧酶而抑制前列腺素的生物合成，从而产生镇痛、解热和抗炎作用。本品还可抑制由花生四烯酸和胶原诱导的血小板聚集作用，但不抑制二磷酸腺苷的诱导作用。

【药代动力学】 本品肌内注射吸收迅速完全，注射 30mg 在 50 分钟后平均血药浓度峰值为 2.2μg/ml；口服吸收完全，给药后 24 小时可达稳态血药浓度。关节腔内药物浓度为血中浓度 50% 以上。口服给药或肌内注射时镇痛作用可持续 6 ~ 8 小时。药物可通过胎盘。口服生物利用度为 80% ~ 100%。本品血浆蛋白结合率达 99%。原型药及其代谢产物主要经肾脏排泄，少量随粪便排出。青壮年的半衰期为 5.3 小时；老年人（平均 72 岁）的半衰期延长至 7 小时；肾功能不全者的半衰期延长至 9.62 ~ 9.91 小时。

【适应证】 片剂或注射剂可用于缓解中度以上术后疼痛，包括腹部、胸部、妇科、口腔、矫形及泌尿科手术。此外，亦可缓解急性肾绞痛、胆绞痛、牙痛、创伤痛、三叉神经痛、癌痛。

【用法用量】 成人，口服：一次 10mg，一日 2 次。剧痛时可增至一次 20mg。用药时间不宜超过 2 日。

肌内注射：一次 30 ~ 60mg，一日极量为 90mg。首次注射后，可每 6 小时注射 20 ~ 30mg。用药不宜超过 3 日。

静脉注射：用于重度疼痛，一次 10 ~ 30mg。

经眼给药：一次 1 ~ 2 滴，一日 3 次。

肾功能不全时剂量：推荐用低剂量。

老年人剂量：65 岁以上老人推荐用低剂量。

【不良反应】

1. 常见精神神经系统不良反应（如嗜睡、头晕、头痛、思维异常、抑郁、欣快、失眠）及消化道不良反应（如恶心、呕吐、腹痛、消化不良）。

2. 偶见注射部位疼痛、出汗增多、皮肤瘙痒、皮下出血及发绀。

3. 有口干、肌肉痛、心悸、血管扩张等。

4. 长期使用可引起皮疹、支气管痉挛、休克等过敏反应和肾功能不全。

5. 现已有因消化道出血、术后出血、急性肾功能不全和过敏反应而致死的报道。

【禁忌证】

1. 对本品或其他非甾体类抗炎药过敏者。

2. 鼻息肉综合征。

3. 血管性水肿。

4. 有高危出血倾向。

5. 活动性消化性溃疡。

6. 肝肾疾病、心脏病、高血压。

【注意事项】

1. 长期应用时，极个别患者可引起胃肠道溃疡或出血症状，发生率与阿司匹林相当。

2. 还可出现胃肠道疼痛、消化不良、腹泻、口干、嗜睡、头痛、眩晕、汗多等。

3. 心、肝、肾患者和高血压患者慎用。

4. 对阿司匹林过敏者、活动性溃疡病、有出血倾向者、孕妇、乳妇、产妇及 16 岁以下儿童忌用。

【药物相互作用】

1. 与其他非甾体类抗炎药合用，不良反应增加，应避免合用。

2. 利尿药可使本品不良反应增加。

3. 药物 – 食物相互作用：食物可降低本品的吸收速度，但不影响吸收率。

【规格】 片剂：10mg。注射剂：10mg/ml；30mg/ml。

【临床应用案例】

1. 张生茂等探讨不同时间注入酮咯酸氨丁三醇对腹腔镜卵巢囊肿切除患者术后镇痛效果的影响。选择腹腔镜卵巢囊肿切除患者60例，随机分为酮咯酸氨丁三醇超前镇痛组（A组）和酮咯酸氨丁三醇常规镇痛组（B组），每组30例。所有患者均采用全身麻醉气管插管。A组在插管前5min给予酮咯酸氨丁三醇60mg静脉注射作为超前镇痛组，B组在拔除气管插管前5min给予酮咯酸氨丁三醇60mg作为常规镇痛组。术后行视觉模拟评分（VAS评分）及术后24h患者自控镇痛泵（PCA泵）对芬太尼的主动追加量的差异。结果：A组患者在术后1、4、8、12、24h VAS评分均低于B组，A组术后48h芬太尼主动追加量明显低于B组。结论：酮咯酸氨丁三醇超前镇痛对腹腔镜卵巢囊肿切除术术后可以产生较好的术后镇痛效果。参考论文名称：《酮咯酸氨丁三醇超前镇痛对腹腔镜卵巢囊肿切除术后镇痛效果的影响》

2. 陈少好等观察酮咯酸氨丁三醇复合舒芬太尼在胸腔镜辅助下肺大泡切除术术后镇痛的效果与不良反应。选择择期行胸腔镜辅助下肺大泡切除术术后行PCIA男性患者75例，ASA Ⅰ～Ⅱ，年龄18～35岁，体重50～60kg，随机均分为三组，每组25例。Ⅰ组于切皮前15min给予0.9%生理盐水5ml，术后给予A泵：舒芬太尼150μg+格拉司琼6mg/100ml，负荷剂量为舒芬太尼5μg，背景剂量1ml/h，PCA1ml/10min。Ⅱ、Ⅲ组均采用双泵法，均于切皮前15min给予酮咯酸氨丁三醇30mg，术后均给予A泵：舒芬太尼150μg+格拉司琼6mg/100ml，负荷剂量为舒芬太尼5μg，背景剂量1ml/h，PCA1ml/10min；B泵：Ⅱ组酮咯酸氨丁三醇150mg/100ml，2ml/h，微泵恒速输注，Ⅲ组酮咯酸氨丁三醇180mg/100ml，2ml/h，微泵恒速输注。记录各组术后1、2、4、8、12、24、48h视觉模拟评分（VAS）、Ramsay镇静评分、PCA有效按压次数、术后

48h 舒芬太尼 PCIA 的总用量、不良反应发生情况和患者对术后镇痛的综合满意度评分。结果：术后 1h、2h VAS 评分安静时和咳嗽时Ⅱ组、Ⅲ组均低于Ⅰ组，Ⅱ组与Ⅲ组之间差异无显著性；术后 4～48h 各时点 VAS 评分安静时和咳嗽时三组间差异无显著性；Ⅱ、Ⅲ组舒芬太尼总用量少于Ⅰ组，Ⅱ组与Ⅲ组比较差异无统计学意义；Ⅱ、Ⅲ组不良反应发生例数少于Ⅰ组。结论：在胸腔镜辅助下肺大泡切除术中酮咯酸氨丁三醇与舒芬太尼复合用于术后镇痛效果良好，不良反应少。参考论文名称：《酮咯酸氨丁三醇复合舒芬太尼用于肺大泡切除术术后镇痛的观察》

3. 张金立观察酮咯酸氨丁三醇注射液用于无痛胃镜检查超前镇痛的临床效果。选择无痛胃镜检查患者 120 例，随机分为观察组和对照组，观察组 60 例，术前 30min 肌注酮咯酸氨丁三醇注射液 60mg；对照组 60 例，术前未用任何镇痛药。比较两组患者术前、术中、术后的血压（SBP）、心率（HR）、血氧饱和度（SPO_2）、睫毛反射消失时间、术中不适情况、术毕清醒时间、丙泊酚总用量。结果：观察组术中 SBP 和 HR 的波动小于对照组；观察组丙泊酚总用药量及术中不适发生例数均小于对照组；观察组睫毛反射消失时间及清醒时间较对照组缩短，以上指标两组比较差异均有显著性。结论：酮咯酸氨丁三醇注射液用于无痛胃镜超前镇痛检查效果满意，可降低术中不适的发生率，减少丙泊酚用量，缩短苏醒时间。参考论文名称：《酮咯酸氨丁三醇注射液用于无痛胃镜超前镇痛的临床观察》

4. 诺明、任志坚观察酮咯酸氨丁三醇超前镇痛对小儿扁桃体切除术后苏醒期平稳拔管的有利作用。择期气管内插管下行扁桃体切除术儿童 30 例，年龄 4～8 岁，随机分为两组，观察组和对照组，每组 15 例，两组患儿的麻醉诱导均为静脉注射咪达唑仑 0.08mg/kg，芬太尼 5μg/kg，丙泊酚 2mg/kg，顺式阿曲库铵 0.15mg/kg。观察组气管插管后立即肌内注射酮咯酸氨丁三醇 1mg/kg，总量不超过 30mg，对照组不注射酮咯酸氨丁三醇，两组均采用静吸复合麻醉，术中瑞芬太尼（20 ~ 35）μg/（kg·h）持续泵入，异氟烷（或七氟烷）1% 持续吸入，手术时间 60min 之内的不再追加肌松剂。记录术中各时点的平均动脉压与心率，手术时间，术毕到拔管时间，术毕苏醒期躁动情况。结果：①两组患儿的年龄，体重，术毕到拔管时间，手术时间差异无统计学意义；②两组患儿入室和切除扁桃体时的平均动脉压，心率无统计学意义。而术毕拔管时的血压，心率差异有统计学意义；③术毕观察组的瑞芬太尼用量与对照组比较差异有统计学意义；④术毕苏醒期躁动评分观察组显著低于对照组。结论：小儿全身麻醉下扁桃体切除术中使用酮咯酸氨丁三醇超前镇痛可减少术中泵入瑞芬太尼的总量且苏醒期平稳无躁动。参考论文名称：《酮咯酸氨丁三醇对预防小儿扁桃体切除术全麻苏醒期躁动的临床观察》

5. 章壮云等观察地佐辛复合酮咯酸氨丁三醇用于妇科手术患者术后自控静脉镇痛（PCIA）的效果及对血清五羟色胺（5 - HT）和 P 物质（PS）的影响。选择腰 - 硬联合麻醉下择期妇科手术患者 60 例，ASA Ⅰ 或 Ⅱ 级，随机均分为地佐辛组（D 组），地佐辛复合酮咯酸氨丁三醇组（DT 组），酮咯酸氨丁三醇（T 组）。镇痛药物配方：D 组地佐辛 0.8mg/kg；DT 组地佐辛 0.4mg/kg 复合酮咯酸氨丁三醇 1.5mg/kg；T 组酮咯酸氨丁三醇 3mg/kg，均以生理盐水稀释至 100ml。观察术后 4、12、24、48h VAS、Ramsay 镇静及 BCS 评级；测定麻醉前、术后 12、24、48h 血清 5 - HT 和 PS 浓度；记录术后 48h 内不良反应。结果：与 T 组比较，术后 4、12、24h D 组和 DT 组 VAS 评分明显降低、BCS 评级明显升高（$P < 0.05$）；术后 4、12、24h D 组 Ramsay 镇静评分明显升高（$P < 0.05$）。与麻醉前比较，三组患者术后 12、24、48h 三组 5 - HT 和 PS 浓度明显升高。与 T 组比较，术后 12、24、48h D 组和 DT 组 5 - HT

和 PS 浓度明显降低。与 D 组比较，DT 组和 T 组头晕、嗜睡发生率明显降低；而 T 组胃痛发生率明显升高。三组恶心呕吐、腹胀、皮肤瘙痒发生率差异均无统计学意义，而且均未发生呼吸抑制、异常出血不良反应。结论：地佐辛复合酮咯酸氨丁三醇术后 PCIA 可有效缓解术后疼痛，抑制术后 5-HT 和 PS浓度的升高，且不良反应少。参考论文名称：《地佐辛复合酮咯酸氨丁三醇术后 PCIA 的效果及对血清五羟色胺和 P 物质的影响》

（程洪 牟戎）

酮洛芬 Ketoprofen

【性状】胶囊剂内容物为白色粉末。

【药理毒理】本品除抑制环氧合酶外尚有一定抑制脂氧酶及减少缓激肽的作用，从而减轻炎症损伤部位疼痛。通过抑制缓激肽，从而抑制子宫收缩和镇痛而治疗痛经。尚有一定的中枢性镇痛作用。

急性毒性试验结果：大鼠经口 LD_{50} 为 101mg/kg。

【药代动力学】口服易吸收。与食物、奶类同服时吸收减慢，但吸收仍较完全。一次给药后约 0.5~2 小时血药浓度达峰值。血浆蛋白结合率为 99%。半衰期为 1.6~4 小时，60%于 24 小时内自尿中排出，老年人、肝肾功能不全者其清除率下降 22%~50%。

【适应证】类风湿关节炎、骨性关节炎、强直性脊柱炎、痛风性关节炎等的关节痛、肿以及各种疼痛，如痛经、牙痛、手术后痛、癌性疼痛等。

【用法用量】口服：成人常用量，①抗风湿，一次 50mg，一日 3~4 次。最大用量一日 200mg；②治疗痛经，一次 50mg,每 6~8 小时 1 次,必要时可增至每次 75mg。为避免对胃肠道刺激,应饭后服用,整粒吞服。

【不良反应】

1. 胃肠道反应较常见,如胃部疼痛或不适、胀气、恶心、呕吐、食欲减退、腹泻、便秘等,严重者可出现上消化道溃疡、出血及穿孔。

2. 过敏反应:过敏性皮炎、皮肤瘙痒、剥脱性皮炎、喉头水肿、支气管痉挛(过敏性)等。

3. 眼:视力模糊、视网膜出血。

4. 心血管系统:心律不齐、血压升高、心悸。

5. 中枢神经系统:头晕、头痛、耳鸣、听力下降、精神紧张、精神抑郁、幻觉、嗜睡、四肢麻木等。

6. 肝、肾:肝损害、肾功能下降、间质性肾炎、肾病。

7. 血液系统:鼻衄、粒细胞减少、血小板减少、溶血性贫血等。

8. 其他:水潴留(体重增加快、尿量减少、面部水肿等)、口腔炎、多汗等。

【禁忌证】

1. 对阿司匹林或其他非甾体抗炎药过敏者。

2. 有活动性消化性溃疡者。

【孕妇及哺乳期妇女用药】不宜应用。

【儿童用药】尚不明确。

【老年患者用药】老年人血浆蛋白结合率及药物排出速度可减低,导致血药浓度升高及半衰期延长,因而需注意剂量调整。尤其大于 70 岁者,开始可用半量,如无效且耐受好,可逐渐增加至常用量,并密切监护。

【药物相互作用】

1. 饮酒或与其他非甾体抗炎药同用时增加胃肠道不良反

应及出血倾向。长期与对乙酰氨基酚同用时可增加对肾脏的毒副作用。

2. 与肝素、双香豆素等抗凝药及血小板聚集抑制药同用时有增加出血的危险。

3. 与呋塞米同用时，后者的排钠和降压作用减弱。

4. 与维拉帕米、硝苯地平同用时，酮洛芬肠溶胶囊的血药浓度增高。

5. 可增高地高辛的血浓度，同用时须注意调整地高辛的剂量。

6. 可增强口服抗糖尿病药的作用。

7. 与抗高血压药同用时可影响后者的降压效果。

8. 不应与丙磺舒同用，因后者可明显降低本品肾脏清除率（降低66%）和蛋白结合率（降低28%），导致血药浓度增高，而有引起中毒的危险。

9. 可降低甲氨蝶呤的排泄，增高其血浓度，甚至可达中毒水平，故不应与中或大剂量甲氨蝶呤同用。

【药物过量】 服用常规剂量的 5～10 倍可导致嗜睡、恶心、呕吐和上腹部疼痛。大剂量的酮洛芬可引起呼吸抑制和昏迷。胃肠道出血、低血压、高血压或急性肾功能衰竭也可发生，但较少见。服药超量时应作紧急处理，包括催吐或洗胃、口服活性炭、抗酸药或（和）利尿剂，并给予检测及其他支持治疗。

【规格】 胶囊剂：25mg；50mg。

（祁贵德）

托美汀 Tolmetin

【别名】 Tolectin，甲苯酰吡咯乙酸，甲苯酰吡酸钠，痛灭定，托耳米丁，托麦汀。

【性状】 为白色或微黄色结晶性粉末。

【药品类别】 解热镇痛及非甾体抗炎药。

【药理作用】 本品为吡咯醋酸的衍生物,可抑制前列腺素的合成。

【药代动力学】 口服后吸收快而完全,服药后 20～60 分钟血浓度达高峰值,随后较快降低,半衰期为 1 小时。24 小时内尿中排出 99%,其中 50%～70% 为无抗炎作用的脱羧代谢物。

【适应证】 类风湿性关节炎,强直性脊柱炎,髋关节或膝关节退行性病变,外伤、疾病及手术引起的软组织疼痛以及内脏合并症引起的疼痛。

【用法用量】 口服:成人开始用量为每次 400mg,每日 3 次。一般为每日 600～1800mg。儿童开始为每日 15～30mg/kg,平均为每日 20mg/kg。非关节性疼痛为每日 600mg。

【注意事项】

1. 每日服用 1200mg 时的不良反应总发生率为 25%～40%,一般较易耐受,因副作用而停药者约 5%～8%。最常见的不良反应为上腹部不适,食欲不振,恶心和呕吐,但均不如阿司匹林严重。

2. 可损害胃及小肠黏膜,偶见胃肠道出血,但亦较阿司匹林为轻。

3. 中枢神经系统方面有头痛、头晕、耳鸣、耳聋等,但比吲哚美辛少见。

4. 其他尚有面部潮红、荨麻疹和水肿等。

5. 与血浆蛋白结合率很高(99%),但不影响口服抗凝血药和降血糖药的作用。

6. 酸沉淀法检查尿蛋白时,可因其代谢物而引起假阳性反应。

7. 有溃疡病史者慎用，有出血倾向者忌用。

【规格】片剂：200mg。

【临床应用案例】

1. 李锦燕观察托美汀钠对急性牙髓炎的镇痛效果。选择
140 例急性牙髓炎患者随机分为 2 组，治疗组 70 例采用口服
托美汀钠胶囊 200mg，每日 3 次；对照组 70 例采用口服布洛
芬缓释胶囊（芬必得）300mg，每日 2 次；疗程均为 3 天，观
察 2 组的镇痛效果。结果：治疗组和对照组对急性牙髓炎镇痛
作用差异有显著性，疗效分别为 92.86%、74.29%，不良反
应发生率分别为 10%、26%。结论：托美汀钠对急性牙髓炎
镇痛效果好，不良反应发生率低。参考论文名称：《托美汀钠对急
性牙髓炎镇痛作用的临床观察》

2. 陈卫民评价托美汀钠对急性牙髓炎的镇痛效果。方法：
治疗组 26 例采用托美汀钠胶囊 200mg，每日 3 次，口服；对
照组 20 例用吲哚美辛 25mg，每日 3 次，口服，疗程均为 2
天，观察两组镇痛效果及不良反应。结果：治疗组和对照组总
有效率分别为 84.5%，55.5%，差异有显著性，不良反应发
生率分别为 11.5%，30.0%。结论：托美汀钠对急性牙髓炎
有较好的镇痛效果，不良反应发生率较低。参考论文名称：《托
美汀钠对急性牙髓炎的镇痛作用》

依托度酸　Etodolac

【别名】Lodine，罗丁，依特，依芬，纳力，舒雅柯。

【性状】片剂，除去包衣后显白色或类白色。

【药品类别】解热镇痛及非甾体抗炎药。

【药理毒理】本品为非甾体抗炎药。具有抗炎、解热和镇

痛作用。其作用机制可能是通过阻断环氧合酶的活性，从而抑制了前列腺素的合成。

【药代动力学】口服给药吸收良好，生物利用度达80%以上。99%以上的依托度酸与血浆蛋白结合。单剂给药在80±30分钟血药浓度达峰值。其平均血浆清除率为47（±16）ml/（h·kg），消除半衰期为7.3（±4.0）小时。经肝脏代谢，16%的给药剂量经粪便排泄者。

【适应证】依托度酸片用以缓解下列疾病的症状和体征：骨关节炎（退行性关节病变），类风湿关节炎，疼痛症状。依托度酸片可用于以上疾病急性发作的治疗，也可用于以上疾病的长期治疗。

【用法用量】止痛：急性疼痛的推荐剂量为200~400mg，每8小时1次，每日最大剂量不超过1.2g。体重在60kg以下者，每日最大剂量不应超过20mg/kg体重。

慢性疾病：每日0.4~1.2g，分次口服，每日最大剂量不应超过1.2g，体重在60kg以下者，每日最大剂量不应超过20mg/kg体重。

老年人服用：与普通人群无显著性差异。

【不良反应】发生率＞1%：全身症状，腹痛、乏力、不适、寒战、发热。

系统症状如下：神经系统，焦虑、抑郁、头晕。皮肤及附属器，瘙痒、皮疹。特殊感觉，视物模糊，耳鸣。泌尿生殖系统，排泄困难、尿频。

发生率＜1%：全身症状，过敏反应、类过敏反应、胸痛、胸闷。

心血管系统：充血性心力衰竭、面色潮红、高血压、心悸、晕厥、血管炎（包括坏死性和过敏性）。

消化系统：便秘、腹泻、消化不良、腹胀、胃炎、黑便、恶心、呕吐。厌食、口干、十二指肠炎、肝酶升高、结肠炎、嗳气、肝功能衰竭、肝炎（包括瘀胆性肝炎）、肠溃疡、黄疸（包括瘀胆）、胰腺炎、伴或不伴出血穿孔的消化性溃疡、口炎（包括溃疡性口炎）、口渴。

血液及淋巴系统：粒细胞缺乏、贫血、出血时间延长、瘀斑、溶血性贫血、中性粒细胞缺乏、全血细胞减少、血小板减少。

代谢和营养：浮肿、尿素氮增高、既往已控制很好的糖尿病病人中血糖升高、血肌酐增高。

神经系统：失眠、嗜睡。

呼吸系统：哮喘。皮肤及附属器：血管性水肿、皮肤血管炎所致紫癜、多形红斑、Steven – Johnson 综合征、多汗、荨麻疹、水疱样皮疹。特殊感觉：畏光、短暂性视觉障碍。

泌尿生殖系统：肾小球肾炎、肾盂肾炎、肾功能衰竭、肾乳头状坏死。

【禁忌证】

1. 对本品及其他非甾体抗炎药过敏者。

2. 活动期消化性溃疡或与应用另一种非甾体抗炎药有关的胃肠道溃疡或出血史。

【注意事项】 长期服用应警惕胃肠道溃疡和出血的危险。有肾功能损害者慎用。

有文献指出本品治疗的病人中约 1% 出现谷丙转氨酶（ALT）或谷草转氨酶（AST）的明显升高是正常数据 3 倍以上。

服用本品病人有时可出现贫血，其原因可能由于液体潴留、胃肠道失血或对促红细胞生成素的作用不完全所致。

【孕妇及哺乳期妇女用药】 缺乏资料，慎用。

【儿童用药】 不推荐使用。

【药物相互作用】

1. 抗酸剂：同时服用抗酸剂对本品的吸收没有明显的影响，却可使峰值浓度下降15%～20%，但不影响达峰时间。

2. 阿司匹林：阿司匹林可使本品蛋白结合率下降，增加潜在的不良反应，因此临床不推荐合用。

3. 华法林：本品可使华法林的蛋白结合率下降，无需调整任何一种药物的剂量。两药合用使凝血酶原时间延长，因此出血和准备外科手术病人应慎用。

4. 利尿剂：对正在服用利尿剂或患有心、肾、肝功能衰竭的患者，两药同时应用应谨慎。

5. 环孢素、地高辛和锂：本品因抑制肾脏对这些药物的清除而使药物浓度增高，毒性增加。

【药物过量】

1. 急性症状通常局限于嗜睡、恶心、呕吐以及上腹部疼痛，这些症状使用支持疗法后可逆转。

2. 可发生胃肠道出血、昏迷。此外也可能发生高血压、急性肾功能衰竭以及呼吸抑制，但极为罕见。

3. 一旦发生过量用药采用对症疗法和支持疗法。没有特效解毒药。服用大剂量的药物（常用剂量的5～10倍）或服用后4小时内有症状的病人应洗胃治疗。同时可考虑使用催吐或活性炭（成人60～100g，儿童1～2g/kg）以及渗透性导泻治疗。因为依托度酸的蛋白结合率很高，其他特殊疗法如利尿、碱化尿液、血液透析对排除本品可能无效。

【规格】 片剂：0.2g。

【临床应用案例】

1. 某研究评价依托度酸治疗软组织炎症或损伤的疗效方法，采用依托度酸片（A组）和胶囊（B组）治疗120例软组织炎症或损伤患者，包括肩周炎、腰肌劳损、其他肌肉及肌腱的劳损及外伤、神经炎或神经痛等。A 组：选用依托度酸片 200mg，每日 2 次，应用 1~2 周。B 组：用依托度酸胶囊 200mg，每日 2 次，应用 1~2 周，观察临床疗效和不良反应。结果：A 组和 B 组的总有效率均为 90.0%，两组治疗后临床指标均有明显改善，副作用分别为 5.0% 和 3.3%。结论：依托度酸片和胶囊均有良好疗效和不良反应少。参考论文名称：《依托度酸治疗软组织炎症或损伤的临床观察》

2. 彭朝权采用依托度酸片（试验组）和依托度酸胶囊（对照组）治疗 121 例骨关节炎（OA）患者，观察其临床疗效、实验室指标和不良反应。①A 组：依托度酸片 200mg，每天 2 次，服 4 周。②B 组：依托度酸胶囊 200mg，每天 2 次，服 4 周。结果：试验组和对照组的总有效率分别为 90.2% 和 86.7%，两组治疗后临床各指标均有明显改善（$P < 0.05$），副作用分别为 6.6% 和 5.0%。结论：依托度酸片及依托度酸胶囊均具有良好疗效和较少的不良反应。参考论文名称：《依托度酸治疗骨关节炎的临床观察》

（张强　沈爱华）

吲哚美辛　Indomethacin

【别名】消炎痛，久保新；美达新；意施丁；吲哚新，艾狄多斯，运动派士。

【性状】片剂、胶囊、栓剂。

【药品类别】解热镇痛及非甾体抗炎药。

【药理毒理】本品通过对环氧化酶的抑制而减少前列腺素的合成。抑制炎症组织痛觉神经冲动的形成，抑制白细胞的趋化性及溶酶体酶的释放。作用于下视丘体温调节中枢，引起外周血管扩张及出汗，使散热增加。

【**药代动力学**】口服后缓慢吸收，5～6 小时后，血药浓度达高峰，约有 99% 与血浆蛋白结合。血药浓度变化比较平稳。吸收入血后，在肝脏代谢为去甲基化物和去氯苯甲酰化物，又可水解为吲哚美辛重新吸收再循环。60% 从肾脏排泄，其中 10%～20% 以原型排出；33% 从胆汁排泄，其中 1.5% 为原型药；在乳汁中也有排出（每天可达 0.5～2.0mg）。本品不能被透析清除。

【**适应证**】

1. 慢性风湿性关节炎、痛风性关节炎及癌性疼痛；也可用于滑囊炎、腱鞘炎及关节囊炎等。

2. 能抗血小板聚集，故可防止血栓形成，但疗效不如乙酰水杨酸。

3. 治疗 Batter 综合征，退热效果好。

4. 用于胆绞痛、输尿管结石引起的绞痛有效；对偏头痛也有一定疗效，也可用于月经痛。

【**用量用法**】口服：开始时每次 25mg，每日 2～3 次，饭时、饭后立即服或与制酸药同服可减少胃肠道不良反应。治疗风湿性关节炎等，若未见不良反应，可逐渐增至每日 125～150mg。急性疼痛如：痛风性关节炎，开始时服用 100mg，每日 1 次，以后为 75mg，每日 2 次，以控制疼痛，然后迅速减量并停止服药。每日最大剂量不得超过 200mg。

胶丸或栓剂，使胃肠道副反应发生率降低，栓剂具有维持药效时间较长，一般连用 10 日为 1 疗程。

【**不良反应**】吲哚美辛的不良反应较多。

1. 胃肠道：出现消化不良，腹泻、胃痛，胃烧灼感，恶心反酸等症状者有 12.5%～14%。出现溃疡、胃出血及胃穿孔为 2%～5%。

2. 神经系统：出现头痛、头晕、眩晕、焦虑及失眠等约

10%～25%，严重者可有精神行为障碍或抽搐等。

3. 肾：出现血尿、水肿、肾功能不全，在老年人多见。

4. 各型皮疹，最严重的为大疱性多形红斑（Steven - Johnson 综合征）。

5. 造血系统受抑制而出现再生障碍性贫血，白细胞减少或血小板减少等。

6. 过敏反应，哮喘，血管性水肿及休克等。

【禁忌证】对本品及其他非甾体抗类药过敏，肝、肾功能不全，活动期胃与十二指肠溃疡。

【注意事项】

1. 交叉过敏反应：与阿司匹林等非甾体抗炎药有交叉过敏。

2. 对诊断的干扰：对血小板聚集有抑制作用，可使出血时间延长，停药后此作用可持续 1 天，用药期间血尿素氮及血肌酐含量也常增高。

3. 下列情况应慎用：①癫痫，帕金森病及精神病患者；②心功能不全及高血压等患者；③血友病及其他出血性疾病患者、再生障碍性贫血、粒细胞减少等患者禁用。

4. 用药期间应定期随访检查：①血常规及肝、肾功能；②长期用药者应定期进行眼科检查，吲哚美辛能导致角膜沉着及视网膜改变（包括黄斑病变）。遇有视力模糊时应立即作眼科检查。

【孕妇及哺乳期妇女用药】禁用。

【儿童用药】禁用。

【老年患者用药】慎用。

【药物相互作用】

1. 与对乙酰氨基酚长期合用可增加肾脏毒副反应，与其他非甾体抗炎药同用时消化道溃疡的发病率增高。

2. 与阿司匹林或其他水杨酸盐同用时并不能加强疗效，而胃肠道副作用则明显增多，由于抑制血小板聚集的作用加强，可增加出血倾向。

3. 饮酒或与皮质激素、促肾上腺皮质激素同用，可增加胃肠道溃疡或出血的危险。

4. 与洋地黄类药物同用时，吲哚美辛可使洋地黄的血浓度升高（因抑制从肾脏的清除）而增加毒性，因而需调整洋地黄剂量。

5. 与肝素、口服抗凝药及溶栓药合用时，因吲哚美辛与之竞争性结合蛋白，使抗凝作用加强。同时本品有抑制血小板聚集作用，因此有增加出血的潜在危险。

6. 与胰岛素或口服降糖药合用，可加强降糖效应、须调整降糖药物的剂量。

7. 与呋塞米同用时，可减弱后者排钠及抗高血压作用。其原因可能是由于抑制了肾脏内前列腺素的合成。吲哚美辛还有阻止呋塞米、布美他尼及吲达帕胺等对血浆肾素活性增强的作用，对高血压病人评议血浆肾素活性（PRA）的意义时应注意此点。

8. 与氨苯蝶啶合用时可致肾功能减退。

9. 与硝苯地平或维拉帕米同用时，可致后二者血药浓度增高，因而毒性增加。

10. 丙磺舒可减少本品自肾及胆汁的清除，增高血药浓度，使毒性增加，合用时须减量。

11. 与秋水仙碱、磺吡酮合用时可增加胃肠溃疡及出血的危险。

12. 与锂盐同用时，可减少锂自尿排泄，使血药浓度增高，毒性加大。

13. 可使甲氨蝶呤血药浓度增高，并延长高血浓度时间。

正在用吲哚美辛的病人如需作中或大剂量甲氨蝶呤治疗，应于24～48小时前停用吲哚美辛，以免增加其毒性。

14. 与抗病毒药齐多夫定同用时，可使后者清除率降低，毒性增加。同时吲哚美辛的毒性也增加，故应避免合用。

【药物过量】用量过大（尤其是每日超过150mg时）容易引起毒性反应，而治疗效果并不相应增加。

【规格】片剂：25mg。胶丸：25mg，75mg。栓剂：25mg，75mg，100mg。注射剂：1mg，10mg，20mg。乳膏剂：100mg，10g。

【临床应用案例】

1. 刘改英等探讨延长吲哚美辛疗程是否可以提高早产极低出生体质量儿（VLBWI）动脉导管未闭（PDA）的疗效，并观察其安全性。将46例VLBWI分为吲哚美辛组24例和布洛芬组22例。吲哚美辛组给予吲哚美辛0.2mg/kg，口服，间隔12h 1次，共服药5次，布洛芬组给予布洛芬5mg/kg，口服，每日1次，共3次，比较2组PDA闭合率及不良反应发生率。结果：服药3次后2组PDA闭合率差异无统计学意义（$P>0.05$），吲哚美辛组继续治疗2次后与布洛芬组同时间点比较PDA的闭合率显著提高，且吲哚美辛组服药5次后PDA闭合率较服药3次后高，其差异均有统计学意义（$P<0.05$）。吲哚美辛组少尿和低钠血症的发生率较布洛芬组高，但胆红素达到相应日龄光疗标准例数低于布洛芬组，其差异均有统计学意义（$P<0.05$）。结论：延长吲哚美辛的疗程可提高VLBWI合并PDA的闭合率，除可能增加少尿概率外，不增加明显不良反应的发生。*参考论文名称：《延长吲哚美辛疗程治疗极低出生体质量儿动脉导管未闭的疗效》*

2. 某研究选择门诊、急诊中急性肾绞痛患者76例，其中男 42 例，女 34 例，年龄 18～69 岁。经 B 超或腹部平片检查发现肾或输尿管结石 64 例，未查出结石 12 例。所有患者均有镜下或肉眼血尿，均有 1 次或多次典型发作史。治疗组（吲哚美辛栓组）采用吲哚美辛栓 1 粒（0.1 g），直肠给药。将栓剂轻轻塞入肛门内 2 cm 处，每次 1 粒。对照组（强痛定组）取强痛定 100mg，肌内注射。疗效判断：①显效：用药 30 分钟内疼痛消失；②有效：用药 30 分钟内疼痛明显减轻；③无效：用药 30 分钟内疼痛无明显缓解，呈持续状态。结果：治疗组 38 例中，显效 30 例，有效 6 例，无效 2 例，总有效率 94.7%；对照组中，显效 32 例，有效 5 例，无效 1 例，总有效率 97.4%。结论：吲哚美辛栓治疗肾绞痛效果明显。参考论文名称：《吲哚美辛栓治疗肾绞痛疗效观察》

3. 刘加升观察吲哚美辛直肠给药与曲马朵肌内注射对腹部手术后疼痛的疗效。120 例腹部术后患者，给予吲哚美辛混悬液（含 75mg）5ml 直肠给药。另有腹部手术后患者 60 例，给予肌内注射曲马朵注射液 2ml（含 100mg），作为对照组。结果：吲哚美辛组止痛作用优于曲马朵组，总有效率分别为 92.5% 和 82%（$P < 0.05$）。吲哚美辛组平均镇痛有效持续时间（9±5）h，而曲马朵组为（7±3）h。结论：吲哚美辛经直肠给药能有效缓解术后疼痛。参考论文名称：《吲哚美辛直肠给药治疗腹部手术后疼痛 120 例》

4. 翟文杰用吲哚美辛与苯噻啶合并治疗偏头痛。吲哚美辛 25mg，每日 3 次口服，苯噻啶 0.5～1mg，每日 3 次口服，疗程 1 个月。共治疗 40 例，总有效率为 88.6%。结论：吲哚美辛联合苯噻啶治疗偏头疼疗效最佳。参考论文名称：《苯噻啶与消炎痛联合服用治疗偏头痛》

（张鸿）

赖氨匹林 Lysine Acetylsalicylate

【性状】药物为白色结晶或结晶性粉末。

【药品类别】解热镇痛及非甾体抗炎药。

【药理毒理】本品能抑制环氧酶，减少前列腺素的合成，具有解热、镇痛、抗炎作用。

【药代动力学】静脉注射起效快，血药浓度高，并立即代谢为水杨酸，其浓度迅速上升。肌内注射赖氨匹林后，有效血药浓度可维持 36～120 分钟。

【适应证】发热及轻、中度的疼痛。

【用法用量】肌内注射或静脉注射，以 4ml 注射用水或 0.9% 氯化钠注射液溶解后注射。

成人：一次 0.9～1.8g，一日 2 次。

儿童：一日按体重 10～25mg/kg，分 2 次给药。

【不良反应】

1. 胃肠道反应：短期应用不良反应较少，偶有轻微胃肠道反应（如胃部不适、恶心、呕吐），用量较大时严重者可引起消化道出血。长期应用消化性溃疡发病率较高。

2. 对血液系统的影响：对抗维生素 K 的作用，抑制凝血酶原的合成，延长出血时间，可予维生素 K 防治。长期使用可抑制血小板聚集，发生出血倾向。

3. 对肝肾功能的影响：长期应用可出现转氨酶升高、肝细胞坏死及肾脏损害，及时停药可恢复。

4. 水杨酸反应：表现为头痛、头晕、耳鸣、视听减退、恶心、呕吐、腹泻，严重者有精神紊乱、呼吸加快、酸碱平衡失调和出血等，甚至可出现休克。

5. 过敏反应：少数病人用药后出现皮疹、荨麻疹、哮喘、血管神经性水肿或黏膜充血等过敏反应。其中哮喘较多见，且多发于 30 岁以上的中年人，于服药数分钟后产生呼吸困难、喘息，严重者可危及生命。

6. 瑞氏综合征：12 岁以下儿童应用本品可发生瑞氏综合征，表现为开始有短期发热等类似急性感染症状，惊厥、频繁呕吐、颅内压增高与昏迷等。此种情况虽少见，但有生命危险。

【禁忌证】

1. 已知对本品过敏的患者。

2. 服用本品或其他非甾体抗炎药后诱发哮喘、荨麻疹或过敏反应的患者。

3. 禁用于冠状动脉搭桥手术围手术期疼痛的治疗。

4. 有应用非甾体抗炎药后发生胃肠道出血或穿孔病史的患者。

5. 有活动性消化道溃疡/出血，或者既往曾复发溃疡/出血的患者。

6. 重度心力衰竭患者。

【注意事项】

1. 避免与其他非甾体抗炎药、选择性 COX － 2 抑制剂同时使用。

2. 应在最短治疗时间内使用最低有效剂量。

3. 在治疗过程中可能出现胃肠道出血、溃疡和穿孔风险。

4. 本品可能引起严重心血管血栓性不良事件、心肌梗死和中风的风险增加，其风险可能是致命的。

5. 本品可导致新发高血压或使已有的高血压症状加重。服用可能会影响疗效。

6. 有高血压和(或)心力衰竭病史慎用。

7. 本品可能引起致命的、严重的皮肤不良反应，例如剥脱性皮炎、Stevens – Johnson 综合征和中毒性表皮坏死溶解症。

【孕妇及哺乳期妇女用药】 禁用。

【儿童用药】 一般 12 岁以下小儿慎用；3 个月以下婴儿禁用。

【老年患者用药】 老年患者由于肾功能下降易出现毒性反应，应减少剂量。

【药物相互作用】

1. 与任何可引起低凝血酶原血症、血小板减少、血小板聚集功能降低或消化道溃疡出血的药物同用时，可有加重凝血障碍及引起出血的危险。

2. 与抗凝药（双香豆素、肝素等）、溶栓药（链激酶、尿激酶）同用，可增加出血的危险。

3. 尿碱化药（碳酸氢钠等）、抗酸药（长期大量应用）可增加本品自尿中排泄，使血药浓度下降。但当本品血药浓度已达稳定状态而停用碱性药物，又可使本品血药浓度升高到毒性水平。碳酸酐酶抑制药可使尿碱化，但可引起代谢性酸中毒，不仅能使血药浓度降低，而且使本品透入脑组织中的量增多，从而增加毒性反应。

4. 尿酸化药可减低本品的排泄，使其血药浓度升高。本品血药浓度已达稳定状态的患者加用尿酸化药后可能导致本品血药浓度升高，毒性反应增加。

5. 糖皮质激素有增加消化道溃疡和出血的危险性，不主张将此两类药物同时应用。

6. 胰岛素或口服降糖药物的降糖效果可因与本品同用而加强和加速。

7. 本品可减少甲氨蝶呤与蛋白的结合，减少其从肾脏的排泄，使其血药浓度升高而增加毒性反应。

8. 丙磺舒或磺吡酮的排尿酸作用，可因同时应用本品而降低；此外，丙磺舒可降低本品自肾脏的清除率，从而使血药浓度升高。

【药物过量】 应立即停药，予含碳酸氢钠的葡萄糖注射液静脉滴注，以加速药物从尿中排泄。严重过量者可考虑血液透析或腹腔透析；如有出血，给予输血或补充维生素 K。

【规格】 注射剂（按赖氨匹林计）：0.5g；0.9g。

【临床应用案例】

1. 曲辉等比较静脉滴注赖氨匹林与复方氨林巴比妥注射液、对乙酰氨基酚片退热疗效。选择发热患者 120 例，随机分成三组，每组 40 例。A 组给予赖氨匹林注射剂 0.9g 加入 0.9% 生理盐水 100ml 静脉滴注；B 组给予复方氨林巴比妥注射液（安痛定）2ml 肌内注射；C 组给予对乙酰氨基酚片 0.5g 口服。三组病例用药 30min，60min，120min 各测体温 1 次，观察退热疗效。结果：赖氨匹林组退热效果最快，用药 30min，体温降至（38.5±0.2）℃，总有效率 82.5%；用药 60min 体温降至（37.7±0.3）℃，总有效率 90%；用药 120min 体温降至（36.6±0.4）℃，总有效率 95%。在相同条件下，赖氨匹林的退热疗效高于复方氨林巴比妥和对乙酰氨基酚。结论：静脉滴注赖氨匹林退热效果快，不良反应小，是理想、安全的退热药物，值得临床推广。参考论文名称：《静脉滴注赖氨匹林治疗发热患者的疗效观察》

2. 张乃菊等研究赖氨匹林对人宫颈癌 Hela 细胞增殖、凋亡和周期的影响。取处于对数生长期的 Hela 细胞，分为 4 组：阴性对照组只加等体积的低糖 DMEM 培养液 Hela 细胞；实验组加入不同浓度的 Aspisol，使其终浓度分别为 1mmol/L、5mmol/L、10mmol/L。采用描计细胞生长曲线法检测细胞增殖状态；HE 染色、AO/EB 方法进行凋亡细胞形态学的观察。Annexin V – FITC/PI 双染检测赖氨匹林对 Hela 细胞作用 24h

后细胞凋亡情况；流式细胞术分析赖氨匹林对 Hela 细胞作用 24h 后细胞周期的变化。结果与对照组比较，Aspisol（1，5，10mmol/L）可呈时间、浓度依赖性抑制 Hela 细胞的增殖；HE 染色光镜下见 Aspisol 组细胞密度减小，细胞变圆，胞核染色变浅。赖氨匹林（1，5，10mmol/L）作用 24h 后诱导 Hela 细胞的早期凋亡率分别为（5.73±0.87)%、（19.11±2.86)%、（33.72±5.06)%，与对照组（0.46±0.69)% 比较，差异有统计学意义（$P < 0.01$），并呈浓度依赖性。细胞周期检测显示赖氨匹林对 Hela 细胞有 G0/G1 期阻滞作用。结论：Aspisol 对宫颈癌 Hela 细胞有抑制增殖、诱导其凋亡和改变其细胞周期分布，阻滞 Hela 细胞于 G0/G1 期。参考论文名称：《赖氨匹林对宫颈癌 Hela 细胞增殖及凋亡的影响》

　　3. 王红梅等观察地西泮联合赖氨匹林溶液直肠给药治疗小儿高热惊厥的疗效。将 40 例高热惊厥患儿随机分为对照组 19 例和治疗组 21 例。治疗组直肠注入赖氨匹林和地西泮混合液（赖氨匹林 20mg/kg，地西泮 0.05mg/kg），对照组给予赖氨匹林注射剂（20mg/kg）稀释后肌内注射，地西泮注射液（剂量：0.5mg/kg，最大剂量不超过 20mg）肌内注射。比较两组在用药后 5min、15min 的止惊效果和 30min、60min 内的退热效果。结果：治疗组的止惊效果和退热效果明显高于对照组，差异有统计学意义。结论：地西泮联合赖氨匹林直肠给药用于治疗小儿高热惊厥，是静脉或口服给药困难时重要的替代途径，能有效保证高热惊厥的及时抢救。参考论文名称：《赖氨匹林对人宫颈癌 HeLa 细胞的抑制作用及其机制研究》

（戈畅　梁硕）

第二章

阿片类镇痛药

第一节 强阿片类镇痛药

地佐辛 Dezocine

【别名】加罗宁。

【性状】地佐辛注射液为略带黏稠无色的澄明液体。

【药品类别】阿片类镇痛药。

【药理毒理】本品是一种强效阿片类镇痛药，对 μ 受体具有激动和拮抗双重作用，使呼吸抑制和成瘾的发生率降低，且对 δ 阿片受体活性极弱，不产生烦躁焦虑感。

大鼠静脉注射或肌内注射给予地佐辛，可见母体大鼠体重和摄食量、幼仔体重呈剂量依赖性降低。动物致畸敏感期毒性研究中未见致畸作用。

【药代动力学】注射地佐辛可完全快速吸收，肌内注射 10mg 达峰时间为 10~90 分钟，平均血药浓度为 19ng/ml。平均终末半衰期为 2.4 小时，剂量超过 10mg 时，呈非线性代谢。约 2/3 由尿排泄。

【适应证】需要使用阿片类镇痛药治疗的各种疼痛。

【用法用量】肌内注射：推荐成人单剂量为 5~20mg，但临床研究中的初剂量为 10mg。应根据病人的体重、年龄、疼痛程度、身体状况及服用其他药物的情况调节剂量。必要时每隔 3~6 小时给药一次，最高剂量每次 20mg，每日最多不超过 120mg。

静脉注射：初剂量为 5mg，以后每 2~4 小时 2.5~10mg。

【不良反应】

1. 恶心、呕吐、镇静及注射部位反应发生率为 3%~9%。

2. 头晕发生率在1%~3%。

3. 出汗、寒战、脸红、血红蛋白低、水肿、高血压、低血压、心律不齐、胸痛、苍白、血栓性静脉炎、嘴干、便秘、腹泻、腹痛/紧张、焦虑、神志不清、喊闹、错觉、睡眠欠佳、头痛、谵语、抑郁、呼吸抑制、呼吸系统症状、肺不张、复视、语言含糊、视力模糊、尿频、尿等待、尿潴留、瘙痒、红斑等发生率<1%。未明确因果关系的不良事件有：碱性磷酸酶及血清谷丙转氨酶升高、打嗝、耳充血、耳鸣。

【禁忌证】 对阿片类镇痛药过敏患者禁用。

【注意事项】

1. 本品含有焦亚硫酸钠，硫酸盐对于某些易感者可能引起致命性过敏反应和严重哮喘。

2. 本品具有阿片拮抗剂的性质，对麻醉药有身体依赖性的病人不推荐使用。

3. 本品为强效阿片类镇痛药，应在医院内使用，以便及时发现呼吸抑制和进行适当治疗。

4. 对于脑损伤、颅内损伤或颅内压高的病人，使用本品产生呼吸抑制可能会升高脑脊液压力。对此类患者仅在必要时使用，要尤为注意。

5. 本品可引起呼吸抑制，患有呼吸抑制、支气管哮喘、呼吸梗阻的病人使用该药物时需减量。

6. 由于本品主要经过肝脏代谢和肾脏排泄，肝、肾功能不全者应用本品应低剂减量。

7. 胆囊手术者慎用本品。

8. 使用本品者在药物作用存在时，不应开车、登高或操作危险环境下的各种运行中的机器。

9. 阿片类镇痛药、普通麻醉剂、镇静药、催眠药或其他中枢神经系统抑制剂（包括酒精）与本品同用会产生添加作用。因此，联合治疗时，一种或全部药物的剂量都应减少。

10. 本品与酒精和（或）其他中枢神经系统抑制剂合用可能对病人产生危害，不在医疗环境控制下，酒精成瘾或服用这类药物的病人慎用。

11. 在本品溶液有变色或有沉淀反应时停止使用。

12. 本品对曾经滥用阿片类药物或依赖者可能有滥用倾向。

【孕妇及哺乳期妇女用药】

1. 妊娠期注射本品的安全性未被确定，仅在权衡利弊后，对胎儿有利的情况下方可使用。

2. 在分娩过程中安全性未知，认为对母婴均必要时方可使用。

3. 未确定地佐辛是否通过乳汁排泄，因此哺乳期妇女不推荐使用。

【儿童用药】18 岁以下患者的安全性和有效性尚未确定。

【老年患者用药】本品有可能产生显著的呼吸抑制、减少供氧量，也有可能改变老年人的精神状态或诱发谵妄。虽然临床研究尚不充分，但老年人使用本类药物应减少最初剂量，随后剂量个体化。

【药物相互作用】目前尚不明确。

【药物过量】用药过量将产生呼吸抑制、心血管损伤及谵妄。非耐受健康受试者，最大无毒性剂量为 30mg/70kg。

治疗：怀疑使用地佐辛过量可静脉注射纳络酮治疗，并持续观察病人的呼吸及心脏状态和采取适当的辅助治疗措施，如：吸氧、输液、升压药及辅助或控制呼吸。

【规格】注射剂：1ml：5mg。

【临床应用案例】

1. 一项随机、双盲、平行对照研究 60 例恶性肿瘤患者，评估和比较慢性中重度癌痛患者单剂量与多计量肌内注射地佐辛 10mg 或布托啡诺 2mg 的镇痛疗效及药物安全性。结果表明：地佐辛起效迅速，在用药后 15 分钟即有明显的镇痛效果，其镇痛作用持续至给药后 6 小时。参考论文名称：《Comparison of intramuscular dezocine with butorphanol and placebo in chronic cancer pain：a method to evaluate analgesia after both single and repeated doses》

2. 一项由密歇根大学医学中心进行的随机、双盲、平行对照研究 206 例患者，评估和比较了术后中重度疼痛患者单剂量静脉注射地佐辛 5mg 或吗啡 5mg 的镇痛效果。结果表明，从给药后 15min 开始到给药后 1h，静脉注射地佐辛 5mg 平均疼痛缓解分值显著优于吗啡 5mg；在整个 6 小时治疗期间，医生和病人对地佐辛的镇痛满意率高于吗啡。参考论文名称：《Intravenous dezocine for postoperative pain：a double – blind，placebo – controlled comparison with morphine》

3. 岳修勤比较地佐辛与芬太尼应用于术后静脉镇痛的临床效果。地佐辛组镇痛泵配方为：地佐辛 0.8mg/kg + 氟哌利多 5mg 加 0.9% 氯化钠注射液至 100ml；芬太尼组为：芬太尼 16μg/kg + 氟哌利多 5mg 加 0.9% 氯化钠注射液至 100ml。各组术后各观察时间点的 VAS、BCS 和 Ramsay 评分比较无统计学差异。地佐辛组有 2 例头痛头晕，1 例嗜睡；芬太尼组 4 例恶心呕吐、2 例头痛头晕、5 例嗜睡、2 例瘙痒、3 例尿潴留。结论：由于地佐辛独特的药理作用，使其具有较强的镇痛作用，而副作用轻微，是一种理想的术后静脉镇痛药物。参考论文名称：《地佐辛与芬太尼应用于术后静脉镇痛的临床效果比较》

4. 一项由莱姆斯特医院进行的随机、双盲、平行对照研究，该研究入选 60 例患者，静脉连续输注地佐辛、吗啡、纳布啡用于门诊病人术后疼痛的管理。结果表明，地佐辛与吗啡在术后早期疼痛管理中比纳布啡更有效。在这项研究中作为替代的镇痛药物，地佐辛需要更少的剂量即可达到患者满意，同时比吗啡更有效。在不良反应发生率，包括纳布啡相关的疼痛、注射痛和地佐辛相关的面部瘙痒。从镇痛作用和副作用上来看，地佐辛似乎比纳布啡更像吗啡。参考论文名称：《Serial intravenous doses of dezocine, morphine, and nalbuphine in the management of postoperative pain for outpatients》

5. 杨程等在地佐辛应用于剖宫产术后硬膜外镇痛的临床观察中，采用随机双盲对照实验，观察地佐辛在剖宫产术后硬膜外镇痛的效果和不良反应。ASAⅠ～Ⅱ级剖宫产患者随机分为两组，每组30例。吗啡组：5mg吗啡+224mg甲磺酸罗哌卡因；地佐辛组：5mg地佐辛+224mg甲磺酸罗哌卡因，均以生理盐水稀释至100ml，进行硬膜外术后镇痛。采用负荷剂量+持续剂量给药模式，持续剂量背景流速2ml/h。结果显示，两组镇痛效果都较为满意，VAS评分相比差异无统计学意义；地佐辛组恶心呕吐、皮肤瘙痒的发生率低于吗啡组。地佐辛硬膜外术后镇痛效果可靠，副作用相对较少。参考论文名称：《地佐辛用于剖宫产术后硬膜外镇痛中的临床观察》

6. 汪萍观察地佐辛注射液用于小儿患者术后镇痛的镇痛效果及安全性。方法：小儿唇裂整复术40例，随机分为两组。均于手术结束前10min静脉注射药物。D组地佐辛注射液0.1mg/kg，C组等量生理盐水。观察FLACC评分、PAED评分、循环、呼吸、血氧饱和度变化及不良反应。结果：各时间点FLACC评分、PAED评分，D组明显低于C组（$P<0.01$）。各时间点两组患儿均无过度镇静、心律失常发生。恶心、呕吐、瘙痒及低氧血症不良反应两组之间差异无统计学意义（$P>0.05$）。结论：地佐辛注射液镇痛效果良好，起效快，作用时间长，能有效缓解小儿术后疼痛，减少苏醒期躁动，不良反应发生率低，可用于小儿术后镇痛。参考论文名称：《地佐辛用于小儿术后镇痛》

7. 张伟锋观察地佐辛预防腹腔镜胆囊切除术全麻苏醒期躁动的临床疗效和安全性。方法：选择68例行腹腔镜胆囊切除术患者，随机分为观察组与对照组各34例。所有患者均选用气管插管全身麻醉，观察组在手术结束前10 min注射地佐

辛注射液 0.1mg/kg ，对照组在手术结束前 10min 注射等量的
0.9% 氯化钠注射液。观察并比较两组患者自主呼吸恢复时
间、睁眼时间和拔管时间及患者拔管时（T1 ）、拔管后 5 min
（T2）、拔管后 30 min（T3）的疼痛评分（VAS ）、躁动评分
（RS）、镇静评分（RSS）情况，以及两组不良反应发生情况。
结果：观察组自主呼吸恢复时间、睁眼时间和拔管时间均少于
对照组（P < 0.05 ）；不良反应明显少于对照组（P < 0.05 ）
。观察组 T1 疼痛评分、躁动评分少于对照组（P < 0.05 或
0.01 ），且镇静满意情况均优于时照组（P < 0.05 ）。结论：
全麻腹腔镜胆囊切除术手术结束前注射地佐辛注射液能有效预
防和减少全麻苏醒期躁动，同时能够加快患者苏醒，减轻患者
的疼痛，减少不良反应的发生，是预防和减少全麻苏醒期躁动
有效、安全的方法。参考论文名称：《地佐辛预防腹腔镜胆囊切除术
全麻苏醒期躁动的疗效》

8. 潘君枝观察地佐辛注射液对急性冠脉综合征镇痛的临
床疗效和安全性。方法：急性冠脉综合征患者 74 例随机分为
地佐辛组和吗啡组各 37 例，分别静脉注射 5mg 地佐辛注射液
和吗啡注射液。观察 2 组患者镇痛疗效、心率、血压、儿茶酚
胺、肝肾功能与药品不良反应结果：用药 30 min 两组患者 VAS
评分、儿茶酚胺水平比较，差异无统计学意义（P > 0.05）。
用药 6 h 地佐辛组 VAS 评分、儿茶酚胺水平明显低于吗啡组
（P < 0.05）；两组心率、血压在治疗后各时点比较，差异无统
计学意义（P > 0.05）。药品不良反应发生率地佐辛组明显低
于吗啡组（P < 0.01）。结论：地佐辛对急性冠脉综合征镇痛
的临床疗效优于吗啡，安全性较好。参考论文名称：《地佐辛注射
液对急性冠脉综合征镇痛的疗效观察》

（李磊　羿鹤）

枸橼酸芬太尼 Fentanyl Citrate

【别名】Durogesic，Beatryl，Leptanal。

【性状】无色的澄明液体。

【药品类别】阿片类镇痛药。

【药理毒理】本品为人工合成的强效麻醉性镇痛药。镇痛作用机制与吗啡相似，为阿片受体激动剂，作用强度为吗啡的75～125倍。与吗啡和哌替啶相比，芬太尼作用迅速，维持时间短，不释放组胺，对心血管功能影响小，能抑制气管插管时的应激反应。芬太尼对呼吸的抑制作用弱于吗啡，但静脉注射过快则易抑制呼吸。有成瘾性。纳洛酮等能拮抗芬太尼的呼吸抑制和镇痛作用。

急性毒性 LD_{50}（mg/kg）：小鼠，皮下 62；静脉 11.2。

【药代动力学】静脉注射 1 分钟即起效，4 分钟达高峰，维持 30～60 分钟。肌内注射时约 7～8 分钟发生镇痛作用，可维持 1～2 小时。肌内注射生物利用度 67%，蛋白结合率80%，消除半衰期约 3.7 小时。在肝脏代谢，代谢产物与约10%的原型药由肾脏排出。

【适应证】

1. 用于麻醉前给药及诱导麻醉，并作为辅助用药与全麻及局麻药合用于各种手术。

2. 用于手术前、后及术中等各种剧烈疼痛。

【用法用量】

1. 成人静脉注射：全麻时初量，①小手术按体重 0.001～0.002mg/kg（以芬太尼计，下同）；②大手术按体重 0.002～0.004mg/kg；③体外循环心脏手术时按体重 0.02～0.03mg/kg

计算全量,维持量可每隔 30～60min 给予初量的一半或连续静脉滴注,一般每小时按体重 0.001～0.002mg/kg;④全麻同时吸入氧化亚氮按体重 0.001～0.002mg/kg;⑤局麻镇痛不全,作为辅助用药按体重 0.0015～0.002mg/kg。

2. 成人麻醉前用药或手术后镇痛:按体重肌内或静脉注射 0.0007～0.0015mg/kg。

3. 成人手术后镇痛:硬膜外给药初量 0.1mg 加氯化钠注射液稀释到 8ml,每 2～4 小时可重复。维持量,每次为初量的一半。

【不良反应】

1. 一般不良反应为眩晕、视物模糊、恶心、呕吐、低血压、胆道括约肌痉挛、喉痉挛及出汗等。偶有肌肉抽搐。

2. 严重副反应为呼吸抑制、窒息、肌肉僵直及心动过缓,如不及时治疗,可发生呼吸停止、循环抑制及心脏停搏等。

3. 有成瘾性,但较哌替啶轻。

【禁忌证】 支气管哮喘、呼吸抑制、对芬太尼特别敏感的病人以及重症肌无力病人禁用。禁止与单胺氧化酶抑制剂(如苯乙肼、帕吉林等)合用。

【注意事项】

1. 本品为国家特殊管理的麻醉药品,务必严格遵守国家对麻醉药品的管理条例,医院和病室的贮药处均应加锁,处方颜色应与其他药处方区别开。各级负责保管人员均应遵守交接班制度,不可稍有疏忽。

2. 本品务必在单胺氧化酶抑制药(如呋喃唑酮、丙卡巴肼)停用 14 天以上方可给药,而且应先试用小剂量(1/4 常用量),否则会发生难以预料的、严重的并发症,临床表现为多汗、肌肉僵直、血压先升高后剧降、呼吸抑制、发绀、昏迷、高热、惊厥,终致循环虚脱而死亡。

3. 心律失常、肝、肾功能能不良、慢性梗阻性肺部疾患、呼吸储备力降低及脑外伤昏迷、颅内压增高、脑肿瘤等易陷入呼吸抑制的病人慎用。

4. 本品有一定的刺激性，不得误入气管支气管，也不得涂敷于皮肤和黏膜。

5. 硬膜外注入芬太尼镇痛时，一般 4~10 分钟起效，20min 脑脊液的药浓度达到峰值，同时可有全身瘙痒，作用时效 3.3~6.7 小时，而且仍有呼吸频率减慢和潮气量减小的可能，处理应及时。

6. 虽然大量快速静脉注射能使神智消失，但病人的应激反应依然存在，常伴有术中知晓。

7. 快速推注芬太尼可引起胸壁、腹壁肌肉僵硬而影响通气。

【孕妇及哺乳期妇女用药】目前芬太尼在孕期用药的安全性尚难肯定，应谨慎使用。

【儿童用药】2 岁以下无规定；2~12 岁按体重 0.001~0.002mg/kg。

【老年患者用药】在年老、体弱的病人首次剂量应适当减量，由首次剂量的效果考虑确定使用剂量的增加量。

【药物相互作用】

1. 与哌替啶因化学结构有相似之处，两药可有交叉敏感。

2. 与中枢抑制药，如催眠镇静药（巴比妥类、地西泮等）、抗精神病药（如吩噻嗪类）、其他麻醉性镇痛药以及全麻药等有协同作用，合用时应慎重并适当调整剂量。

3. 与 80% 氧化亚氮合用，可诱发心率减慢、心肌收缩减弱、心排血量减少，左室功能欠佳者尤其明显。

4. 肌松药的用量可因本品的使用而相应减少，肌松药能解除本品的肌肉僵直，遇有呼吸暂停，持续的时间又长，应识别这是中枢性的（系芬太尼使用所致），还是外周性的（由于肌松药作用于神经肌接头处 N_2 受体）。

5. 中枢抑制剂如巴比妥类、安定药、麻醉剂，有加强的作用，如联合应用芬太尼的剂量应减少 1/4 ~ 1/3。

6. 纳洛酮可拮抗本品的呼吸抑制和镇痛作用。

【药物过量】 大剂量快速静脉注射可引起颈、胸、腹壁肌强直，胸顺应性降低影响通气功能。偶可出现心率减慢、血压下降、瞳孔极度缩小等，最后可致呼吸停止、循环抑制或心停搏。中毒解救：出现肌肉强直者，可用肌松药或吗啡拮抗剂（如纳洛酮、丙烯吗啡等）对抗。呼吸抑制时立即采用吸氧、人工呼吸等急救措施，必要时亦可用吗啡特效拮抗药，静脉注射纳洛酮 0.005 ~ 0.01mg/kg、成人 0.4mg。心动过缓者可用阿托品治疗。芬太尼与氟哌利多合用产生的低血压，可用输液、扩容等措施处理，无效时可采用升压药，应禁用肾上腺素。

【规格】 注射剂：1ml：0.05mg；2ml：0.1mg（均以芬太尼计）。外用芬太尼透皮贴：1mg，2.5mg，5mg。

【临床应用案例】

1. 聂金山在术后芬太尼皮下连续镇痛 250 例的临床观察中，全部患者 250 例，ASA Ⅰ ~ Ⅱ级，其中男 115 例，女 135 例，年龄 17 ~ 72 岁，体重 43 ~ 85kg，其中妇产科子宫全切术、剖宫产、宫外孕 96 例，普通外科胆囊切除、胆总管探查术、胃肠道手术、乳癌根治术 103 例，泌尿科经尿道前列腺等离子电切术 15 例，骨科脊柱、上下肢手术 36 例。手术后 10min，在上臂三角肌处皮下埋置 20G 动静脉留置针，抽取镇痛泵内药液 3ml 注入皮下，随后连接镇痛泵（BETER – 100ml）。镇痛泵持续注入量 2ml/h，单次 PCA 剂量为 0.5ml，锁定时间 15min。药物配方：芬太尼 0.8 ~ 1.3mg（根据体重、年龄决定用量）、氟哌啶 5mg、2% 利多卡因 10ml，加生理盐水至 100ml。术后视病情及患者要求持续镇痛 1~2 天。术后镇痛效果的观察采用 Prince – Henry 评分法观察。全部患者 250 例，术后疼痛情况术后当日 0 分 7 例，1 分 168 例，2 分 68 例，3 分 7 例，无 4 分出现。术后第 2 日 0 分 8 例，1 分 211 例，2 分 30 例，4 分 1 例。全部患者均未出现明显呼吸循环抑制，无尿潴留发生。术后恶心 13 例，呕吐频繁 3 例，发生全身皮肤瘙痒 2 例，出现锥体外系反应 1 例，未发现局部感染者。**参考论文名称：《术后芬太尼皮下连续镇痛 250 例的临床观察》**

2. 黄维勤等将 64 例 ASA I ~ Ⅱ 级心外科术后病人随机分为病人自控静脉镇痛（PCIA）与病人自控皮下镇痛（PCSA）组，其中 PCIA 组 31 例，PCSA 组 33 例。药物为每毫升含芬太尼 25μg 和利多卡因 10mg 的混合液。PCA 设置：负荷量 2ml；单次剂量 1 ml；背景剂量 0.1ml/h；小时限量 8ml/h；锁定时间 3min。入选本研究的适应证是拔除气管导管后 8h 内安静或咳嗽时疼痛视觉模拟评分在 3 分以上，且无 PCA 禁忌者。于负荷量注射完毕后记录镇痛起效时间，并于拔除气管导管后 24，48，72 小时记录各项指标。结果：两组病人的一般情况及各项生命体征之间无显著性差异，两组间芬太尼用量、镇痛满意度及副作用无显著性差异。PCSA 组镇痛起效时间显著长于 PCIA 组，PCSA 组 PCA 报警次数百分率显著低于 PCIA 组。结论：芬太尼 PCIA 与 PCSA 的疗效和副作用无显著性差异，但 PCSA 更方便简单，皮下 PCA 的报警次数显著少于静脉组。**参考论文名称：《芬太尼 PCIA 与 PCSA 用于心外科术后镇痛疗效的随机对照研究》**

3. 龚秀平选择 40 例上腹、下腹及胸科手术患者，ASAⅠ~Ⅱ 级。随机将 40 例病人分为两组，Ⅰ组（$n = 20$）用曲马多 800 mg + 氟哌啶 5 mg，经 0.9% 生理盐水稀释至 100 ml；Ⅱ组（$n = 20$）用芬太尼 0.8 mg + 氟哌啶 5 mg，经 0.9% 生理盐水稀释至

100ml。两组均采用上海怡新镇痛泵作 PCIA 输注。负荷剂量两组均用曲马多 100 mg 在 2～3 min 内静脉缓慢注入；维持剂量分别用上述镇痛混合液，按 2ml/h 泵注，单次 PCA 剂量为 0.5 ml，锁定时间为 15 min。采用视觉模拟评分（VAS）评估疼痛程度。两组术后各时间点的 VAS 评分无显著性差异。两组术后各时间点的镇静评分，除术后 12～24 h 外均无显著性差异。Ⅰ组患者满意程度略高于Ⅱ组，但无显著性差异。参考论文名称：《曲马多与芬太尼 PCIA 术后镇痛的临床比较》

4. Shoorab NJ 在研究静脉注射芬太尼对疼痛和第一产程活跃期的持续时间的影响中，把 70 名经产妇在生产的活跃阶段任意抽样，随机分为病例组和对照组。病例组 50μg 芬太尼稀释后相隔一小时（0 和 60min）分两次给入，其疼痛和心率显著降低，平均视觉疼痛评分也从 8±1 下降到 5±1，活跃期的持续时间亦有显著性差异，而在收缩压和舒张压上两组之间差异无显著性。结论：芬太尼提供良好的镇痛效果，在生产过程中大大降低活跃期的持续时间，可以作为一个可接受的分娩镇痛剂。参考论文名称：《The effect of intravenous fentanyl on pain and duration of the active phase of first stage labor》

5. SlavkoviéZ 等将择期胃切除术患者 60 例随机双盲分为吗啡 300μg（M 组，n = 20）与吗啡 300ug + 布比卡因 2mg（MB 组，n = 20）与吗啡 300 ug + 布比卡因 2mg + 芬太尼 25μg（MBF 组，n = 20）三组，比较在全麻诱导下安放胸段硬膜外导管（T6 - 7），并分别椎管内注射三组药物，对术中用药和术后休息（R），运动（M）时疼痛视觉模拟评分（VAS）、咳嗽（C）和镇痛请求数进行了评估。结果显示，MBF 组需要较少的额外的术中硬膜外布比卡因剂量，而 M 组需要更多的补充术中静脉注射芬太尼。术后疼痛缓解在所有时间均令人满意。VAS - R 和 VAS - M 在各组之间没有显著差异。相比于 M

组，术后 30min，VAS 评分在 MBF 和 MB 组显著降低。镇痛持续时间较长的是 MBF 和 MB 组，但差异无显著意义。补充镇痛请求数在第一个 12h 和 72h 后，额外的镇痛要求在拔除硬膜外导管前，在所有组中是相似的，且副作用是罕见的。结论：相对于单独使用吗啡，三者结合作为 CSE 可提供更好的术中镇痛药，但没发现可更有利于术后镇痛。参考论文名称：《Comparison of analgesic effect of intrathecal morphine alone or in combination with bupivacaine and fentanyl in patients undergoing total gastrectomy：a prospective randomized，double blind clinical trial》

（王永旺　滕熠）

枸橼酸舒芬太尼 Sufentanil Citrate

【别名】Sufenta，舒芬尼。

【性状】无色澄明液体。

【药品类别】阿片类镇痛药。

【药理毒理】本品为强效的阿片类镇痛药，同时也是一种特异性 μ 阿片受体激动剂，而且有良好的血液动力学稳定性，可同时保证足够的心肌氧供应。同时不存在免疫抑制、溶血或组胺释放等不良反应。本品有较宽的安全阈范围。大鼠的最低度麻醉的半数致死剂量/半数有效剂量，（LD_{50}/ED_{50}）的比率是 25211。

【药代动力学】静脉给药后血液和血清半衰期分别为 2.3~4.5 分钟和 35~73 分钟。平均清除半衰期为 784 分钟，中央室的分布容积为 14.2L，其稳态的分布容积为 344L。其清除率为 914ml/min。本品表现了线性药代动力学特征。92.5% 与血浆蛋白结合。主要在肝和小肠内进行生物转化。在 24 小时内所给药物的 80% 被排泄，仅有 2% 以原型被排泄。

【适应证】 用于气管内插管、使用人工呼吸的全身麻醉。作为复合麻醉的镇痛用药；作为全身麻醉大手术的麻醉诱导和维持用药。作为疼痛治疗的复合成分之一。

【用法用量】

1. 当作为复合麻醉的一种镇痛成分进行诱导应用时：按 $0.1 \sim 5.0\mu g/kg$ 体重静脉注射，当临床表现显示镇痛效应减弱时可按 $0.15 \sim 0.7\mu g/kg$ 体重追加维持剂量（相当于舒芬太尼注射 $0.2 \sim 1.0ml/70kg$ 体重）。

2. 在以本品为主的全身麻醉中，舒芬太尼用药总量可达 $8 \sim 30\mu g/kg$，可按 $0.35 \sim 1.4\mu g/kg$ 体重追加维持剂量（相当于舒芬太尼注射液 $0.5 \sim 2.0ml/70kg$ 体重）。

【不良反应】 典型的阿片样症状，如呼吸抑制、呼吸暂停、骨骼肌强直（胸肌强直）、肌阵挛、低血压、心动过缓、恶心、呕吐和眩晕、缩瞳和尿潴留。在注射部位偶有瘙痒和疼痛。其他较少见的不良反应有：咽部痉挛。过敏反应和心搏停止，因在麻醉时使用其他药物，很难确定这些反应是否与舒芬太尼有关。偶尔可出现术后恢复期的呼吸再抑制。

【禁忌证】

1. 对本品或其他阿片类药物过敏者。
2. 禁与单胺氧化酶抑制剂同时使用。在使用舒芬太尼前14 天内用过单胺氧化酶抑制剂者。
3. 急性肝卟啉症患者。
4. 因用其他药物而存在呼吸抑制者。
5. 有呼吸抑制疾病的患者。
6. 低血容量症，低血压患者。
7. 重症肌无力患者。

【注意事项】 本品按麻醉药品管理，只能由受过训练的麻醉医师，在医院和其他具有气管插管和人工呼吸设施的条件下进行。

1. 每次给药之后，都应对患者进行足够时间的监测。

2. 在颅脑创伤和颅内压增高的患者中需要注意。避免对有脑血流量减少的患者应用快速的静脉推注方法给予阿片类药物。在这类患者中，其平均动脉压降低会偶尔伴有短期的脑灌流量减少。

3. 深度麻醉的呼吸抑制，可持续至术后或复发。所以应对这类病人做适当的监测观察，复苏器具与药物（包括拮抗剂）应准备到位。呼吸抑制往往是和剂量相关的，可用特异性拮抗剂（如纳洛酮）使其完全逆转。由于呼吸抑制持续的时间可能长于其拮抗剂的效应，有可能需要重复使用拮抗剂。麻醉期间的过度换气可能减少呼吸中枢对 CO_2 的反应，也会影响术后呼吸的恢复。

4. 本品可以导致肌肉僵直，包括胸壁肌肉的僵直，可以通过缓慢地静脉注射加以预防（通常在使用低剂量时可以奏效），或同时使用苯二氮䓬类药物及肌松药。

5. 如果术前所用的抗胆碱药物剂量不足，或与非迷走神经抑制的肌肉松弛药合并使用时，可能导致心动过缓甚至心搏停止，心动过缓可用阿托品治疗。

6. 对甲状腺功能低下、肺病、肝和（或）肾功能不全、老年人、肥胖，酒精中毒和使用过其他已知对中枢神经系统有抑制作用的药物的患者，在使用本品时均需要特别注意。建议对这些患者做较长时间的术后观察。

7. 对驾车和操作机器能力的影响：使用本品后，患者不能驾车与操作机械，直到得到医师的允许，病人应该在家里受到护理并不能饮用含乙醇的饮料。

【孕妇及哺乳期妇女用药】分娩期间，或实施剖宫产手术期间婴儿剪断脐带之前，静脉内禁用舒芬太尼，这是因为舒芬太尼可以引起新生儿的呼吸抑制。舒芬太尼在孕期和哺乳期间禁用。

【儿童用药】 舒芬太尼禁用于新生儿。

用于 2 ～ 12 岁儿童以枸橼酸舒芬太尼为主的全身麻醉中用药总量建议为 10 ～ 12μg/kg 体重。如果临床表现镇痛效应降低时，可给予额外的剂量 1 ～ 2μg/kg 体重。

【老年患者用药】 年老体弱的病人应减少用量。

【药物相互作用】

1. 同时使用巴比妥类制剂、阿片类制剂、镇静剂、神经安定类制剂、酒精及其他麻醉剂或其他对中枢神经系统有抑制作用的药物，可能导致本品对呼吸和中枢神经系统抑制作用的加强。

2. 同时给予高剂量的舒芬太尼和高浓度的笑气时可导致血压、心率降低以及心输出量的减少。

3. 一般建议麻醉或外科手术前两周，不应该使用单胺氧化酶抑制剂。

4. 实验资料提示 CYP3A4 抑制剂，如红霉素、酮康唑、伊曲康唑和 tironavir 会抑制本品的代谢从而延长呼吸抑制作用。如果必须与上述药物同时应用，应该对病人进行特殊监测，并且应降低本品的剂量。

【药物过量】 临床症状与个体对药物的敏感性有关，主要以呼吸抑制为其特征，个别敏感者可表现为呼吸过缓甚至呼吸暂停。处理方法为：供氧和辅助呼吸或控制呼吸可用于治疗换气不足和呼吸暂停。特异性拮抗剂，如纳洛酮，可用于逆转呼吸抑制。然而，这类治疗并不能取代即时的对症治疗措施。因为呼吸抑制的持续时间可能超过拮抗剂的作用时间，故可能需要重复给予拮抗剂。一旦发生肌肉僵直，可给予肌肉松弛药或控制呼吸。为了保持体温恒定和维持体液的平衡，应该小心地监护病人。由于严重的或长期的低血容量还可导致低血压，可采用适当的扩容来治疗。

【规格】注射剂：1ml：75μg（相当于舒芬太尼50μg）；5ml：375μg（相当于舒芬太尼250μg）。

【临床应用案例】

1. Roelofse等观察了25例年龄5~7岁，体重15~20kg，行牙科手术的儿童，在手术前30min应用舒芬太尼20μg复合咪唑安定0.3mg/kg滴鼻，镇静效果显著，同时可为术后提供有效镇痛，而呼吸抑制、胸壁僵硬等发生率低。在60例年龄6~12岁，体重8~18kg拟行门诊手术的患儿中，Zedie等比较在术前单独使用舒芬太尼2μg/kg滴鼻与单用咪唑安定0.2mg/kg滴鼻的效果，结果两种药物都可以提供，快速、安全、有效的镇静效果，且血氧饱和度在术前术后均无明显的改变，仅有2例使用舒芬太尼后出现轻度的呼吸抑制，但不需处理。在成人神经阻滞麻醉前，舒芬太尼5μg复合咪唑安定1mg静脉注射，可以缓解病人的紧张情绪，同时提高病人的痛域，便于麻醉操作。舒芬太尼5~10μg静脉注射，用于清醒经鼻腔盲探气管内插管时，与等效剂量（1:10）芬太尼相比，镇痛效果强，且心血管及血流动力学变化稳定，呼吸抑制作用较芬太尼发生率低。参考论文名称：《Intranasal sufen – tanil/midazolam versus ketamine/midazolam foranalgesia/sedation in the pediatric population prior to undergoingmultiple dental extractionsunder general anesthesia: a prospective, double – blind, randomizedcomparison》

2. 常用的硬膜外腔镇痛剂量：负荷剂量10~50μg舒芬太尼，随后持续输注浓度为0.5μg/ml舒芬太尼加0.2%罗哌卡因（或0.125%布比卡因），输注速度的计算公式为：（身高厘米数–100）×0.1，单位是ml/h，硬膜外患者自控镇痛的单次剂量是5ml，锁定时间为5min。参考论文名称：《舒芬太尼药理作用与临床应用》

3. Bernard 等在 PCEA 分娩镇痛中研究了 0.625μg/ml 舒芬太尼配伍 0.125% 布比卡因的镇痛效应，其 PCA 量/锁定时间设置分别为 4ml/8min 及 12ml/25min（每小时限量相同），结果显示 8ml/min 组和 12ml/25min 组在宫颈扩张到 6cm 时平均 VAS 评分两组分别为 3 和 1，分娩时 VAS 评分则为 2 和 1；12ml/25min 组比 4ml/8min 组患者总体满意度更高，结果提示增加 PCA 量并延长锁定时间的方案值得推荐。**参考论文名称：**《Patient – controlled epidural analgesia during labor：the effects of the in – crease in bolus and lockout interval》

4. 邹望远等的研究结果显示舒芬太尼 10μg 加入 0.75% 罗比卡因用于硬膜外神经阻滞后，感觉阻滞平面达 T12，最高平面时间缩短近 2 倍，镇痛持续时间延长近 2 倍，表明两者合用效果较显著，且无明显不良反应发生。**参考论文名称：《罗比卡因复合舒芬太尼硬膜外麻醉效果的临床观察》**

5. Tian F 在加入舒芬太尼的连续脊髓麻醉在分娩镇痛中能诱导产妇发热反应的研究中，选取 75 名健康足月自然分娩的产妇随机分为分娩期间接受舒芬太尼组（$n = 37$）和非药物缓解疼痛组（$n = 38$）。记录分娩过程中我们所需的每个时间点母亲的鼓膜温度。取分娩后 5 分钟的 IL – 6，IL – 8 和 TNF – α 样本作为基线。从病人的医疗记录中搜集所有的产妇的视觉模拟评分（VAS），第一和第二产程的持续时间，阴道检查，催产素使用量，产妇和新生儿抗生素治疗，产妇和新生儿感染，剖宫产的需求，助产的需求和 Apgar 评分数据。结果显示：2 组产妇的基线特征没有显著的差异，舒芬太尼鞘内注射后，舒芬尼组与对照组相比，疼痛的感觉大幅减弱。在舒芬太尼组有 9 例（24.32%）和对照组有 2 例（5.26%）在生产中有鼓膜温度高于 38℃。在每组均有一种倾向，产妇的体温随着时间的推移逐渐升高，在基线 5 小时后达到峰值。镇痛 3 小时到 7 小时的变化与基线比较有显著差异。产妇血清 IL – 6 和 IL – 8

水平在生产中的增加，而 TNF－α 在两组中的各个时间点均无变化。1 分钟、5 分钟 Apgar 评分在两组没有显著差异，在第一个 24 小时无新生儿温度高于 38°C 和抗生素治疗。结论：连续舒芬太尼麻醉脊髓技术是一种安全有效的分娩镇痛方法，但它与产妇发烧的发病率增加相关。参考论文名称：《Continuous spinal anesthesia with sufentanil in labor analgesia can induce maternal febrile responses in puerperas》

6. 冯增光在探讨舒芬太尼在小儿心脏直视手术中的应用及麻醉后恢复情况中选择实施心脏直视手术的患儿 40 例，按随机数字表将其分为芬太尼麻醉组（F 组，$n=20$）和舒芬太尼麻醉组（SF 组，$n=20$ 例）。比较两组的麻醉效果、麻醉药用量、麻醉前后血流动力学的变化、麻醉复苏情况及不良反应等。结果：SF 组 HR、SBP 和 DBP 值在手术诱导期间未发生明显的波动，各时期的值间差异未达到显著水平（$P>0.05$）；手术后睁眼、拔管、病房停留、恢复自主呼吸的时间和并发症率显著低于 F 组（$P<0.05$）。结论：舒芬太尼麻醉后血流动力学平稳，术后恢复情况较好，并发症少，适合在小儿心脏直视手术中用于快通道麻醉。参考论文名称：《舒芬太尼用于小儿心脏直视手术快通道麻醉的临床应用价值》

7. 张宁在研究舒芬太尼连续蛛网膜下隙阻滞在分娩中应用的可行性中选择宫口开大至 2~3cm、无椎管内禁忌证、单胎头位初产妇 80 例，随机均分为连续蛛网膜下隙阻滞组（S 组）和腰－硬联合镇痛组（C 组）。两组鞘内均推注舒芬太尼 8μg（5ml），S 组接电子镇痛泵（舒芬太尼 1μg、ml），PCA 每次 2ml，背景剂量 2ml/h，锁定时间 10min；C 组接电子镇痛泵（罗哌卡因 1mg/ml＋舒芬太尼 0.5μg/ml），PCA 每次 6ml，背景剂量 6ml/h，锁定时间 10min。记录注药前（镇痛前）、注药后（镇痛后）5、10、15、30、60 和 120min、宫口开大 7~8cm 时、宫口开全时的疼痛 VAS 评分、胎心率（FHR）、宫缩持续时间、宫缩强度。记录镇痛起效时间、首次镇痛维持时间、总镇痛时间、舒芬太尼用量和产程中出现的不良反应及新生儿出生后 1、5 和 10min 的 Apgar 评分。结果：两组镇痛后 VAS 评分均降低，宫口开 7～8cm 时和宫口开全时，S 组 VAS 评分均明显低于 C 组。镇痛起效时间 S 组明显长于 C 组，舒芬太尼用量 S 组明显少于 C 组，两组产程时间、自然分娩率、镇痛满意率、瘙痒、硬脊膜穿刺后头痛（PDPH）等不良反应差异无统计学意义。结论：与传统的硬 - 腰联合镇痛比较，舒芬太尼连续蛛网膜下隙镇痛用于分娩镇痛虽然起效慢，但维持时间长，效果更确切，对产程影响小。参考论文名称：《舒芬太尼连续蛛网膜下腔阻滞用于分娩镇痛的可行性》

8. 刘晓师探讨复合依托咪酯麻醉诱导时舒芬太尼的最适剂量。方法选择择期手术 ASA Ⅰ～Ⅱ 级老年高血压患者 60 例，年龄 60～80 岁，按不同剂量舒芬太尼随机分为 3 组，Ⅰ 组：0.3 μg/kg，Ⅱ 组：0.4 μg/kg，Ⅲ 组：0.5 μg/kg，分别复合相同剂量的依托咪酯，每组 20 例，分别测麻醉诱导前（t0）、诱导给药后（t1）、插管时（t2）及插管后 1 min（t3）、3 min（t4）、5 min（t5）的直接动脉压、心率等血流动力学参数以及 BIS 和 TOF 值。结果：①与诱导前相比，给药后三组 BP、MAP、HR、BIS 均降低（$P < 0.05$），Ⅲ 组下降较明显（$P < 0.05$）；插管时三组 BP、HR、BIS 均上升，Ⅰ 组升高较明显（$P < 0.05$），Ⅱ、Ⅲ 组升高差异无统计学意义（$P > 0.05$），BIS 组间比较差异有统计学意义（$P < 0.05$），但三组插管后 BIS 均 < 65。结论：在术前血压控制在 160/100 mmHg 以下的患者中，0.4 μg/kg 的舒芬太尼在插管前 5.5 min 给药，能有效抑制插管反应，并产生最小的呼吸和循环抑制。参考论文名称：《不同剂量舒芬太尼复合依托咪酯对老年高血压患者气管插管反应的影响》

硫酸吗啡 Morphine Sulfate

【别名】 美施康定。

【性状】 硫酸吗啡控释片为薄膜衣片，10mg 为浅棕色，30mg 为紫色，60mg 为橘红色，除去薄膜衣后显示内容物为白色。

【药理毒理】 吗啡可激动 μ、κ 及 δ 型受体，产生镇痛、呼吸抑制、欣快成瘾。阿片类药物可使神经末梢对乙酰胆碱、去甲肾上腺素、多巴胺及 P 物质等神经递质的释放减少，并可抑制腺苷酸环化酶，使神经细胞内的 cAMP 浓度减少。本品可兴奋平滑肌，增加肠道平滑肌张力引起便秘，并使胆道、输尿管、支气管平滑肌张力增加。可使外周血管扩张，尚有缩瞳、镇吐等作用（因其可致成瘾而不用于临床）。

急性毒性 LD_{50}（mg/kg）：大鼠，口服 905；皮下 700；腹腔 920；静脉 237。

【药代动力学】 本品口服后由胃肠道黏膜吸收，血药浓度达峰时间一般为服后 2 ~ 3 小时，消除半衰期为 3.5 ~ 5 小时。本品在达稳态时血药浓度波动较小。

【适应证】 主要适用于晚期癌症病人镇痛。

【用法用量】 硫酸吗啡控释片必须整片吞服，不可截开或嚼碎。成人每隔 12 小时按时服用一次，用量应根据疼痛的严重程度、年龄及服用镇痛药史决定用药剂量，个体间可存在较大差异。最初应用本品者，宜从每 12 小时服用 10mg 或 20mg 开始，根据镇痛效果调整剂量，以及随时增加剂量，达到缓解疼痛的目的。

【不良反应】

1. 连用 3～5 天即产生耐药性，1 周以上可成瘾，但对于晚期中重度癌痛病人，如果治疗适当，少见依赖及成瘾现象。

2. 恶心、呕吐、呼吸抑制、嗜睡、眩晕、便秘、排尿困难、胆绞痛等。偶见瘙痒、荨麻疹、皮肤水肿等过敏反应。

【禁忌证】 呼吸抑制已显现发绀、颅内压增高和颅脑损伤、支气管哮喘、肺源性心脏病代偿失调、甲状腺功能减退、皮质功能不全、前列腺肥大、排尿困难及严重肝功能不全、休克尚未纠正控制前、炎性肠梗等病人禁用。

【注意事项】

1. 本品为国家特殊管理的麻醉药品，务必严格遵守国家对麻醉药品的管理条例，医院和病室的贮药处均须加锁，处方颜色应与其他药处方区别开。各级负责保管人员均应遵守交接班制度，不可稍有疏忽。

2. 根据 WHO《癌症疼痛三阶梯止痛治疗指导原则》中关于癌症疼痛治疗用药个体化的规定，对癌症病人镇痛使用吗啡应由医师根据病情需要和耐受情况决定剂量。

3. 未明确诊断的疼痛，尽可能不用本品，以免掩盖病情，贻误诊断。

4. 可干扰对脑脊液压升高的病因诊断，这是因为硫酸吗啡控释片使二氧化碳滞留，脑血管扩张的结果。

5. 能促使胆道括约肌收缩，引起胆管系的内压上升；可使血浆淀粉酶和脂肪酶均升高。

6. 对血清碱性磷酸酶、丙氨酸氨基转移酶、门冬氨酸氨基转移酶、胆红素、乳酸脱氢酶等测定有一定影响，故应在硫酸吗啡控释片停药 24 小时以上方可进行以上项目测定，以防可能出现假阳性。

【妊娠及哺乳期妇女用药】 本品禁用于孕妇、产妇、哺乳期妇女。

【儿童用药】 禁用。

【老年患者用药】 慎用。

【药物相互作用】

1. 与吩噻嗪类、镇静催眠药、单胺氧化酶抑制剂、三环类抗抑郁药、抗组胺药等合用，可加剧及延长本品的抑制作用。

2. 可增强香豆素类药物的抗凝血作用。

3. 与西咪替丁合用，可能引起呼吸暂停、精神错乱、肌肉抽搐等。

【药物过量】 硫酸吗啡控释片急性中毒的主要症状为昏迷、呼吸深度抑制、瞳孔极度缩小、两侧对称，或呈针尖样大、血压下降、发绀、尿少、体温下降，皮肤湿冷、肌无力，由于严重缺氧致休克、循环衰竭、瞳孔散大、死亡。

【中毒解救】 口服 4～6 小时内应立即洗胃以排出胃中药物。采用人工呼吸、给氧、对症治疗、补充液体促进排泄。静脉注射拮抗剂纳洛酮 0.005～0.01mg/kg，成人 0.4mg。亦可用烯丙吗啡作为拮抗药。

【规格】 控释片：10mg；30mg；60mg。

【临床应用案例】

1. 张卓奇等比较硫酸吗啡控释片口服和直肠给药对中、重度癌性疼痛的疗效和不良反应。中、重度癌痛患者 86 例随机分为 A 组（46 例）和 B 组（40 例），分别口服或直肠应用硫酸吗啡控释片治疗癌性疼痛。A 组硫酸吗啡控释片必须整片吞服，不能嚼碎后服用；B 组由护士将硫酸吗啡控释片纳入直肠齿状线以上。两组起始剂量均为 20mg，每 12h 一次。根据疼痛控制情况逐渐增加剂量，每次增加 10mg，剂量达 60mg 时进行维持，连用 10 天后进行效果评价。结果：A 组和 B 组的疼痛缓解率（84.8%，39/46 例对 82.5%，33/40 例）和不良反应发生率（34.8%，16/46 例对 45.0%，18/40 例）的差异无统计学意义。结论：经直肠应用硫酸吗啡控释片控制癌性疼痛与经口给药一样安全、有效。**参考论文名称：《经口与经直肠硫酸吗啡控释片治疗癌痛的对比观察》**

2. 李冬华探讨了美施康定治疗癌痛的临床疗效。根据个体化给药原则给予口服美施康定，起始用量 30mg，每 12h 一次，2~3 天后若疼痛未缓解，调整剂量，调整幅度为每次 30mg，直至获得满意镇痛效果。以 15 天为 1 个疗程，观察疼痛缓解和不良反应发生情况。结果：美施康定镇痛有效 88 例，总有效率为 89.8%。结论：美施康定对不同分级、类型疼痛均有良好疗效。**参考论文名称：《美施康定治疗癌痛的临床研究》**

3. 罗建奇观察了美施康定经直肠给药对晚期癌痛的临床疗效及不良反应。58 例患者在经直肠给药前均口服美施康定治疗，而且效果较好，口服剂量 30~120mg，每日 2 次，如患者疼痛加重，则按 30%~50% 剂量递增，治疗中因出现严重消化道反应及吞咽困难改为直肠给药。给药前嘱患者排空大便后，将美施康定 30~120mg 塞入肛内（距肛门 4cm），每 12h 给药 1 次，依据疼痛缓解程度调整用药剂量，至疼痛完全缓解或明显缓解。使用 3 周后，可参加评估。结果：完全缓解（CR）占 28 例（48.3%），部分缓解（PR）占 25 例（43.1%），轻度缓解（MR）占 5 例（8.6%），无效（NR）占 0 例（0），有效率为 91.4%。本组患者口服改为直肠给药，药物剂量无变化者 28 例（48.3%），减量者 24 例（41.4%），增量者 6 例（10.3%）。结论：美施康定经直肠给药可达到与口服同样的效果，且无明显副反应，可作为不能口服用药患者的一种治疗手段。**参考论文名称：《美施康定经直肠给药对晚期癌痛的临床疗效观察》**

4. 蔡建荣探讨混合痔手术多模式镇痛效果及对创面愈合的影响。选择局麻下行混合痔外切内扎手术患者 120 例，随机分治疗组和对照组各 60 例。治疗组：手术前 30 min 硫酸吗啡栓 20 mg 直肠给药，应用 2% 盐酸利多卡因注射液 10 ml 局部浸润麻醉，术中创缘下注射亚甲蓝注射液 20 mg + 0.75% 盐酸布比卡因注射液 5 ml 混合液，术后吲哚美辛栓 50 mg 直肠给药。对照组术前不予任何处理，术中、术后处理同治疗组。两组均根据保障麻醉良好效果决定是否追加盐酸利多卡因用量。结果：局麻注射疼痛评分治疗组优于对照组，术后疼痛评分治疗组（ 2.02 ± 0.50）分，对照组为（ 5.43 ± 0.86）分；愈合时间治疗组（ 20.5 ± 3.6）d，对照组为（ 24.6 ± 5.6）d，头晕、意识障碍发生率治疗组低于对照组 。结论：联合序贯性应用硫酸吗啡栓、亚甲蓝 + 盐酸布比卡因注射液、吲哚美辛栓，可使局麻混合痔手术达到良好全程镇痛效果，缩短创面愈合时间。参考论文名称：《硫酸吗啡栓用于混合痔手术超前镇痛研究》

（马 勇 卢春媛）

盐酸吗啡 Morphine Hydrochloride

【别名】美菲康。

【性状】吗啡注射液为无色澄明的液体，遇光易变质；片剂为薄膜衣片，除去薄膜衣后显白色。

【药品类别】阿片类镇痛药。

【药理毒理】同硫酸吗啡。

【药代动力学】本品皮下和肌内注射吸收迅速，皮下注射 30 分钟后即可吸收 60%，吸收后迅速分布至肺、肝、脾、肾等各组织。成人中仅有少量吗啡透过血 - 脑脊液屏障，但已能产生高效的镇痛作用。可通过胎盘到达胎儿体内。消除半衰期

1.7～3 小时，蛋白结合率 26%～36%。一次给药镇痛作用维持 4～6 小时。主要在肝脏代谢，60%～70% 在肝内与葡萄糖醛酸结合，10% 脱甲基变成去甲基吗啡，20% 为游离型。主要经肾脏排出，少量经胆汁和乳汁排出。

片剂口服后由胃肠道黏膜吸收，其缓释片血药浓度达峰时间较长，一般为服后 2～3 小时，峰浓度也稍低，消除半衰期为 3.5～5 小时。在达稳态时血药浓度的波动较小。

【适应证】本品为强效镇痛药，适用于其他镇痛药无效的急性锐痛，如严重创伤、战伤、烧伤、晚期癌症等疼痛。心肌梗死而血压尚正常者，应用本品可使病人镇静并减轻心脏负担。应用于心源性哮喘可使肺水肿症状暂时有所缓解。本品用于麻醉和手术前给药以保持病人镇静。

【用法用量】

1. 皮下注射：成人常用盐酸吗啡量，一次 5～15mg，一日 15～40mg；盐酸吗啡极量，一次 20mg，一日 60mg。

2. 静脉注射：成人镇痛时常用盐酸吗啡量，5～10mg；用作静脉全麻按体重盐酸吗啡不得超过 1mg/kg。

3. 手术后镇痛，注入硬膜外间隙：成人自腰脊部位注入，一次极限盐酸吗啡 5mg，胸脊部位应减为 2～3mg，按一定的间隔可重复给药多次。注入蛛网膜下隙，一次盐酸吗啡量为 0.1～0.3mg。原则上不再重复给药。

4. 对于重度癌痛病人，盐酸吗啡首次剂量范围较大，每日 3～6 次，以预防癌痛发生。

【不良反应】

1. 连用本品 3～5 天即产生耐药性，1 周以上可成瘾，需慎用。但对于晚期中重度癌痛病人，如果治疗适当，少见依赖及成瘾现象。

2. 恶心、呕吐、呼吸抑制、嗜睡、眩晕、便秘、排尿困难、胆绞痛等。偶见瘙痒、荨麻疹、皮肤水肿等过敏反应。

3. 应用盐酸吗啡发生急性中毒的主要症状为昏迷，呼吸深度抑制、瞳孔极度缩小、两侧对称，或呈针尖样大，血压下降、发绀，尿少，体温下降，皮肤湿冷，肌无力，由于严重缺氧致休克、循环衰竭、瞳孔散大、死亡。

4. 盐酸吗啡药物中毒解救可采用人工呼吸、给氧、给予升压药提高血压，β 受体阻断药减慢心率、补充液体维持循环功能。静脉注射拮抗剂纳洛酮 0.005 ~ 0.01mg/kg，成人 0.4mg。亦可用烯丙吗啡作为拮抗药。

【禁忌证】
1. 呼吸抑制已显示发绀患者。
2. 颅内压增高和颅脑损伤患者。
3. 支气管哮喘、肺源性心脏病代偿失调、甲状腺功能减退、皮质功能不全患者。
4. 前列腺肥大、排尿困难及严重肝功能不全患者。
5. 休克尚未得到纠正的患者。
6. 炎性肠梗病人。

【注意事项】
1. 本品为国家特殊管理的麻醉药品，务必严格遵守国家对麻醉药品的管理条例，医院和病室的贮药处均须加锁，处方颜色应与其他药处方区别开。各级负责保管人员均应遵守交接班制度，不可稍有疏忽。使用该药医生处方量每次不应超过 3 日常用量。处方留存两年备查。

2. 根据 WHO《癌症疼痛三阶梯止痛治疗指导原则》中关于癌症疼痛治疗用药个体化的规定，对癌症病人镇痛使用吗啡应由医师根据病情需要和耐受情况决定剂量。

3. 未明确诊断的疼痛，尽可能不用盐酸吗啡，以免掩盖病情，贻误诊断。

4. 盐酸吗啡可以干扰对脑脊液压升高的病因诊断，这是因为盐酸吗啡使二氧化碳滞留，脑血管扩张的结果。

5. 盐酸吗啡能促使胆道括约肌收缩，引起胆管系的内压上升；可使血浆淀粉酶和脂肪酶均升高。

6. 盐酸吗啡对血清碱性磷酸酶、丙氨酸氨基转移酶、门冬氨酸氨基转移酶、胆红素、乳酸脱氢酶等测定有一定影响，故应在盐酸吗啡完全停药 24 小时以上方可进行以上项目测定，以防可能出现假阳性。

7. 因盐酸吗啡对平滑肌的兴奋作用较强，故不能单独用于内脏绞痛（如胆、肾绞痛），而应与阿托品等有效的解痉药合用，单独使用反使绞痛加剧。

8. 应用大量吗啡进行静脉全麻时，常和神经安定药并用，诱导中可发生低血压，手术开始遇到外科刺激时血压又会骤升，应及早对症处理。

9. 吗啡注入硬膜外间隙或蛛网膜下腔后，应监测呼吸和循环功能，前者 24 小时，后者 12 小时。

【孕妇及哺乳期妇女用药】 禁用于孕妇、产妇、哺乳期妇女。

【儿童用药】 婴幼儿慎用，未成熟新生儿禁用。

【老年患者用药】 慎用。

【药物相互作用】

1. 与吩噻嗪类、镇静催眠药、单胺氧化酶抑制剂、三环抗抑郁药、抗组胺药等合用，可加剧及延长吗啡的抑制作用。

2. 可增强香豆素类药物的抗凝血作用。

3. 与西咪替丁合用，可能引起呼吸暂停、精神错乱、肌肉抽搐等。

4. 不得与氨茶碱、巴比妥类药钠盐等碱性液、溴或碘化合物、碳酸氢盐、氧化剂（如高锰酸钾）、植物收敛剂、氢氯噻嗪、肝素钠、苯妥英钠、呋喃妥英、新生霉素、甲氧西林、氯丙嗪、异丙嗪、哌替啶、磺胺嘧啶、磺胺甲异恶唑以及铁、铝、镁、银、锌化合物等接触或混合，以免发生混浊甚至出现沉淀。

【药物过量】 吗啡过量可致急性中毒，成人中毒量为60mg，致死量为250mg。对于重度癌痛病人，吗啡使用量可超过上述剂量（即不受药典中关于吗啡极量的限制）。

【规格】 注射剂：1ml：10mg。缓释片：10mg；30mg；60mg。

【临床应用案例】

1. 陈旭烽报道的 25 例晚期癌痛病人，疼痛原因主要为肿瘤浸润压迫及骨转移。疼痛均剧烈，予每日口服硫酸吗啡控释片 120～300mg 以上，仍效果不明显。后采用一次性使用微量止痛泵，泵的总容量100ml，一端与患者静脉相连，匀速泵入2ml/h。静脉吗啡初用每日量为原口服吗啡每日量的1/2，每日根据疼痛评分重新调整，未缓解者每次加总剂量的1/3。结果：疼痛缓解率第 1 天为80%（20/25），第 2～14 天均为100%。不良反应：恶心或呕吐占40%（10/25），便秘60%（15/25），呼吸抑制占8%（2/25），无尿潴留发生。*参考论文名称：《持续静脉泵入吗啡在晚期癌痛患者的临床应用》*

2. 马士云对360例硬膜外麻醉行妇科手术的病人随机分组，198 例病人在手术结束时硬膜外导管注入吗啡 2 mg（生理盐水稀释至 10 ml）、78 例注入芬太尼 0.04 ml（生理盐水稀释至 10 ml）、84 例注入生理盐水 10 ml 作为对照组。结果：吗啡组Ⅰ、Ⅱ级镇痛达 86.9 %（172/198），芬太尼组 28.2 %（22/78），生理盐水组为（3/84）；吗啡明显高于芬太尼组及生理盐水组（$P < 0.01$）。而三组恶心、呕吐、呼吸、脉搏等副反应无明显差别。结论：吗啡用于妇科术后镇痛效果好、安全、适用。*参考论文名称：《小剂量吗啡在妇科术后镇痛中的临床应*

用》

3. 金玉彬选取的 43 例患者中，男性 25 例，女性 18 例，年龄 33～82 岁。全部病例均为晚期癌症不能进食或伴有呕吐，中度疼痛 14 例，重度疼痛 29 例。曾使用过非阿片类药物者 9 例，弱阿片类药物 12 例，强阿片类药物 22 例。所有患者用药前均常规清洁灌肠，然后将美菲康 30mg，每 12 h 塞入直肠内（6～12 cm），2 天内如果止痛效果不理想，则逐渐加大剂量，本组有 2 例达到每 12 h 180mg；平均剂量为每 12 h 60mg。本组疼痛缓解率为 86%，完全缓解 11 例，明显缓解 18 例，中度缓解 8 例，轻度及未缓解 6 例。副作用：恶心 8 例，呕吐 4 例，便秘 2 例，排尿困难 4 例，头晕、嗜睡 7 例（3～5 天可自行缓解）。参考论文名称：《盐酸吗啡缓释片直肠给药的临床研究》

4. 叶凤卿比较不同剂量的吗啡用于术后病人硬膜外自控镇痛（PCEA）的镇痛效果和不良反应，探求较合适的吗啡剂量。选择 100 例 ASA Ⅰ～Ⅱ级、在硬膜外麻醉下行下肢骨科手术的患者，行术后 PCEA。按吗啡剂量的不同随机分为四组：M1 组 4 mg；M2 组 6 mg；M3 组 8 mg；M4 组 10 mg；每组 25 例。各组镇痛药液中均含预定剂量吗啡＋氟哌利多 5 mg＋0.5% 布比卡因 25 ml＋0.9% NaCl 稀释至 100 ml，于术毕前 15min 开始镇痛治疗，以负荷剂量＋持续剂量＋PCA 给药模式，给予负荷量 5 ml，持续量 2 ml/h，PCA 为 0.5 ml，锁定时间 15 min，镇痛持续 48 h。结果：镇痛效果 M1 组较差，M2 组镇痛效果佳（优良率达 96%），与 M3 组、M4 组相仿（优良率达 100%），且三组之间比较无统计学差异。不良反应发生率：M1 组最低；M2 组比 M1 组稍高；M3 组、M4 组与 M1 组比较有显著差异，M4 组比 M3 组发生率略高。四组病人镇痛期间呼吸循环平稳。结论：吗啡 6 mg 用于 PCEA 效果满意，不良反应发生率低，可能是较合适的吗啡 PCEA 剂量。参考论文名称：《不同剂量吗啡术后硬膜外自控镇痛的对比观察》

5. 张德祥在探讨臂丛神经阻滞麻醉后应用两组低浓度的局麻药组合，即 0.125% 左布比卡因复合 0.004% 盐酸吗啡或 0.0004% 枸橼酸芬太尼行臂丛神经 PCRA 的镇痛效果和可能出现的不良反应。结论：用于上肢手术后臂丛神经区域自控镇痛疗效确切，其中 0.125% 左布比卡因 + 0.0004% 枸橼酸芬太尼不良反应发生率更少，用于上肢手术后 PCRA 更有优势。参考论文名称：《左布比卡因与芬太尼在上肢术后臂丛神经区域镇痛中应用》

6. 张慧在比较枸橼酸舒芬太尼和盐酸吗啡在妇科术后的镇痛效果中，选择行妇科手术的患者80例，随机分为 A 组和 B 组各 40 例。A 组给予枸橼酸舒芬太尼 50 μg + 甲磺酸罗哌卡因 20 ml + 盐酸托烷司琼 5mg + 生理盐水 100 ml 硬膜外自控镇痛（PCEA），B 组给予盐酸吗啡 10 mg + 甲磺酸罗哌卡因 20 ml + 盐酸托烷司琼 5 mg + 生理盐水 100 ml PCEA。采用视觉模拟评分法（visual analogue scale，VAS）比较术后 6、12、24 h VAS 评分、PCEA 泵按压次数和术后 48 h 内不良反应发生率两组比较差异均无统计学意义。两组 PCEA 泵按压次数 A 组 7 次，B 组 5 次。不良反应发生率 A 组 5.00%，B 组 27.50%，两组比较差异有统计学意义（P<0.05）。结论：枸橼酸舒芬太尼 + 甲磺酸罗哌卡因 + 盐酸托烷司琼在妇科手术后镇痛效果良好、不良反应较盐酸吗啡少，值得临床推广使用。参考论文名称：《枸橼酸舒芬太尼和盐酸吗啡在妇科术后镇痛效果比较》

盐酸丁丙诺啡　Buprenorphine Hydrochloride

【别名】Buprenex，Buprex，叔诺啡，盐酸叔丁啡，丁苯诺菲，布诺菲，布普林诺啡，沙菲。

【性状】丁丙诺啡为无色澄明液体或白色片。

【药品类别】阿片类镇痛药。

【药理毒理】本品为阿片受体的部分拮抗—激动剂。丁丙诺啡具有较强的镇痛作用，为吗啡的 25 倍，可透过血脑和胎盘屏障。能产生吗啡样的呼吸抑制、起始慢，持续时间长，尚未见严重呼吸抑制的报道。

对重要器官未发现明显毒性作用，无致突变作用和生殖毒性。身体依赖性低于吗啡和哌替啶。

【药代动力学】本品能迅速地被吸收，几分钟内达到血药浓度高峰，主要在肝中代谢，从胆汁排泄，粪便中排出，血浓度变化符合三次幂指数消除曲线，起始相快（半衰期为 2 分钟），终末相慢（半衰期约为 3 小时），峰值为 5 分钟，生物利用度接近 100%，在体内几乎完全被代谢，经胆汁排泄，随粪便排出。

舌下含片主要经颊部黏膜吸收。血浆蛋白结合率为 96%，消除半衰期为 1.2 ~ 7.2 小时不等。口服有显著的首过效应。

【适应证】本品为一种强效镇痛药，可用于各类手术后疼痛、癌症疼痛、烧伤后疼痛、脉管炎引起的肢痛及心绞痛和其他内脏痛。

【用法用量】肌内注射：一次 0.15 ~ 0.3mg，可每隔 6 ~ 8 小时或按需注射。疗效不佳时可适当增加用量。

舌下含服：每次 0.2 ~ 0.8mg。每隔 6 ~ 8 小时一次。

【不良反应】头晕、嗜睡、恶心、呕吐、出汗、头痛、皮疹。

【禁忌证】有过敏史、重症肝损伤、脑部损害、意识模糊及颅内压升高患者禁用。轻微疼痛或疼痛原因不明者。

【注意事项】

1. 本品有一定依赖性，戒断症状较轻，因此存在有滥用的可能，故按Ⅰ类精神药品管理，使用时应遵医嘱。

2. 呼吸功能低下或紊乱者、已接受其他中枢神经抑制剂治疗者和高龄与虚弱者慎用。

3. 本品与受体亲和力高，常规剂量拮抗剂如纳洛酮，对已引起的呼吸抑制无用，推荐使用呼吸兴奋剂（如多沙普仑）。

【孕妇及哺乳期妇女用药】不宜使用。

【儿童用药】6 岁以下儿童不宜使用。

【老年患者用药】慎用。

【药物相互作用】与另一种阿片受体激动剂合用，可引起这些药物的戒断症状。与单胺氧化酶抑制剂有协同作用。

【药物过量】过量可引起呼吸抑制，纳洛酮常不易拮抗，推荐使用呼吸兴奋剂（如多沙普仑）。

【规格】注射剂：1ml：0.15mg；2ml：0.3mg。片剂：0.2mg；0.4mg。

【临床应用案例】

1. 肖红霞选取 106 例病人随机分为两组，A 组（n = 53）为丁丙诺啡组，用药为盐酸丁丙诺啡注射液 1.5 mg，恩丹西酮 8 mg；B 组（n = 53）为吗啡组，用药为盐酸吗啡注射液 50mg，恩丹西酮 8 mg。采用一次性持续镇痛泵，每例配药 200ml 注入镇痛泵内，设置和控制的参数为，①持续剂量为 4ml/h；②锁定时间为 15 min；③PCA 剂量为 1 ml；④负荷剂量，A 组为丁丙诺啡 0.15 mg，B 组为吗啡 5 mg。结果：两组病人 VAS 评分分别为（2.1 ± 1.6）分和（2.5 ± 1.7）分，丁丙诺啡组恶心例数为 5 例，吗啡组为 21 例，呕吐例数分别为 2 例和 10 例；嗜睡例数分别为 10 例和 13 例；头昏例数分别为 3 例和 5 例；均无皮肤瘙痒发生。结论：丁丙诺啡和吗啡均可用于开胸手术病人的术后静脉镇痛，而丁丙诺啡镇痛效果较吗啡更强，不良反应轻。参考论文名称：《丁丙诺啡和吗啡用于胸科手术病人术后镇痛的效果比较》

2. 陈亚丽的研究中选择上腹部胃癌择期手术 60 例，随机分为两组，每组 30 例。Ⅰ组：丁丙诺啡静脉自控镇痛，含 12μg/ml；E 组：丁丙诺啡硬膜外腔自控镇痛，0.15% 布比卡因，含丁丙诺啡 6μg/ml。术后 6、12、24、48h 进行镇痛、镇静评分。结果：平静状态下，术后 6、12、24、48、72h 镇痛效果均基本满意，两组之间无明显差异（$P > 0.05$）；但起床活动、咳嗽时，Ⅰ组镇痛效果与 E 组比较有显著性差异。术后 6h、12h 两组 SBP 较术前均有降低。结论：丁丙诺啡静脉或硬膜外自控镇痛对胃癌术后患者镇痛一样安全有效，尤以硬膜外自控镇痛更能提供理想的镇痛、镇静效果。**参考论文名称：**《不同途径丁丙诺啡自控镇痛在胃癌术后的应用》

3. Clement PM 采用前瞻性试验研究，探讨在姑息治疗癌症疼痛患者中，使用超过推荐最大剂量 140μg/h 的皮下丙诺啡给药的需求剂量。其结果认为疼痛控制是令人满意的，由病人和卫生保健提供者记录而得。在 21/28 例有效患者使用小于或等于 140μg/h 的剂量，成功率高于住院病人组。为达到足够的疼痛控制，报告中两例患者的剂量达到 210μg/h。此观察支持了丁丙诺啡给药剂量超过 140μg/h 可临床有效并有良好的耐受性这一假设。这也驳斥了其与临床相关的天花板效应的假设。结论：在大多数保守患者的丁丙诺啡经皮给药可以控制癌症疼痛。**参考论文名称：**《Pain management in palliative cancer patients: a prospective observational study on the use of high dosages of transdermal buprenorphine》

4. 孙兴兵在观察盐酸丁丙诺啡预防鼻内镜病人全麻苏醒期躁动的疗效中，选择全麻下行鼻息肉或鼻中隔偏曲手术患者 80 例，年龄 20~60 岁，随机分为盐酸丁丙诺啡组和对照组，全麻插管后分别静脉注射盐酸丁丙诺啡 0.15mg 或生理盐水 2.0ml。记录手术时间、麻醉时间、拔管时间并测定拔管前 2 组患者的 Comfort 评分及苏醒期的躁动评分，观察有无恶心呕吐、术后低氧血症、反流误吸等不良反应。结果：2 组患者的手术时间、麻醉时间、拔管时间、术后低氧血症、恶心呕吐发生率差异均无统计学意义。Comfort 评分：镇静满意率盐酸丁丙诺啡组为 80%，明显优于对照组的 45%（$P < 0.05$）。躁动评分：盐酸丁丙诺啡组中无或轻度躁动的比率为 85%，明显优于对照组的 45%（$P < 0.05$）。结论：鼻息肉或鼻中隔偏曲手术患者术前静脉注射盐酸丁丙诺啡 0.15mg 可获得苏醒期良好的镇静效果，减少拔管期病人的躁动。参考论文名称：《盐酸曲马多与丁丙诺啡抑制气管拔管期应激反应比较》

（王　玥）

盐酸二氢埃托啡 Dihydroetorphine Hydrochloride

【别名】双氢埃托啡，双氢乙烯啡。

【性状】白色片或无色透明液体。

【药品类别】阿片类镇痛药。

【药理毒理】本品为阿片受体激动剂，与 μ、δ、κ 受体的亲和力都远远大于吗啡，特别对 μ 受体的亲和力大于 δ 和 κ 上千倍。药理活性比吗啡强 6000 ~ 10000 倍。精神依赖性、身体依赖性和戒断症状都较吗啡轻。

【药代动力学】本品口服吸收差，ED_{50} 高达 123（98 ~ 153）μg/kg，舌下吸收快，经 10 ~ 15 分钟疼痛可获明显减轻，剂量仅相当于口服的 1/30。

【适应证】适用于各种重度疼痛的止痛，如创伤性疼痛、手术后疼痛、急腹痛、痛经、晚期癌症疼痛，包括使用吗啡、哌替啶无效的剧痛。

【用法用量】舌下含服：常用剂量，每次 20 ~ 40μg，视需要可于 3 ~ 4 小时后重复给药。极量，每次 60μg，一日 180μg，一般连续用药不得超过 1 周。晚期癌症患者长期应用对二氢埃托啡产生耐受性时，可视需要适当增加剂量，最大可用至每次 100μg，一日 400μg。超大剂量使用时应遵医嘱。

肌内注射：10 ~ 20μg，10min 左右疼痛可获明显减轻。视需要可于 3 ~ 4 小时后重复用药。急性剧痛时可行静脉滴注，每小时每千克体重 0.1 ~ 0.2μg。持续滴注时间不超过 24 小时，以免耐受和依赖。允许使用最大剂量，肌内注射每次 30μg，1 日 90μg。连续用药一般不超过 3 天。

【不良反应】少数病人可出现头晕、恶心、呕吐、乏力、出汗，卧床病人比活动病人反应轻。偶见呼吸抑制，用呼吸兴奋药尼可刹米可纠正，也可用吸氧纠正。

【禁忌证】脑外伤神志不清或肺功能不全者，非剧烈疼痛病例。

【注意事项】

1. 本品为国家特殊管理的麻醉药品，务必严格遵守国家对麻醉药品的管理条例，医院和病室的贮药处均须加锁，处方颜色应与其他药处方区别开。各级负责保管人员均应遵守交接班制度，不可稍有疏忽。

2. 含片只可舌下含化，不可吞服，否则影响止痛效果。

3. 不得用作海洛因成瘾脱毒治疗的替代药。

4. 盐酸二氢埃托啡一般剂量时对循环系统功能影响很小，用量过大时可有短暂血压下降。

【孕妇及哺乳期妇女用药】目前尚不明确，慎用。

【儿童用药】禁用。

【老年患者用药】慎用。

【药物相互作用】尚不明确。

【药物过量】主要表现为呼吸近乎停止，昏迷等，用烯丙吗啡或纳洛酮可迅速解救。

【规格】注射剂：1ml：10μg；2ml：20μg。舌下含片：20μg；40μg。

【临床应用案例】

1. 杨儒畅等选取晚期恶性肿瘤所致疼痛1116例，男877例，女259例，年龄23岁～87岁，病程都属晚期，伴Ⅰ级以上的疼痛。疼痛分级依据VRS标准，875例为3级疼痛，241例为2级疼痛，分别占78.4%和21.5%。给药方法：二氢埃托啡每次20μg，舌下含化，按需要可重复给药，用药期间禁用其他止痛剂、镇静剂。结果：875例3级疼痛完全缓解668例（76.3%），241例2级疼痛完全缓解198例（82%），2、3级疼痛完全缓解共866例（77.6%）；3级疼痛缓解173例（19.8%），2级疼痛缓解41例（17.0%），2、3级疼痛缓解共224例（19，2%）；无效36例（3.2%）。显效时间：口服或舌下含化后0.5～2h开始显效，止痛作用可维持3～11小时。服药期间，肝、肾功能及心电图无变化。本组用药时间最长272天，最大总量达90000μg，均不产生依赖性，也未见精神改变或欣快感。参考论文名称：《盐酸二氢埃托啡在晚期癌性疼痛中的临床应用》

2. 李玉升等将盐酸二氢埃托啡（DHE）用于56例癌痛病人，用法是DHE每天20～40μg舌下含化，每4～6h一次，镇痛时间最短不足30分钟，最长达6小时，平均2.75小时，对广泛转移癌痛缓解时间较短。56例用药至少3天，26例同时加用安定等辅助药物。总有效率为83.9%。参考论文名称：《盐酸二氢埃托啡控制癌痛56例》

3. 黄矛等将盐酸二氢埃托啡（DHE）用于外伤、骨折止痛23例，舌下含化20μg后10分钟疼痛缓解，注射10μg后5min显效，镇痛时间1～3h，显效率为78%。DHE有镇痛及解除平滑肌痉挛作用，用于胆囊炎、胆石症和胆管炎所致的胆绞痛及急性腺胰炎，舌下含化 20μg 或 10μg 肌内注射可迅速止痛。参考论文名称：《盐酸二氢埃托啡对急性病人的止痛效果》

4. 金淑荣等将盐酸二氢埃托啡（DHE）用于妇科手术后镇痛，当术后病人感到刀口疼痛时，舌下含化 DHE 20μg，每 4h 一次，用药后 5～25min 疼痛明显减轻或消失，镇痛维持时间为 2.5～6h，总有效率为 97.14%。参考论文名称：《盐酸二氢埃托啡用于妇科术后镇痛效果观察》

5. 王玲在探讨人工流产术中两种药物、三种方法的镇痛效果中，229 名患者随机分为三组，一组 84 例，人流前 20min 舌下含化盐酸二氢埃托啡片 20 μg；二组 45 例，宫颈管及宫旁组织浸润利多卡因；三组 100 例，术前舌下含化盐酸二氢唉托啡片并宫颈管及宫旁组织利多卡因浸润麻醉。结果：一组比二组疗效好，三组比一组疗效更佳。结论：此三种方法用于人工流产术镇痛均方便可靠，且量少显效快，价格便宜，具有临床推广应用价值。参考论文名称：《盐酸二氢埃托啡片与利多卡因针剂在人工流产术中止痛效果比较》

（索利斌）

盐酸美沙酮 Methadone Hydrochloride

【别名】美散痛，非那酮。

【性状】白色片。

【药品类别】阿片类镇痛药。

【药理毒理】本品为阿片受体激动剂，主要作用于 μ 受体。其药理作用、镇痛效能和持续时间与吗啡相当。并有呼吸抑制、镇咳、降温、缩瞳的作用，镇静作用较弱，但重复给药仍可引起明显的镇静作用。抑制吗啡成瘾者的戒断症状的作用时间长，重复给药仍有效。耐受性及成瘾性发生较慢，戒断症状略轻，但脱瘾较难。

急性毒性 LD_{50}（mg/kg）：小鼠，口服 93.7；腹腔 31 ~ 38.2；静脉 17.3 ~ 20.9。大鼠，口服 95；腹腔 24 ~ 40。

【药代动力学】本品口服吸收迅速，30 分钟后即可在血中检出，约 4 小时内达高峰。血浆蛋白结合率 87% ~ 90%。主要分布在肝、肺、肾和脾脏，小部分进入脑组织。其生物利用度为 90%，血浆半衰期约为 7.6 小时，治疗血浓度为 0.48 ~ 0.85mg/L，致死血浓度为 74mg/L。主要在肝脏代谢，由尿排泄，少量以原型从胆汁排泄。酸性尿液可增加其排泄。

【适应证】

1. 适用于慢性疼痛，但镇痛常不完全。

2. 采用本品替代递减法，用于各种阿片类药物的戒毒治疗，尤其是用于海洛因依赖；也用于吗啡、阿片、哌替啶、二氢埃托啡等的依赖。

【用法用量】口服：成人，每次 5 ~ 10mg，一日 10 ~ 15mg；极量，一次 10mg，一日 20mg。脱瘾治疗期，剂量应根据戒断症状严重程度和病人躯体状况及反应而定。开始剂量 15 ~ 20mg，可酌情加量。剂量换算为 1mg 美沙酮替代 4mg 吗啡、2mg 海洛因、20mg 哌替啶。

【不良反应】主要有性功能减退，男性服用后精液少，且可有乳腺增生。女性与避孕药同用时，可终日迷倦乏力，逾量可逐渐进入昏迷，并出现右束支传导阻滞、心动过速或（和）低血压。亦有眩晕、恶心、呕吐、出汗、嗜睡等，也可引起便秘及药物依赖。

【禁忌证】呼吸功能不全。

【注意事项】

1. 盐酸美沙酮为国家特殊管理的麻醉药品，务必严格遵守国家对麻醉药品的管理条例，医院和病室的贮药处均须加锁，处方颜色应与其他药处方区别开。各级负责保管人员均应遵守交接班制度，不可稍有疏忽。

2. 盐酸美沙酮为阿片或吗啡成瘾者可取的戒断用药，戒断症状轻微，但依赖性显著，所以弊多利少，多采用"美沙酮维持法"。

【孕妇及哺乳期妇女用药】 禁用。

【儿童用药】 禁用。

【药物相互作用】 苯妥英钠和利福平等能使本品在体内的降解代谢加快，本品用量应相应增加。

【规格】 片剂：2.5mg。

【临床应用案例】

1. 金川比较美沙酮与硫酸吗啡控释片治疗中、重度癌痛的止痛效果和不良反应。选择60例中、重度癌痛患者（应用第二阶梯止痛药不能缓解者），随机分为两组，治疗药物分别为美沙酮组和美施康定组，实验组选用盐酸美沙酮片，初始治疗剂量5~10mg，每间隔8~12h给药一次。剂量增加幅度根据患者用药后对疼痛强度的评估而定，在25%~100%之间。对照组选用硫酸吗啡控释片，初始治疗剂量30~60mg，每间隔12h给药一次。剂量调整按照TIME原则，即每24h调整1次剂量，按30%~50%增加剂量，当突破性疼痛发生时，应用短效吗啡，剂量为前次用药的1/4~1/3，当用药后达不到12h镇痛时应增加下一次控释吗啡的用量。疼痛缓解率美沙酮组为83.3%，硫酸吗啡控释片组86.7%，差异无显著性。硫酸吗啡控释片组便秘、恶心及呕吐发生率显著高于美沙酮组，差异有显著性。结论：美沙酮由于对中、重度癌痛的止痛效果好，副作用低，为治疗中、重度癌痛较好的药物。参考论文名称：《盐酸美沙酮片治疗晚期癌症疼痛的临床观察》

2. Mercadante 等对美沙酮与吗啡治疗晚期癌痛作了比较研究，均为每日口服 2~3 次，初始和后期最大的平均日用量，美沙酮分别为（13.6±0.7）mg 和（25.2±3.9）mg，后者为前者的（1.7±0.4）倍，吗啡分别为（32.5±2.5）mg 和（109.5±27.7）mg，后者为前者的（3.5±0.5）倍，两级镇痛效果相似；口干、嗜睡和便秘的发生率吗啡组高于美沙酮组。结论：用药量的递增指数吗啡显著高于美沙酮；只要注意剂量调整，可以减少美沙酮的蓄积作用及其并发症。参考论文名称：《Morphine versus methadone in the pain treatment of advanced - cancer patients followed up at home；Patient - controlled analgesia with oral methadone in cancer pain》

3. 曹恒等比较盐酸美沙酮片与硫酸吗啡缓释片在治疗晚期重度癌痛患者的疗效和不良反应。方法：对 73 例晚期癌症伴重度疼痛患者随机分为 2 组，其中 A 组（36 例）采用盐酸美沙酮片治疗，B 组（37 例）采用硫酸吗啡缓释片治疗。A 组将美沙酮使用方法分两个阶段。第一阶段：美沙酮每次 10mg，每 4~6h 一次。根据患者疼痛情况调整剂量，每次增加或减少的剂量为前次剂量的 50%，做到 24h 无痛或基本无痛。第二阶段：用药改为每 12h 一次。每次为第一阶段最后两天总剂量除以 4，必要时再进行调整，待本阶段用药也达到 24h 无痛或基本无痛后，持续该剂量，连续观察 2 周。B 组口服硫酸吗啡缓释片，初时剂量每次 30mg，每 12h 一次，根据患者用药后对疼痛强度的评价，然后根据疼痛程度调整剂量和时间，疼痛不能缓解按 30%~50% 增加剂量至 24h 无痛或基本无痛，连续观察 2 周。观察镇痛效果和不良反应。结果：镇痛效果 A 组患者总体缓解率为 90.3%，B 组患者总体缓解率为 90.5%；不良反应主要包括恶心呕吐、便秘、头昏、嗜睡，不良反应的严重程度、发生率相似。结论：盐酸美沙酮片与硫酸吗啡缓释片用于治疗晚期癌症重度癌痛疗效接近。对于吗啡耐受晚期重度癌痛患者，推荐使用盐酸美沙酮片。参考论文名称：《盐酸美沙酮片与硫酸吗啡缓释片治疗 73 例晚期癌症患者疗效比较》

（岳辉）

盐酸瑞芬太尼 Remifentanil Hydrochloride

【**别名**】雷米芬太尼，瑞米芬太尼，瑞捷。

【**性状**】瑞芬太尼为白色或类白色冻干疏松块状物。

【**药品类别**】阿片类镇痛药。

【**药理毒理**】本品为芬太尼类 μ 型阿片受体激动剂，镇痛作用及其副作用呈剂量依赖性，与催眠药、吸入性麻醉药和苯二氮䓬类药物合用有协同作用。有致突变作用。

【**药代动力学**】静脉给药快速起效，1 分钟可达有效浓度，作用持续时间仅 5～10 分钟。药物浓度衰减符合三室模型，其分布半衰期为 1 分钟；消除半衰期为 6 分钟；终末半衰期为 10～20 分钟；有效的生物学半衰期 3～10 分钟，与给药剂量和持续给药时间无关。血浆蛋白结合率约 70%，主要与 α-1-酸性糖蛋白结合。稳态分布容积约 350ml/kg，清除率大约为 40ml/(min·kg)。主要通过血浆和组织中非特异性酯酶水解代谢，大约 95% 的瑞芬太尼代谢后经尿排泄。长时间输注给药或反复注射用药其代谢速度无变化，体内无蓄积。

【**适应证**】瑞芬太尼用于全麻诱导、全麻中维持镇痛、疼痛治疗。

【**用法用量**】
1. 瑞芬太尼只能用于静脉给药。

2. 须用以下注射液之一溶解并定量稀释成 $25\mu g/ml$、$50\mu g/ml$ 或 $250\mu g/ml$ 浓度的溶液：灭菌注射用水；5% 葡萄糖注射液；0.9% 氯化钠注射液；5% 葡萄糖氯化钠注射液；0.45% 氯化钠注射液。

全麻诱导时：成人按每千克体重 $0.5\sim1\mu g$ 的输注速率持续静脉滴注。也可在静脉滴注前给予每千克体重 $0.5\sim1\mu g$ 的初始剂量静脉注射，静脉注射时间应大于 60 秒。气管插管病人的麻醉维持：麻醉中的给药速率可以每 $2\sim5$ 分钟增加 $25\%\sim100\%$ 或减小 $25\%\sim50\%$。病人反应麻醉过浅时，每隔 $2\sim5$ 分钟给予 $0.5\sim1\mu g/kg$ 剂量静脉注射给药。

【不良反应】典型的不良反应有恶心、呕吐、呼吸抑制、心动过缓、低血压和肌肉强直，在停药或降低输注速度后几分钟内即可消失。可出现在寒战、发热、眩晕、视觉障碍、头痛呼吸暂停、瘙痒、心动过速、高血压、激动、低氧血症、癫痫、潮红和过敏。

较少见的不良反应。消化系统：便秘、腹部不适、口干、胃食管反流、吞咽困难、腹泻、烧心、肠梗阻。心血管系统：心肌缺血、晕厥。肌肉骨骼系统：肌肉强直、胸痛。呼吸系统：咳嗽、呼吸困难、支气管痉挛、喉痉挛、喘鸣、鼻充血、咽炎、胸水、肺水肿、支气管炎、鼻漏。精神神经系统：焦虑、不自主运动、震颤、定向力障碍、幻觉、烦躁不安、恶梦、感觉异常、健忘。皮肤：皮疹、荨麻疹。泌尿系统：尿潴留、少尿、尿路中断。血液系统：贫血、淋巴细胞减少、白细胞减少、血小板减少。

【禁忌证】

1. 单独用于全麻诱导，即使大剂量使用也不能保证使意识消失。

2. 本品含有甘氨酸，因而不能于硬膜外和鞘内给药。

3. 已知对本品中各种组分或其他芬太尼类药物过敏者。

4. 重症肌无力及易致呼吸抑制患者。

5. 禁与单胺氧化酶抑制药合用。

6. 禁与血、血清、血浆等血制品经同一路径给药。

7. 支气管哮喘患者禁用。

【注意事项】

1. 瑞芬太尼为国家特殊管理的麻醉药品，务必严格遵守国家对麻醉药品的管理条例，医院和病室贮药处均应双人双锁，处方颜色应与其他处方区别开。各级负责保管人员均应遵守交接班制度，不可稍有疏忽。

2. 瑞芬太尼能引起呼吸抑制和窒息，需在呼吸和心血管功能监测及辅助设施完备的情况下，由具有资格的和有经验的麻醉师给药。

3. 在推荐剂量下，瑞芬太尼能引起肌肉强直。肌肉强直的发生与给药剂量和给药速率有关，因此，单剂量注射时应缓慢给药，给药时间应不低于 60 秒；提前使用肌肉松弛药可防止肌肉强直的发生。瑞芬太尼引起的肌肉强直必须根据病人的临床状况采取合适的方法处置。麻醉诱导过程中出现的严重肌肉强直应给予神经肌肉阻断剂和（或）另加催眠剂，并给予插管通气。在瑞芬太尼使用过程中发现的肌肉强直也可通过停止给药或减小给药速率处置，在停止给药后几分钟内肌肉强直可解除；或者给予阿片受体拮抗剂，但这样会逆转或抑制本品的镇痛作用，一般不推荐这样使用。出现危及生命的肌肉强直时，应给予迅速起效的神经肌肉阻断剂或立即中断输注。

4. 心律失常，慢性梗阻性肺部疾患，呼吸储备力降低及脑外伤昏迷、颅内压增高、脑肿瘤等易陷入呼吸抑制的病人慎用。

5. 务必在单胺氧化酶抑制药（如呋喃唑酮、丙卡巴肼）停用 14 天以上，方可给药，而且应先试用小剂量，否则会发生难以预料的严重的并发症。

6. 出现呼吸抑制时应妥善处理，包括减小输注速率50%或暂时中断输注。瑞芬太尼即使延长给药也未发现引起再发性呼吸抑制，但由于合用麻醉药物的残留作用，在某些病人身上停止输注后30分钟仍会出现呼吸抑制，因此，保证病人离开恢复室前完全清醒和足够的自主呼吸非常重要。

7. 能引起剂量依赖性低血压和心动过缓，可以预先给予适量的抗胆碱能药（如葡糖吡咯或阿托品）抑制这些反应。低血压和心动过缓可通过减小瑞芬太尼输注速率或合用药物来处置，在合适的情况下使用输液、升压药或抗胆碱能药。

8. 停止给药后5～10分钟，镇痛作用消失。对预知需要术后镇痛的病人，在中止瑞芬太尼给药前需给予适宜的替代镇痛药，并且必须有足够的时间让其达到最大作用，选择镇痛药应适合病人的具体情况和护理水平。

9. 在非麻醉诱导情况下，不得以病人的意识消失为药效目标而使用本品。

10. 瑞芬太尼不含任何抗菌剂和防腐剂，因此在稀释的过程中应保持无菌状态，稀释后的溶液应及时使用，没使用完的稀释液应丢弃。

11. 肝、肾功能受损的病人不需调整剂量。肝、肾功能严重受损的病人对瑞芬太尼呼吸抑制的敏感性增强，使用时应监测。

【孕妇及哺乳期妇女用药】 本品可通过胎盘屏障，产妇应用时有引起新生儿呼吸抑制的危险。本品能经母乳排泄，因而孕妇及哺乳期妇女不推荐使用。在必须使用时，医生应权衡利弊。

【儿童用药】 2～12岁儿童用药与成人一致。因尚没有临床资料，2岁以下儿童不推荐使用。

【老年患者用药】 随着患者年龄增长，瑞芬太尼药理效应增强。65岁以上老年患者用药时初始剂量为成人剂量的一半，持续静脉滴注给药剂量应酌减。

【药物相互作用】本品与其他麻醉药有协同作用，硫喷妥钠、异氟烷、丙泊酚及咪达唑仑与瑞芬太尼同时给药时，剂量减至75%。中枢神经系统抑制药物与本品也有协同作用，合用时应慎重，并酌情减量。

【药物过量】过量症状包括窒息、胸壁肌强直、癫痫、缺氧、低血压和心动过缓等。如果出现药物过量或怀疑药物过量，立即中断给药，维持开放气道，吸氧并维持正常的心血管功能。如呼吸抑制与肌肉强直有关，需给予神经肌肉阻断剂或μ阿片拮抗剂，并辅助呼吸。输液和增压药及其他辅助方法可用来处置低血压。葡糖吡咯或阿托品用于处置心动过缓或低血压。阿片拮抗剂（如纳洛酮）作为特异性解毒剂，用于处置严重呼吸抑制或肌肉强直。

【规格】注射剂：1mg；2mg。

【临床应用案例】

1. Hogue CW 指出，全静脉麻醉的瑞芬太尼负荷量 1～2μg/kg，维持量 0.1～1μg/（kg·min），追加量 0.1～1μg/kg。Hogue 以瑞芬太尼 1μg/kg 继而 1μg/（kg·min）输注，复合异丙酚 4.5μg/（kg·h）可有效抑制插管反应，术中以瑞芬太尼 0.25～4μg/（kg·min）复合异丙酚 4.5μg/（kg·h）维持麻醉，术中血流动力学稳定，术后能很快苏醒（一般于拔除气管导管 6～7min）。参考论文名称：《A multicenter evaluation of total intravenous anesthesia with remifentanil and propofol for elective inpatient surgery》

2. 由于瑞芬太尼及阿片类药作用消失快，术后疼痛发生率高，目前多采用降低瑞芬太尼注射速率和术后即刻给予长效阿片类药物进行术后镇痛。Bowdle 研究瑞芬太尼用于手术后镇痛的有效剂量是 0.05～0.1μg/（kg·min），但其呼吸抑制或呼吸暂停发生率高达 29%。此时血药浓度剧增，很容易达到峰效应，造成严重的呼吸抑制。Yarmush 等比较瑞芬太尼与吗啡的术后镇痛效果。他们在气管拔管后瑞芬太尼组即刻应用瑞芬太尼 0.05 ~ 0.23μg/（kg·min），镇痛不足时，以 0.025μg/（kg·min）静脉滴注。瑞芬太尼组与吗啡组相比，术后苏醒时间相同，呼吸抑制发生率更高（14% 比 6%）。因此，瑞芬太尼静脉输注用于术后镇痛时要进行严密的呼吸监测。心脏手术的应用：心脏手术时 0.5 ~ 1μg/（kg·min）可以有效抑制术中的应激反应。持续输注瑞芬太尼 1μg/（kg·min）可以抑制劈胸骨时的应激反应。持续输注瑞芬太尼时，病人术后能很快苏醒和拔除气管导管。参考论文名称：《瑞芬太尼的临床应用近况》

3. 对瑞芬太尼的术后止痛效果和安全性的研究表明：以 0.1 μg/(kg·min) 输注是安全有效的，也没有耐药性。有人主张根据手术创伤程度，术后瑞芬太尼以 0.05 ~ 0.1 μg/(kg·min) 输注，若仍有疼痛，则以 0.05 μg/(kg·min) 幅度增加直至 0.5 μg/(kg·min)。参考论文名称：《A comparison of two constant-dose continuous infusion of remifentanil for severe postoperative pain. ; Lack of rapid development of opioid tolerance during alfentanil and remifentanil infusion for postoperative pain》

4. Bowdle 等研究瑞芬太尼用于术后镇痛的有效剂量是 (0.05 ~ 0.1) μg/(kg·min)，但其呼吸抑制和呼吸暂停发生率高达 29%，此时血药浓度剧增，很容易达到峰效应，造成严重的呼吸抑制。因此瑞芬太尼静脉输注用于术后镇痛时必须进行严密的呼吸监测。参考论文名称：《A multicenter evaluation of remifentanil for early postoperative analgesia》

5. Jones 等对产妇采用患者自控静脉输注瑞芬太尼，以 426 ~ 1050μg/h 输注，患者在下一次宫缩前 30 s 输注 0.5μg/kg（2 ~ 3 min 内输完），结果麻醉效果良好，母亲和婴儿没有任何不良后遗症。其机制是瑞芬太尼被组织酶代谢，在胎儿体内无蓄积作用。参考论文名称:《Patient-controlled analgesia using remifentanil in the parturient with thrombocytopaenia》

6. Schuttler J 以瑞芬太尼 $1\mu g/kg$ 继而 $(0.25 \sim 0.5)$ $\mu g/$ $(kg \cdot min)$ 输注复合异丙酚 $(2 \sim 9)$ $mg/$ $(kg \cdot h)$ 用于门诊手术,术中血流动力学平稳,拔管时间4min,Aldrete 评分达9分的时间为10min。Danelli G 等报道在妇外门诊病人用快速高效的瑞芬太尼可以缩短术前准备时间和离院时间,且病人的满意度为100%。参考论文名称:《A comparison of remifentanil and alfentanil undergoing major abdominal surgery; Spinal block or total intravenous anaethesia with propofol and remifantanil for synaecological outpatient procedures》

7. Frederic Camu 等报道,欧洲六国协作234例腹部手术的麻醉进行瑞芬太尼与阿芬太尼的比较。结果,瑞芬太尼组 $(n=116)$ 对插管操作、切皮、手术操作的反应均比阿芬太尼组 $(n=118)$ 轻。但瑞芬太尼组中低血压、心动过速、呼吸抑制及肌肉僵硬的发生率增多,且均发生于术后镇痛给予瑞芬太尼时,但瑞芬太尼减量至停止后均全部恢复。该研究得出的结论是使用瑞芬太尼维持麻醉的方法优于传统的阿芬太尼。术后使用瑞芬太尼镇痛从 $1.0\mu g/$ $(kg \cdot min)$ 开始静脉滴注,避免大剂量单次使用。Dershuitz 以瑞芬太尼复合 $66\% N_2O$ 用于腹部及妇科大手术中,抑制手术刺激的 ED_{50} 为 $0.5\mu g/$ $(kg \cdot min)$,当瑞芬太尼小于 $0.3\mu g/$ $(kg \cdot min)$ 时需要复合吸入麻醉。参考论文名称:《Inpatient experience with remifentanil; Initial dinical experience with remifentanil, a new opioid metabolized by esterases》

8. 付建红在探讨瑞芬太尼静脉自控镇痛联合小剂量米非司酮在中期妊娠引产中的镇痛效果及对引产结局的影响中。选择要求分娩镇痛的中期妊娠引产患者80例作为研究对象,分为 A、B 两组,每组40例,A 组先服用小剂量米非司酮,继而两组均采用乳酸依沙吖啶注射液羊膜腔内注射引产,待规律宫缩出现、宫颈管消退后,均采用瑞芬太尼静脉自控镇痛。比较分析两组镇痛前后 VAS 评分、Ramsay 镇静评分、宫缩启动时间、总产程、产后出血量和软产道裂伤情况。结果：A、B 两组镇痛后 VAS 评分下降明显，镇痛 30 min 后 Ramsay 镇静评分 2 分及 3 分明显增多，差异均有统计学意义（$P < 0.01$）；A 组较 B 组宫缩启动时间、总产程明显缩短（$P < 0.01$）；A、B 两组产后出血量差异无统计学意义（$P > 0.05$），但宫颈裂伤 A 组未见，B 组 4 例，差异有统计学意义（$P < 0.05$）。结论：瑞芬太尼静脉自控镇痛用于中期妊娠引产，镇痛及镇静效果显著，联合小剂量米非司酮，可缩短引产时间，减少宫颈裂伤发生，值得临床推广应用。参考论文名称：《瑞芬太尼静脉自控镇痛联合米非司酮在中期妊娠引产中的应用》

（杨毅）

盐酸羟考酮 Oxycodone Hydrochloride

【别名】奥施康定，奥诺美。

【性状】片剂，注射剂。

【药物类别】阿片类镇痛药。

【药理毒理】本品为阿片受体激动剂，作用类似吗啡。具有镇痛、抗焦虑、止咳和镇静作用。镇痛作用无封顶效应。

【药代动力学】口服吸收良好，生物利用度为 60% ~ 87%。24 ~ 36 小时内达稳态血药浓度。消除半衰期约为 4.5 小时。羟考酮的主要代谢物是去甲羟考酮和羟氢吗啡酮，主要经肾脏排泄。

【适应证】本品用于缓解持续的中度到重度疼痛。

【用法用量】盐酸羟考酮必须整片吞服，不得咀嚼或研磨。如果嚼碎或研磨药片，会导致羟考酮的快速释放与吸收，并且可能造成过量中毒。首次服用阿片类药物或曾用弱阿片类药物的重度疼痛患者，初始用药剂量一般为 5mg，每 12 小时服用一次。继后，根据病情调整滴定剂量，直至理想止痛。大多数患者的最高用药剂量为 200mg/12h，少数患者可能需要更高的剂量。已接受口服吗啡治疗的患者，改用盐酸羟考酮的每日用药剂量换算比例：口服盐酸羟考酮 10mg 相当于口服吗啡 20mg。由于存在个体差异，因此应根据患者的个体情况确定用药剂量。

18 岁以上及成人，静脉注射：将药液以 0.9% 生理盐水、5% 葡萄糖或水稀释至 1mg/ml。在 1~2 分钟内缓慢推注给药 1~10mg。给药频率不应短于每 4 小时一次。

静脉滴注：将药液以 0.9% 生理盐水、5% 葡萄糖或水稀释至 1mg/ml，推荐起始给药剂量为 每小时 2mg。

静脉 PCA 泵：将药液以 0.9% 生理盐水、5% 葡萄糖或水稀释至 1mg/ml。每次给药量为 0.03mg/kg 体重，给药间隔不应短于 5 分钟。

皮下注射：使用浓度为 10mg/ml 的溶液，推荐起始剂量为 5mg，如有必要每 4 小时重复给药一次。

皮下输注：如有必要以 0.9% 生理盐水、5% 葡萄糖注射液稀释。对未使用过阿片类药物的患者推荐的起始给药剂量为每天 7.5mg。根据症状缓解情况逐渐滴定。

【不良反应】 常见：便秘（缓泻药可预防便秘）、恶心、呕吐、头晕、瘙痒、头痛、口干、多汗、思睡和乏力。如果出现恶心和呕吐反应，可用止吐药治疗。

偶见：厌食、紧张、失眠、发热、精神错乱、腹泻、腹痛、血管舒张、消化不良、感觉异常、皮疹、焦虑、欣快、抑郁、呼吸困难、体位低血压、寒战、恶梦、思维异常、呃逆。

罕见：眩晕、抽搐、胃炎、定向障碍、面红、情绪改变、心悸、幻觉、支气管痉挛、吞咽困难、嗳气、气胀、肠梗阻、味觉反常、激动、遗忘、张力过高、感觉过敏、张力过低、不适、肌肉不自主收缩、言语障碍、震颤、视觉异常、戒断综合征、闭经、性欲减退、阳痿、低血压、室上性心动过速、晕厥、脱水、水肿、外周性水肿、口渴、皮肤干燥、荨麻疹、过敏反应、瞳孔缩小和绞痛。可能发生排尿困难、胆道痉挛或输尿管痉挛。服用盐酸羟考酮药物过量可能发生呼吸抑制。

【禁忌证】已知对本品过敏、中重度肝功能障碍、重度肾功能障碍（肌酐清除率＜10ml/min）、慢性便秘、同时服用单胺氧化酶抑制剂，停用单胺氧化酶抑制剂＜2周。孕妇或哺乳期妇女禁用。手术前或手术后24小时内不宜使用。

【注意事项】

1. 应用盐酸羟考酮按照麻醉药品管理。

2. 甲状腺功能低下者应适当减低用药剂量。

3. 下列情况慎用：颅内高压、低血压、低血容量、胆道疾病、胰腺炎、肠道炎性疾病、前列腺肥大、肾上腺皮质功能不全、急性酒精中毒、慢性肝肾疾病和疲劳过度。可能出现麻痹性肠梗阻的患者，不宜服用。服药期，一旦发生或怀疑发生麻痹性肠梗阻时，应立即停药。

4. 患者长期使用可能会对盐酸羟考酮产生耐受性并需逐步使用更高剂量以维持对疼痛的控制。患者也可能产生身体依赖性，在此情况下突然停药会出现戒断综合征。

盐酸羟考酮与其他强阿片类激动剂具有相同的被滥用特性，潜在的或明显表现的成瘾者有可能寻求和滥用盐酸羟考酮。

5. 患者的反应能力如受到药物的影响，不得从事开车或操作机器等工作。

【孕妇及哺乳期妇女用药】 禁用。

【儿童用药】 不推荐使用。

【老年患者用药】 老年患者（年龄大于 65 岁）的羟考酮的清除率仅较年青人略微降低。药物不良反应不受年龄因素影响。因此，成人服用盐酸羟考酮药物剂量和用药间隔时间亦适用于老年患者。

【药物相互作用】 本品可以与下列药物有叠加作用：镇静剂、麻醉剂、催眠药、酒精、肌肉弛缓剂、抗抑郁药、吩噻嗪类和降压药。应避免同时使用单胺氧化酶抑制剂。药物可能抑制羟考酮的代谢的其他药物包括：抗抑郁剂，胺碘酮、奎尼丁、西咪替丁，酮康唑和红霉素等细胞色素 P450 - 3A 酶抑制剂。

【药物过量】 本品过量及中毒症状表现为针尖样瞳孔、呼吸抑制和低血压症。严重者可能发生嗜睡、发展至昏迷、循环衰竭及深度昏迷、骨骼肌松弛、心动过缓和死亡。解救治疗：首先保持呼吸道通畅，然后给予相应的支持疗法（改善通气、给氧、升压药），纠正休克及肺水肿，心肺脑复苏，必要时洗胃。解救用药：纳洛酮 0.4 ~ 0.8mg，静脉注射。必要时，间隔 2 ~ 3 分钟重复给药，需注意突然完全阻断阿片类药物的作用，导致急性疼痛发作及急性戒断综合征。

【规　格】 控释片：5mg；10mg；20mg；40mg。注射剂：1ml：10mg；2ml：20mg。

【临床应用案例】

1. 张广华等使用盐酸羟考酮控释片（奥施康定）对 50 例慢性癌性中重度疼痛患者进行治疗，疼痛类型：主要为骨痛，其次为胸痛、腹痛、神经疼痛、髋骶部疼痛等。奥施康定剂型为 10mg,由患者主诉疼痛明显时给药,且均为首次服用奥施康定。奥施康定必须整片吞服,不得掰开、咀嚼或研磨。初始剂量 10mg/12h,服用 24 小时如疼痛分级下降不到 1 级,则第二天加量至 20mg/12h。服用 24 小时如疼痛分级仍下降不到 1 级,第三天加量至 30mg/12h,以此类推,最多至 60mg/12h。在用药过程中根据疼痛缓解程度调整剂量,所有患者均连续用药 4 周。结果:50 例慢性癌性中重度疼痛患者使用的奥施康定最小剂量 10mg/12h,最大剂量 60mg/12h。治疗效果:完全缓解 19 例(38.0%),部分缓解 29 例(58.0%),轻度缓解 2 例(4.0%)。其中中度疼痛患者的显效率为 100.0%(7/7),重度疼痛患者的显效率为 95.3%(41/43),全部患者总的显效率为 96.0%(48/50)。不良反应有:便秘 9 例,恶心呕吐 6 例,腹胀 3 例,厌食 2 例,嗜睡 2 例,头晕 1 例。结论:奥施康定治疗慢性癌性中重度疼痛疗效确切,有效率高,不良反应轻,服用安全。*参考论文名称:《奥施康定用于慢性癌性中重度疼痛的疗效观察》*

2. 刘从敏等在 44 例奥施康定经直肠给药对晚期癌痛疗效的临床观察中,当非阿片类药物和弱阿片类药物不能减轻癌症疼痛时,即给患者经直肠(直肠内 6~10cm)应用奥施康定 5mg,每 12 小时 1 次,若疼痛仍然存在,则奥施康定剂量以每次 5mg 递增。本组 33 例从 5mg 每 12 小时 1 次始,逐渐以每次 5mg 增加剂量到 15mg 每 12 小时 1 次,其余 11 例已使用吗啡 20mg 肌内注射,连续多次,奥施康定先从 10mg 每 12 小时 1 次,后以 5mg 每次增加剂量。44 例伴有中、重度疼痛的晚期癌痛患者,使用奥施康定后疼痛均有不同程度的缓解,疼痛缓解率为 95.5%,其中完全缓解 18 例,明显缓解 22 例,中度缓解 1 例,轻度缓解 1 例,未缓解 2 例。*参考论文名称:《奥施康定经直肠给药对晚期癌痛疗效的临床观察》*

3. 李玉齐等观察盐酸羟考酮控释片(奥施康定)治疗晚

期中、重度癌痛的临床效果、不良反应及患者生活质量的改善情况。102 例中、重度癌痛患者给予奥施康定镇痛治疗，初始剂量 5~10mg/q12h，正在用吗啡类镇痛药者，按照吗啡 1/2 剂量换算，使用过多瑞吉贴剂按 25μg/h 换算奥施康定 15mg/q12h 计算。根据疼痛情况调整剂量，直至患者疼痛评分 ≤2 分，每位患者至少治疗 15 天以上，同时进行疼痛强度、生活质量评分及不良反应观察。结果奥施康定的最终滴定剂量为 20~240mg/d，中位剂量 50mg/d。总疼痛缓解率为 91%，其中完全缓解 42 例（42%），明显缓解 36 例（36%），中度缓解 13 例（13%）。患者生活质量明显提高，不良反应主要为便秘，治疗后可缓解。结论：盐酸羟考酮控释片治疗中、重度癌性疼痛疗效显著，不良反应可耐受，能显著改善癌症患者的生活质量。**参考论文名称：《盐酸羟考酮控释片治疗中、重度癌痛的临床观察》**

4. 谢晓原探讨对中度神经病理性癌痛应用盐酸羟考酮控释片的有效性和可行性。方法：66 例中度神经病理性癌痛的患者，随机分为两组，分别口服盐酸羟考酮控释片（A 组）和盐酸曲马多缓释片（B 组），比较治疗后两组间疼痛强度、生活质量、疼痛缓解率和不良反应的差异。结果：治疗后 1 天、2 天的 NRS 评分 A 组低于 B 组（$P < 0.05$），同期的 KPS 评分 A 组高于 B 组（$P < 0.05$）。A 组治疗后 1 天的疼痛缓解率为 93.9%，B 组为 18.2%，差异极其明显（$P < 0.01$）。不良反应主要为便秘、头晕和恶心呕吐，后两者的发生率在两组的对比差异明显（A 组低于 B 组，$P < 0.05$）。结论：盐酸羟考酮控释片治疗中度神经病理性癌痛临床效果好，可行性强。**参考论文名称：《盐酸羟考酮控释片治疗中度神经病理性癌痛的获益分析》**

5. 尹卫华观察盐酸羟考酮缓释片口服给药与直肠给药 2 种途径治疗癌痛的疗效和不良反应。选择癌症晚期患者 60 例，按随机数字表法将 60 例患者分为口服给药组和直肠给药组，每组30例，比较2种给药途径的缓解疼痛的疗效、改善患者生活质量以及不良反应发生情况。结果：口服给药组疼痛缓解有效率为93.3%，直肠给药组有效率为90.0%，疗效和生活质量的改善相当，2组比较差异无统计学意义；直肠给药组消化道不良反应低于口服给药组，2组比较差异有统计学意义（$P < 0.05$）。结论：直肠给药与口服给药止痛效果相当；直肠给药不良反应少，对于胃肠道梗阻、意识障碍的患者，不失为一种简单方便、安全有效的方法。参考论文名称：《盐酸羟考酮缓释片不同给药途径治疗癌痛的临床观察》

6. 于锋选择2012年2月至5月行单侧全膝关节置换术和全髋关节置换术的患者90例，随机分成羟考酮组、曲马多组和对照组，3组均采用多模式镇痛：羟考酮组术后采用盐酸羟考酮控释片5 mg每12h一次和塞来昔布胶囊200 mg每12h一次联合镇痛；曲马多组术后采用盐酸曲马多缓释片50 mg每12h一次和塞来昔布胶囊200 mg每12h一次联合镇痛；对照组术后仅采用塞来昔布胶囊200mg每12h一次镇痛。于术后8、24、36、48、72 h对患者的疼痛和睡眠情况进行视觉模拟评分（visual analogue score，VAS），同时记录不良反应和患者的疼痛控制满意度。结果显示，在人工关节置换骨科围手术期多模式镇痛中，术后使用塞来昔布联合羟考酮或曲马多均比单独使用塞来昔布镇痛效果理想，且在术后早期阶段，羟考酮的镇痛效果可能优于曲马多。参考论文名称：《羟考酮与曲马多用于人工关节置换围手术期多模式镇痛的疗效观察》

7. 一项研究评价盐酸羟考酮注射液用于全麻患者术后镇痛的有效性和安全性。常用前瞻性、随机、盲法、多中心、阳性对照临床研究。选择择期全麻下腹部手术和骨科手术患者240例，年龄18~64岁、体重40~95 kg、性别不限、ASA分级Ⅰ或Ⅱ级。采用随机数字表法，将其分为2组（$n = 120$）：

硫酸吗啡注射液组（M 组）和盐酸羟考酮注射液组（O 组）。术毕拔除气管导管或喉罩后当患者主诉疼痛时，立即静脉注射吗啡或羟考酮 1mg，必要时重复给药，直至 VAS 评分 ≤40 mm，随后开启 PCA 泵（0.9% 生理盐水将研究药物稀释至 0.5mg/ml，总量 400 ml）行术后 PCIA 镇痛 48 h，背景输注速率 0.5 mg/h，PCA 量吗啡或羟考酮每次 1 mg，锁定时间 5 min。疗效指标：于用药后 3、24、48 h 时行静态和动态 VAS 评分，并行非劣效检验。记录术后 48 h 内研究药物总用量、补救镇痛药物使用情况、PCA 无效按压次数和总次数、镇痛满意度。安全性指标：记录用药后 72 h 内不良事件的发生情况，并行实验室检查（血常规、尿常规和血生化检查）。结果：2 组各时点静态和动态 VAS 评分、补救镇痛率、PCA 无效按压次数和总按压次数、镇痛满意度、研究药物总用量、不良事件比较差异无统计学意义（P > 0.05）。2 组均无严重不良事件发生。不良事件中发生率最高的是恶心，其次为呕吐。2 组恶心、呕吐发生率和严重程度比较差异无统计学意义（P > 0.05），而骨科手术患者 O 组恶心、呕吐的发生率低于 M 组（P < 0.05）。2 组其他不良事件及实验室检查异常发生率均较低。2 组各时点静态和动态 VAS 评分均数之差的 95% 可信区间皆在 15 mm 之内（假设非劣效检验界值）。结论：盐酸羟考酮注射液术后 PCIA 可安全有效地减轻中、大型手术后患者疼痛，其镇痛效果与硫酸吗啡注射液相似，而骨科手术患者应用盐酸羟考酮注射液术后 PCIA 镇痛时恶心、呕吐的发生率较应用硫酸吗啡注射液时低，两药的镇痛效能比接近 1:1。参考论文名称：《盐酸羟考酮注射液用于全麻患者术后镇痛的有效性和安全性：前瞻性、随机、盲法、多中心、阳性对照临床研究》

（张长蒲）

第二节　弱阿片类镇痛药

布托啡诺　Butorphanol

【别名】 Stadol，诺杨。

【性状】 本品酒石酸盐注射液为无色的澄明液体。

【药品类别】 阿片类镇痛药。

【药理毒理】 本品及其主要代谢产物激动中枢神经系统 κ 受体，对 μ 受体则具激动和拮抗双重作用。它主要发挥镇痛作用。还有减少自主呼吸、咳嗽、兴奋呕吐中枢、缩瞳、镇静等药理作用。还可改变运动肌活动及膀胱括约肌的活动。酒石酸布托啡诺镇痛作用一般静脉注射几分钟，肌内注射 10 ~ 15 分钟作用开始。镇痛效力和呼吸抑制作用为吗啡的 3 ~ 7 倍。静脉注射、肌内注射 30 ~ 60 分钟达高峰，维持时间为 3 ~ 4 小时，与吗啡、Meperidine 及 Pentazocine 相当。

【药代动力学】 本品肌内注射快速吸收，20 ~ 40min 达到血浆峰浓度。血清蛋白结合率约为 80%，并在不大于 7ng/ml 的浓度范围内呈浓度依赖关系。可通过血 - 脑脊液屏障和胎盘屏障，可进入人的乳汁中，主要在肝脏被代谢，主要代谢产物为羟基化布托啡诺。70% ~ 80% 的药物通过尿液消除，15% 通过粪便消除。

【适应证】 用于治疗各种癌性疼痛、手术后疼痛。

【用法用量】 酒石酸布托啡诺肌内注射剂量为 1 ~ 2mg，如需要每 3 ~ 4 小时可重复给药一次，没有充分的临床资料推荐单剂量超过 4mg（4 瓶）。

【不良反应】 主要不良反应为嗜睡、头晕、恶心和（或）呕吐。发生率在 1% 或以上，考虑可能与酒石酸布托啡诺有关的不良反应：全身：虚弱、头痛、热感。心血管系统：血管舒张、心悸。消化系统：畏食、便秘、口干、胃痛。神经系统：焦虑，意识模糊，欣快感，飘浮、失眠、神经质、感觉异常、震颤。呼吸系统：支气管炎、咳嗽、呼吸困难、鼻衄、鼻充血、鼻刺激、咽炎、鼻炎、鼻窦炎、鼻窦充血、上呼吸道感染。皮肤：多汗/湿冷，瘙痒。特殊感觉：视力模糊、耳痛、耳鸣、味觉异常。

发生率在 1% 以下考虑可能与酒石酸布托啡诺有关的不良反应：心血管系统：低血压、晕厥。神经系统：异梦、焦虑、幻觉、敌意、药物戒断症状。皮肤：皮疹/风团。泌尿系统：排尿障碍。

【禁忌证】

1. 对本品及含有的其他成分过敏者禁用。

2. 因阿片的拮抗特征，布托啡诺不宜用于依赖那可汀的患者。

3. 年龄小于 18 岁。

【注意事项】

1. 对于重复使用麻醉镇痛药，且对阿片耐受的病人慎用布托啡诺。

2. 脑损害和颅内压升高的患者慎用或不用。

3. 肝肾疾病患者初始剂量时间间隔应延长到 6~8h，直至反应很好，随后的剂量随病人反应调整而不是按给药方案固定给药。

4. 对有心肌梗死、心室功能障碍、冠状动脉功能不全的患者慎用。发生高血压时，应立即停药。

5. 本品可致呼吸抑制,尤其是同时服用兴奋中枢神经系统药或患有中枢神经系统疾病或呼吸功能缺陷的患者慎用。

6. 用药期间禁止喝酒。长期、频繁、大量使用本品也会产生身体依赖性。

【孕妇及哺乳期妇女用药】 只有潜在利益大于潜在风险时,妊娠妇女才可使用布托啡诺。

哺乳期妇女用药应权衡利弊。

【儿童用药】 禁用于小于 18 岁人群。

【老年患者用药】 建议老年患者使用布托啡诺时,起始剂量减半,并且比正常人间歇期延长两倍,随后的剂量和间歇时间根据病人具体反应而定。

【药物相互作用】

1. 在使用本品的同时,使用中枢神经系统抑制药会导致抑制中枢神经系统的作用加强。当与这些会加强类阿片药作用的药物合用时,本品的用量应为最小有效剂量,随后的剂量应尽可能的降低。

2. 目前还不能确定与影响肝脏代谢的药物(如西咪替丁、红霉素、茶碱等)合用是否影响本品的作用,但应注意可减少起始剂量并延长给药间歇。

3. 使用本品同时用单胺氧化酶抑制药是否相互影响还未证实。

【药物过量】 临床症状大多数为肺换气不足,心血管关闭不全和(或)昏迷。

【规格】 注射剂:1ml:1mg。

【临床应用案例】

1. Rodriguez 等采用随机双盲实验法,研究布托啡诺与布比卡因在产科分娩镇痛中的联合应用。结论:联合给药

（0.0625%布比卡因复合0.002%的布托啡诺）和布比卡因
（0.125%）单独给药相比，作用效果相似。前组患者几乎无
运动阻滞发生，所使用布比卡因量比后组使用的剂量要小
［分别是（71±14）mg和（99±13）mg］。两组的分娩过程
和分娩方式没有显著性差别。参考论文名称：《Continuous infusion
epidural anesthesia during labor: a randomized, double – blind comparison of
0.0625% bupivacaine/0.002% butorphanol and 0.125% bupivacaine》

2. 在布托啡诺和哌替啶治疗急性输尿管疼痛的随机双盲
对照研究中发现。布托啡诺2 mg与哌替啶80 mg在治疗急性
输尿管绞痛的患者中疗效相当，布托啡诺4 mg疗效则比哌替
啶80 mg和布托啡诺2 mg强。如果需要，每位患者均可接受
双倍剂量的布托啡诺，各治疗组间副反应的发生率没有明显差
异，布托啡诺也没有出现其他的毒性症状。参考论文名称：《Uro-
logical applications of butorphanol tartrate: postoperative pain and renal colic》

3. 钱自亮采用硬膜外自控镇痛（PCEA）技术，对不同剂
量布托啡诺术后镇痛效应进行了研究。90例ASA Ⅰ级或Ⅱ级
的下腹部或下肢手术病例，随机分成3组，Ⅰ组用0.004%布
托啡诺，Ⅱ组用0.006%布托啡诺，Ⅲ组用0.008%布托啡诺，
3组均混入0.125%布比卡因，采取双盲对比观察镇痛效果和
不良反应。结果：术后48 h 3组病人的VAS评分，Ⅰ组高于
Ⅱ组和Ⅲ组，Ⅱ组与Ⅲ组相当。Ramsay评分Ⅲ组高于Ⅱ组和
Ⅰ组。尿潴留、头晕发生率Ⅲ组高于Ⅱ组和Ⅰ组，Ⅱ组和Ⅰ组
相当。结论：选择布托啡诺PCEA以0.006%剂量（浓度）为
佳。参考论文名称：《布托啡诺术后硬膜外自控镇痛的剂量探讨》

4. 潘洪喜在探讨无痛人工流产术中分别应用地佐辛与布
托啡诺复合丙泊酚对预后的影响。选取80例无痛人工流产术
患者作为研究对象，随机分成地佐辛与丙泊酚复合麻醉（A
组）和布托啡诺与丙泊酚复合麻醉（B组）两个组别，对两者
麻醉效果进行对比。结果：两组选取病例镇痛总有效率均为

100%；A 组术中呼吸抑制率为 12.5%，术后恶心、呕吐率为 2.5%，B 组分别为 10%、5%，差异均无统计学意义（$P > 0.05$）。两组麻醉前 MAP、PR、SpO_2 差异无统计学意义（$P > 0.05$），宫颈扩张时均明显下降，与麻醉前比较差异均有统计学意义（$P < 0.05$），术毕与麻醉前比较差异无统计学意义（$P > 0.05$），组间比较各时间段差异无统计学意义（$P > 0.05$）。两组唤醒时间差异无统计学意义（$P > 0.05$），但 A 组定向力恢复时间早于 B 组，平均离院时间早于 B 组，差异均有统计学意义（$P < 0.05$）。两组苏醒时，苏醒后 30 min VAS 评分差异无统计学意义（$P > 0.05$）。结论：地佐辛与布托啡诺复合丙泊酚在无痛人工流产术中应用效果均较为理想，但地佐辛定向力可尽快恢复，缩短离院时间，更具应用价值。参考论文名称：《地佐辛与布托啡诺复合丙泊酚在无痛人工流产术中的应用》

（殷占君）

乳酸喷他佐辛 Pentazocine Lactate

【别名】Pentazocine，Fortal，Fortalin，Fortalgesic，Sosigon，Talwin，戊唑星，镇痛新。

【药品类别】阿片类镇痛药。

【药理毒理】本品为阿片受体部分激动药，可激活 κ 受体和拮抗 μ 受体。其镇痛强度约为吗啡的 $1/4 \sim 1/3$，呼吸抑制为吗啡的 $1/2$，单剂量超过 30mg 时，呼吸抑制程度并不随剂量增加而加重。用量达 $60 \sim 90$mg，可产生精神症状。本品不产生欣快感。

【药代动力学】本品口服、肌内注射均吸收良好。口服后生物利用度仅 20%。口服后 $1 \sim 3$ 小时、肌内注射后 $15 \sim 45$ 分钟达血浆峰浓度。血浆蛋白结合率 60%。本品分布容积 3L/

kg。容易透过血－脑脊液屏障，可透过胎盘。本品主要在肝内转化，代谢物随尿排出。60％以代谢物的形式，少量以原型排除。消除半衰期2～3小时。

【适应证】适用于各种慢性剧痛。

【用量用法】

1. 可静脉注射、肌内注射或皮下注射，每次30mg。

2. 口服后1小时发挥作用，1次给药可维持5小时以上，每次25～50mg。必要时每3～4小时1次。最大量每日600mg。

【不良反应】常见的不良反应有镇静、嗜睡、眩晕、出汗、轻微头痛等。剂量过大则会引起烦躁、幻觉思维障碍等。

【注意事项】

1. 本品可出现成瘾现象，故应注重，切不可滥用。

2. 大剂量可引起呼吸抑制、血压上升及心率加速。

3. 吗啡耐受性者，使用本品能减弱吗啡的镇痛作用，并可促使成瘾者产生戒断症状。

4. 本品可加强括约肌对胆汁流出的阻力，因此不推荐在胆道内窥镜检查之前或对有胆道疾病的病人使用。

5. 乳酸喷他佐辛一部分在肝内代谢，另一部分以原药从肾脏排出。因此，肝肾功能差的应慎用。

6. 不可用于缓解心肌梗死的疼痛，因为它有升高肺动脉压和中心静脉压的倾向，从而加重心脏的负荷。

7. 长期反复注射可使皮下组织或肌肉内产生无菌性脓肿、溃疡和瘢痕形成。

8. 颅内压增高、孕妇慎用。

【药物过量】对大剂量乳酸喷他佐辛引起的呼吸抑制和中毒症状，可用纳洛酮拮抗，但不能用烯丙吗啡拮抗。

【规格】片剂：25mg；50mg。注射剂：15mg（1ml）；

233

30mg（1ml）。

【临床应用案例】

1. 谭正玲选择择期妇科腹腔镜手术 60 例（ASA Ⅰ ~ Ⅱ 级），随机分为 3 组，分别于手术结束前 15 ~ 20 min 给予喷他佐辛 30 mg（稀释成 5ml）肌内注射，氯胺酮 1.5 mg/kg（稀释成 5ml）肌内注射，生理盐水 5ml 肌内注射。结果：自主呼吸恢复时间、苏醒时呼之睁眼时间、气管导管拔除时间差异无显著性，疼痛评分喷他佐辛组和氯胺酮组明显低于生理盐水组，术后躁动喷他佐辛组明显少于氯胺酮和生理盐水组。结论：喷他佐辛 30 mg 肌内注射可有效减轻瑞芬太尼全身麻醉患者术后急性痛觉过敏。*参考论文名称：《喷他佐辛防治瑞芬太尼全麻后急性痛觉过敏的临床观察》*

2. 刘俊在探讨喷他佐辛复合喷他佐辛复合依托咪酯用于老年人无痛胃镜检查的麻醉效果及可行性中。选择 80 例胃镜检查老年患者，随机分为两组。A 组术前 5min 静脉注射喷他佐辛 0.4mg/kg，B 组术前 5min 静脉滴注芬太尼 1μg/kg，A 组于检查开始前 1min 缓慢静脉注射依托咪酯 0.15 ~ 0.3mg/kg，B 组检查前 1min 静脉缓慢注射丙泊酚 1.5 – 2mg/kg。患者睫毛反射消失后开始操作。结果：喷他佐辛复合依托咪酯用于老年人无痛胃镜检查术，麻醉效果满意，血流动力学平稳，不良反应少，是此种手术安全，可靠的麻醉方法之一。*参考论文名称：《喷他佐辛复合依托咪酯用于老年人无痛胃镜检查术的临床研究》*

3. IISALO 等采用 0.9 mg/kg 喷他佐辛静脉注射作为患儿术前用药，观察患儿术前镇静效应、麻醉诱导状况以及术后恢复情况，研究发现患儿术前及术后镇静程度满意，但患儿的呼吸频率有所降低，提示医护人员需注意患儿呼吸的监测。RAY 等对 50 例 5 ~ 9 岁的患儿诱导时静脉注射 0.5 mg/kg 喷他佐辛，术中间断 30 ~ 45 min 适当小剂量追加，结果：患儿术中及术后生命体征平稳，未见呼吸抑制等其他并发症发生。

RITA 等对1～14岁的患儿术前口服喷他佐辛，研究发现口服喷他佐辛作为术前用药亦能达到使术前及诱导时镇静、诱导更加平稳的效果。**参考论文名称：**《A comparison of high – dose pentazocinewith pethidine and diazepam in paediatric premedication》

4. 周显琎采 Meta 分析的方法评价地佐辛用于手术前超前镇痛的临床有效性和安全性。方法：计算机检索 PubMed，EMbase，Cochrane Library，维普，中国知网，万方数据库中从建库至 2012 年 12 月间发表的随机对照试验，对符合纳入标准的研究在资料提取和文献质量评价后，采用 RevMan 5.1 软件进行 Meta 分析。结果：纳入 9 个文献共计 480 例患者，均为中文。Meta 分析结果显示：与对照组相比，地佐辛超前镇痛能有效减轻患者术后疼痛，术后 1h、2h、12h 和 24h 的 VAS 评分的差异均有统计学意义，[MD（95% CI）] 分别为 -1.27（$-1.67 \sim -0.87$）、-0.91（$-1.14 \sim -0.68$）、-0.71（$-1.13 \sim -0.29$）、-0.74（$-0.95 \sim -0.54$）；地佐辛能够显著降低术后发生总的不良反应47% 的发生率 [OR = 0.51，95% CI（$0.31 \sim 0.90$），p = 0.02]。结论：根据现有的研究的 Meta 分析结果表明地佐辛用于超前镇痛能缓解患者术后疼痛，降低不良反应发生，是目前临床使用超前镇痛较好的药物。**参考论文名称：**《地佐辛用于手术超前镇痛有效性和安全性的 Meta 分析》

5. 黄光伟研究地佐辛和喷他佐辛用于全麻插管诱导与芬太尼比较有何不同，能否减少呛咳的发生，是否可以在诱导插管时抑制心血管反应，为临床用药提供参考。方法：择期全麻下行腹腔镜手术妇科患者 150 例，ASA Ⅰ～Ⅱ级，患者随机分为 A、B、C 三组，每组 50 例，A 组为地佐辛组：静脉注射咪唑安定 0.05mg/kg，地佐辛 0.15mg/kg，丙泊酚 2.5mg/kg，维库溴铵 0.1mg/kg 行气管插管；B 组为喷他佐辛组：静脉注射咪唑安定 0.05mg/kg，喷他佐辛 .8mg/kg，丙泊酚 2.5mg/kg，维库溴铵 0.1mg/kg 行气管插管；C 组芬太尼组：静脉注射咪唑安定 0.05mg/kg，芬太尼 4μg/kg，丙泊酚 2.5mg/kg，维库溴铵 0.1mg/kg 行气管插管。记录六个时间段点麻醉诱导前（T1）、诱导后气管插管前（T2）、插管完成即刻（T3）、插管后 1 分钟（T4）、插管后 2 分钟（T5）、插管后 5 分钟（T6）的平均动脉压、心率等值。记录一次插管成功的时间以及麻醉诱导是否发生呛咳。结果：①三组患者体重、年龄、一次插管成功的时间无明显的差异。C 组出现呛咳明显高于 A 组和 B 组，差异具有统计学意义。②A、B、C 三组在各时间段 MAP 和 HR 比较，差异无统计学意义（$P > 0.05$）；三组患者组内比较，麻醉诱导后各种血流动力学指标，和诱导前的基础值比较，都发生下降，插管完成即刻（T3）各指标较插管前增高，差异有统计学意义（$P < 0.05$），插管前后每个时间段点的观察指标组间比较变化不是太大。结论：地佐辛和喷他佐辛可以降低心血管反应的发生，维持全麻插管期间的血流动力学稳定，所以地佐辛和喷他佐辛完全可以用于全麻诱导气管插管，并且还有呛咳发生率低的优势。参考论文名称：《地佐辛与喷他佐辛应用于全麻插管诱导的比较》

（付立坤）

盐酸哌替啶

Pethidine Hydrochloride

【别名】 Dolantin，Meperidine hydroohloride，Demerol，杜冷丁，度冷丁，麦啶，地露美，利多尔，美吡利啶。

【性状】 无色透明液体。

【药品类别】 阿片类镇痛药。

【药理毒理】 本品为中枢神经系统的 μ 及 κ 受体激动剂而产生镇痛、镇静作用。能短时间提高胃肠道括约肌及平滑肌的张力，减少胃肠蠕动，对胆道括约肌的兴奋作用使胆道压力升高。应用本品有轻微的阿托品样作用，可引起心搏增快。可通过胎盘屏障，少量经乳汁排出。

【药代动力学】本品口服或注射给药均可吸收，口服时约有50%首先经肝脏代谢，故血药浓度较低。肌内注射10分钟出现镇痛作用、持续约2~4小时。血药浓度达峰时间1~2小时，可出现两个峰值。蛋白结合率40%~60%。主要经肝脏代谢，经肾脏排出，消除半衰期约3~4小时，肝功能不全时增至7h以上。

【适应证】适用于各种剧痛，如创伤性疼痛、手术后疼痛、麻醉前用药，或局麻与静吸复合麻醉辅助用药等。对内脏绞痛应与阿托品配伍应用。用于分娩止痛时，须监护本品对新生儿的抑制呼吸作用。麻醉前给药、人工冬眠时，常与氯丙嗪、异丙嗪组成人工冬眠合剂应用。用于心源性哮喘，有利于肺水肿的消除。

【用法用量】

1. 镇痛：成人肌内注射常用量，一次25~75mg，一日100~400mg；极量，一次100mg，一日600mg。静脉注射成人一次按体重以0.3mg/kg为限。

2. 分娩镇痛：阵痛开始时肌内注射，常用量，25~50mg，每4~6小时按需重复；极量，一次量以50~100mg为限。

3. 麻醉前用药：30~60分钟前按体重肌内注射盐酸哌替啶1.0~2.0mg/kg。麻醉维持中，按体重1.2mg/kg计算总用量，配成稀释液，成人一般以每分钟静脉滴注1mg，小儿滴速相应减慢。

4. 手术后镇痛：硬膜外间隙注入盐酸哌替啶药物，24小时总用量按体重2.1~2.5mg/kg为限。

5. 晚期癌症病人解除中重度疼痛：因个体化给药，盐酸哌替啶剂量可较常规用量为大，应逐渐增加剂量，直至疼痛满意缓解，但不提倡使用。

【不良反应】

1. 本品的耐受性和成瘾性程度介于吗啡与可待因之间，一般不应连续使用。

2. 治疗剂量时可出现轻度的眩晕、出汗、口干、恶心、呕吐、心动过速及直立性低血压等。

3. 剂量过大可明显抑制呼吸。

【禁忌证】 室上性心动过速、颅脑损伤、颅内占位性病变、慢性阻塞性肺疾患、支气管哮喘、严重肺功能不全等禁用。严禁与单胺氧化酶抑制剂同用。

【注意事项】

1. 本品为国家特殊管理的麻醉药品。务必严格遵守国家对麻醉药品的管理条例，医院和病室的贮药处均须加锁，处方颜色应与其他药处方区别开。各级负责保管人员均应遵守交接班制度，不可稍有疏忽。使用该药医生处方量每次不应超过3日常用量。处方留存两年备查。

2. 未明确诊断的疼痛，尽可能不用本品，以免掩盖病情贻误诊治。

3. 肝功能损伤、甲状腺功能不全者慎用。

4. 静脉注射后可出现外周血管扩张，血压下降，尤其与吩噻嗪类药物（如氯丙嗪等）以及中枢抑制药并用时更易发生。

5. 务必在单胺氧化酶抑制药（如呋喃唑酮、丙卡巴肼等）停用14天以上方可给药，而且应先试用小剂量（1/4常用量），否则会发生难以预料的、严重的并发症，临床表现为多汗、肌肉僵直、血压先升高后剧降、呼吸抑制、发绀、昏迷、高热、惊厥，终致循环虚脱而死亡。

6. 注意勿将本品注射到外周神经干附近，否则产生局麻或神经阻滞。

7. 不宜用于 PDA，特别不能做皮下 PDA。

【孕妇及哺乳期妇女用药】 本品能通过胎盘屏障及分泌入乳汁，因此产妇分娩镇痛时以及哺乳期间使用时剂量酌减。

【儿童用药】 小儿基础麻醉：在硫喷妥钠按体重 $3 \sim 5mg/kg$ $10 \sim 15$ 分钟后，追加哌替啶 $1mg/kg$ 加异丙嗪 $0.5mg/kg$ 稀释至 $10ml$ 缓慢静脉注射。

【老年患者用药】 慎用。

【药物相互作用】

1. 与芬太尼因化学结构有相似之处，两药可有交叉敏感。盐酸哌替啶能促进双香豆素、茚满二酮等抗凝药物增效，并用时后者应按凝血酶原时间而酌减用量。

2. 不能与氨茶碱、巴比妥类药钠盐、肝素钠、碘化物、碳酸氢钠、苯妥英钠、磺胺嘧啶、磺胺甲噁唑、甲氧西林配伍，否则发生浑浊。

【药物过量】

1. 逾量中毒时可出现呼吸减慢、浅表而不规则，发绀，嗜睡，进而昏迷，皮肤潮湿冰冷，肌无力，脉缓及血压下降，偶尔可先出现阿托品样中毒症状，瞳孔扩大、心动过速、兴奋、谵妄，甚至惊厥，然后转入抑制。

2. 中毒解救　口服者应尽早洗胃以排出胃中毒物。人工呼吸、吸氧、给予升压药提高血压，β受体阻断药减慢心率、补充液体维持循环功能。静脉注射纳洛酮 $0.005 \sim 0.01mg/kg$，成人 $0.4mg$，亦可用烯丙吗啡作为拮抗剂。但盐酸哌替啶中毒出现的兴奋惊厥等症状，拮抗剂可使其症状加重，此时只能用地西泮或巴比妥类药物解除。当血内哌替啶及其代谢产物浓度过高时，血液透析能促进排泄毒物。

【规格】注射剂：1ml：50mg；2ml：100mg。

【临床应用案例】

1. 周燕在哌替啶预防雷米芬太尼停药后急性疼痛的可行性的研究中，择期腹腔镜手术病人40例，随机分为两组，每组20例。P组在停药前5 min静脉注射哌替啶1 mg/kg；F组在停药前5 min静脉注射芬太尼0.2 mg。结果显示：两组患者的VAS评分无显著性差异（$P > 0.05$），均显示有镇痛效果。术毕拔管时间P组平均为15 min，F组平均为30 min，两组患者无明显呼吸抑制、烦躁、恶心、呕吐等并发症。结论：哌替啶预注可以有效预防雷米芬太尼停药后的急性疼痛，不影响术后拔管时间，无明显并发症。参考论文名称：《哌替啶预防雷米芬太尼停药后疼痛的可行性观察》

2. 肖星米报道哌替啶20mg（用盐水稀释成10ml）在硬膜外术后镇痛就能显示良好的镇痛效果，术后6h和8h优良率分别为86.7%和40%，与哌替啶10mg组相比有非常显著的意义。而哌替啶30mg则副作用增多，主要为嗜睡及恶心呕吐。而哌替啶20mg+0.125%布比卡因组术后6h和8h优良率分别为93.3%和70%，其中8h镇痛优良率与哌替啶20mg和30mg相比有差异。参考论文名称：《哌替啶用于硬膜外术后镇痛剂量探讨》

3. Hsieh YH研究使用哌替啶作为单一的镇静剂在经食管胃十二指肠镜检查（EGD）的应用。选取140例患者随机分为二组：EGD前肌内注射25mg哌替啶（$n = 70$）或安慰剂（$n = 70$）主要观察指标为患者不适评分，次要指标包括患者，内镜医师和EGD的相关变量。结果：在哌替啶组患者食管插管和维持过程中的不适评分明显低于安慰剂组。内镜医师发现在哌替啶组患者对食管插管和维持期间有较好的耐受性。检查后哌替啶组患者更多的出现自限性头晕，清醒复苏时间延长<3.7min。结论：在EGD，注射哌替啶的患者有较好的耐受性和更少的不适感。参考论文名称：《Meperidine as the single seda-

tive agent during esophagogastroduodenoscopy, a double – blind, randomized controlled study》

4. 徐颖在评价硬膜外注入哌替啶对消除阑尾手术时牵拉痛的安全性和可行性中，选取 100 例接受急慢性阑尾炎手术的患者，随机分为两组，均采用连续硬膜外麻醉（直入或侧入法穿刺），选择 T11～T12 或 T12～L1 为穿刺点，向头端置入硬膜外导管。实验组在注入局麻药的同时注入哌替啶，以消除牵拉阑尾时的疼痛。对照组直接注入局麻药。结果：所有患者均获得满意的麻醉效果，安全完成麻醉和手术，术中牵拉阑尾时的反应实验组好于对照组（$P < 0.01$）。结论：硬膜外注入哌替啶对消除阑尾手术时牵拉痛的方法安全有效，并延缓了部分患者手术后腹痛的出现时间。参考论文名称：《硬膜外注入哌替啶对消除阑尾手术时牵拉痛的临床观察》

5. 李坤对右美托咪定与哌替啶静脉注射用于治疗硬膜外麻醉致寒战反应的比较效果。方法：选择下肢手术硬膜外麻醉后发生寒战反应级别为 3～4 级的患者 60 例，随机均分为两组。在寒战出现时分别缓慢静脉注射右美托咪定 0.4 μg/kg（D 组）、哌替啶 0.5 mg/kg（P 组），注入时间 5min，每组 30 例。观察注药前及注药完毕后 1、3、5、10 min 两组患者平均动脉压（MAP）、心率（HR）、血氧饱和度（SpO_2）的变化，注药后 10 min 患者寒战的转归情况及不良反应发生率。结果：两组患者寒战治疗有效率组间比较差异无统计学意义（$P > 0.05$），P 组寒战复发率较 D 组高（$P < 0.05$）；与注药前及 D 组比较，P 组注药后 HR 在 1、3、5 min 各时点增加而 SpO_2 在 5、10 min 时点下降，差异均有统计学意义（$P < 0.05$）；P 组头晕、嗜睡、恶心呕吐、皮肤瘙痒不良反应发生率较 D 组高（$P < 0.05$）。结论：右美托咪啶和哌替啶均可有效治疗硬膜外麻醉引起的寒战反应，但右美托咪啶的不良反应更小，且寒战的复发率低。参考论文名称：《右美托咪定与哌替啶治疗硬膜外麻醉致寒战反应效果的比较》

（李磊 羿鹤）

第三节　其　他

盐酸布桂嗪
Bucinnazine Hydrochloride

【别名】Bucinperazine，Butycinnamylpyrazine，Fortanodyn，布新拉嗪，强痛定，丁酰肉桂哌嗪。

【性状】盐酸布桂嗪为无色的澄明液体。

【药理毒理】本品为速效镇痛药，镇痛作用为吗啡的 1/3，但比解热镇痛药强，为氨基比林的 4～20 倍。对皮肤、黏膜、运动器官（包括关节、肌肉、肌腱等）的疼痛有明显的抑制作用，对内脏器官疼痛的镇痛效果较差。不易成瘾，但有不同程度的耐受性。

【药代动力学】皮下注射 10 分钟起效，镇痛效果维持 3～6 小时。皮下注射后 20 分钟血药浓度达峰值。主要以代谢形式从尿与粪便中排出。

【适应证】本品为中等强度的镇痛药。适用于偏头痛，三叉神经痛，牙痛，炎症性疼痛，神经痛，月经痛，关节痛，外伤性疼痛，手术后疼痛，以及癌症痛（属二阶梯镇痛药）等。

【用法用量】皮下或肌内注射，成人每次 50～100mg，一日 1～2 次。疼痛剧烈时用量可酌增。对于慢性中重度癌痛病人，剂量可逐渐增加。首次及总量可以不受常规剂量的限制。

【不良反应】

1. 少数病人可见有恶心、眩晕或困倦、黄视、全身发麻感等，停药后可消失。

2. 本品引起依赖性的倾向与吗啡类药相比为低，据临床报道，连续使用，可耐受和成瘾，故不可滥用。

【禁忌证】 目前尚不明确。

【注意事项】

1. 本品为国家特殊管理的第一类精神药品，必须严格遵守国家对精神药品的管理条例，按规定开写精神药品处方和供应、管理本类药品，防止滥用。

2. 临床使用盐酸布桂嗪药物医生处方量每次不应超过3日常用量。处方留存备查。

【孕妇及哺乳期妇女用药】 尚不明确。

【儿童用药】 尚不明确。

【老年患者用药】 尚不明确。

【药物相互作用】 尚不明确。

【药物过量】 尚不明确。

【规格】 注射剂：2ml：50mg；2ml：100mg。

【临床应用案例】

1. 陈昕探讨用强痛定治疗恶性肿瘤介入治疗术中中、重度疼痛的止痛作用及安全性，采用自身对照研究的方法，将在介入治疗术中出现中重度疼痛的恶性肿瘤患者进行 VAS 评分，VAS >4 分的患者，先予以阿托品 0.5 mg 静脉注射，10 min 后如无效予以强痛定治疗，起始剂量为 100 mg，10 min 后据疼痛程度调整是否继续予以强痛定治疗结果阿托品的疼痛缓解率为 11.11%，强痛定的疼痛缓解率为 83.33%。不良反应主要表现为头昏、呕吐等，经对症治疗后可明显改善，未出现对强痛定成瘾及其他严重的不良反应。结论：强痛定对恶性肿瘤介入治疗术中的疼痛有较好的止痛效果，且较迅速、安全，为介

入治疗术中的疼痛提供了一个好的止痛方法。**参考论文名称：**《强痛定治疗介入治疗术中疼痛的临床观察》

2. 陈林斌探讨氟比洛芬酯与盐酸布桂嗪治疗人工髋关节置换术后疼痛的疗效。选取 40 例行髋关节置换术患者的资料，随机分为观察组及对照组，各 20 例，观察组患者术后肌内注射氟比洛芬酯止痛，对照组患者术后肌内注射盐酸布桂嗪，采用 VAS 评价两组患者术后不同时间点疼痛情况。结果：观察组患者术后不同时间点 VAS 评分明显低于对照组，两组患者比较差异有统计学意义（$P < 0.05$）。结论：氟比洛芬酯应用于人工髋关节置换术后，止痛效果好，有利于患者术后早期进行功能锻炼，效果满意。**参考论文名称：**《氟比洛芬酯与盐酸布桂嗪治疗人工全髋关节置换术后疼痛效果的比较》

3. 陈昕探讨用布桂嗪预防肝穿活检术中疼痛的止痛作用及安全性。方法：采用随机对照研究的方法，将 40 例行肝穿活检术的患者随机分为治疗组和对照组，治疗组在肝穿活检术前予以布桂嗪 100mg，对照组在肝穿活检术前不予以任何止痛处理。进行痛视觉评分，观察两组患者肝穿活检术中中重度疼痛的比例，进行统计学分析。结果：治疗组中重度疼痛的发生率为 5%，对照组中重度疼痛的发生率为 30%。两组差异有统计学意义。结论：布桂嗪对肝穿活检术的疼痛有较好的预防止痛效果，且较迅速、安全，为肝穿活检术中的疼痛提供了一个好的止痛方法。**参考论文名称：**《布桂嗪预防肝穿活检术中疼痛的临床观察》

盐酸曲马多 Tramadol Hydrochloride

【别名】Tramal，Mabron，马伯龙，奇曼丁，曲通，着麦得，曲马朵。

【性状】为白色片状或无色的澄明液体。

【药理毒理】 本品为中枢性镇痛药，效力与喷他佐辛相当。无致平滑肌痉挛和明显呼吸抑制作用具有轻度的耐药性和依赖性。

【药代动力学】 本品口服给药后吸收可达剂量的90%，口服与肌内注射等效，口服100mg后，20～30分钟起效，t_{max}为2小时，C_{max}为279.8±49.0ng/ml，作用持续6小时，在肺、脾、肝和肾分布含量高，在肝内代谢，24小时约有80%从肾排出，半衰期为6小时。

【适应证】 癌症疼痛，骨折或术后疼痛等各种急、慢性疼痛。

【用法用量】 盐酸曲马多适用于成人及1岁以上儿童，用量视疼痛而定。单次剂量，成人及12岁以上者静脉注射：50～100mg，缓慢注射或稀释于注射液中滴注。肌内注射：50～100mg。皮下注射：50～100mg 每日剂量：一般情况下每日总量400mg，但在治疗癌性疼痛可使用更高的日剂量。

肝功能不全者：肝功能受损的病人，曲马多的作用时间可能延长。

【不良反应】 偶见出汗、恶心、呕吐、纳差、头晕、无力、思睡等。罕见皮疹、心悸、体位性低血压，在病人疲劳时更易产生。

【禁忌证】

1. 对本品所含任何成分过敏者。

2. 乙醇、安眠药、镇痛药或其他作用于中枢神经系统药物引起的急性中毒患者。

3. 于正在接受单胺氧化酶抑制剂治疗或在过去14天内已服用过上述药物的患者。

4. 严重脑损伤，意识模糊，呼吸抑制患者。

【注意事项】

1. 肝功能不全者、心脏疾病患者酌情减量使用或慎用盐酸曲马多。

2. 与中枢安静剂（如地西泮等）合用时需减量。

3. 不能作为对阿片类有依赖性病人的代用品，因不能抑制吗啡的戒断症状。

4. 有药物滥用或依赖性倾向的病人只能短期使用。本品每天服用300～400mg甚至更多，可在短期内上瘾。长期大剂量服用可致中枢神经兴奋、呼吸抑制，并可产生耐受性和成瘾性及其他不良反应。

【孕妇及哺乳期妇女用药】 本品用于妊娠人体的安全性尚无充分证据，不建议妊娠妇女使用。本品可能引起新生儿呼吸频率的改变，但通常无需临床处理。哺乳期间使用，约有0.1%的剂量进入乳汁，单次应用无需中断哺乳。

【儿童用药】 1周岁以上儿童单次剂量为1～2mg/kg体重（0.1ml本品＝5mg盐酸曲马多）。1岁以下儿童不适用本品。

【老年患者用药】 老年患者（年龄超过75岁）的药物清除时间可能延长，因此应根据个体需要延长给药间隔时间。

【药物相互作用】

1. 与选择性5－羟色胺再摄取抑制剂，三环类抗抑制剂，单胺氧化酶抑制剂，抗精神病药物合用时能增加癫痫发作的危险。

2. 与乙醇、镇静剂、镇痛药或其他精神药物合用会引起急性中毒。

3. 与中枢神经系统抑制剂（如地西泮）合用时应适当减量。

4. 与巴比妥类药物合用时可延长本品的作用时间。

5. 已证明盐酸曲马多不能与下列注射剂配伍使用：双氯

芬酸、吲哚美辛、保泰松、地西泮、氟硝西泮和硝酸甘油。

6. 同时使用或用药前使用卡马西平会导致镇痛效果及药物有效作用时间的降低。

7. 与阿片受体激动剂/拮抗剂（如丁丙诺啡、纳布啡、喷他佐辛）同时使用会削弱纯激动剂的镇痛作用。

8. 与香豆素衍生物（如华法林）合用时，有些患者 INR 和淤斑会增多。

【药物过量】

1. 症状：与其他中枢作用镇痛药（阿片类）引起的中毒症状相似，尤其是呕吐、虚脱、神经模糊至昏迷、惊厥、呼吸抑制直至呼吸停止。

2. 治疗：常规的急救措施为保持呼吸道通畅，维持呼吸和循环的稳定。纳洛酮可缓解部分症状，但可能使惊厥发生的危险性增高。动物实验发现，使用中毒剂量的曲马多后，巴比妥类和苯二氮䓬可降低惊厥的发生率，而纳洛酮增高惊厥的发生率。曲马多过量时使用血液透析的效果不佳，因为 4 小时透析仅能移除进入体内 7% 的药物。

【规　格】 片剂：50mg；100mg。注射剂：2ml：50mg；2ml：100mg。

【临床应用案例】

1. 张兴洁等观察 40 例外科病人，分成曲马多组（T 组）和吗啡组（M 组），分别给以负荷量后用镇痛泵以 2ml/h 的速率静脉注药，T 组为曲马多 0.3mg/（kg·h），M 组为吗啡 0.02mg/（kg·h），设定自控量为镇痛药液 4ml（含曲马多 0.6mg/kg 或吗啡 0.04mg/kg）。结果：两组病人视觉模拟评分法（VAS 评分）和 VAS 评级均无统计学差异。结论：曲马多用于术后镇痛能获得与吗啡相当的效果。**参考论文名称：《曲马多与吗啡静脉术后镇痛的临床观察比较》**

2. 姜丽华等人研究发现，产程中对产妇肌内注射 100mg 曲马多，其镇痛起效快，有效率为 80.5%，对产妇呼吸循环无影响，对胎儿及新生儿无不良影响，不明显延长产程，是理想的分娩镇痛药。参考论文名称：《曲马多在分娩镇痛中的临床应用价值》

3. 陈坚等报道，40 例肌肉骨骼系统慢性疼痛病人，应用非甾体类抗炎药疼痛缓解不满意，改口服曲马多片 50mg，每天 2 次，并根据疼痛情况调整剂量，最高为每日 400mg。结果：疼痛缓解率为 $(85.5 \pm 5.35)\%$，具良好镇痛效果，疗效满意，副作用程度轻，主要为眩晕、恶心。参考论文名称：《曲马多（奇曼丁）治疗肌肉骨骼系统慢性疼痛的临床疗效评价》

4. 胡斌探讨曲马多或地塞米松复合罗哌卡因对臂丛神经阻滞时间的影响。选择 120 例骨折固定手术患者，随机均分为四组：A 组注入 0.375% 罗哌卡因 25ml，B 组注入 0.375% 罗哌卡因 25ml 含地塞米松 5mg，C 组注入 0.375% 罗哌卡因 25ml 含曲马多 100mg，D 组注入 0.375% 罗哌卡因 25ml 含曲马多 100mg 及地塞米松 5mg。观察麻醉起效时间及感觉、运动阻滞持续时间。结果：四组患者麻醉起效时间、运动阻滞持续时间差异均无统计学意义。B、C、D 组的感觉阻滞持续时间明显长于 A 组 $(P < 0.05)$。C、D 组的感觉阻滞持续时间明显长于 B 组 $(P < 0.05)$。结论：0.375% 罗哌卡因 25ml 中加入地塞米松 5mg 或曲马多 100mg 分别可以显著延长感觉神经阻滞的时间。参考论文名称：《曲马多或地塞米松复合罗哌卡因对臂丛神经阻滞时间的影响》

5. 孟馥芬观察曲马多伍用小剂量纳洛酮在患者静脉自控镇痛（PCIA）中的疗效及不良反应。选取全麻下行腹腔镜全子宫切除术患者 90 例，随机均分为三组，分别采用不同的 PCIA 镇痛液：N1 组和 N2 组分别为曲马多 1000mg 加纳洛酮 0.4mg 和 1.5mg，T 组为曲马多 1000mg。记录芬太尼总量，不同时点的 NRS 评分和曲马多总消耗量。结果：术后 2、8h，N1 组和 T 组静息时 NRS 评分显著低于 N2 组（$P < 0.05$）。术后 2h，N1 组咳嗽时 NRS 评分明显低于 N2 组和 T 组（$P < 0.05$），且 T 组显著低于 N2 组（$P < 0.05$）。术后 8h，N2 组和 T 组咳嗽时 NRS 评分显著高于 N1 组（$P < 0.05$）。N1 组术后 24h 曲马多用量显著低于其余两组（$P < 0.05$）。术后 N1 组恶心、呕吐发生率较其他两组低（$P < 0.05$）。结论：曲马多伍用小剂量纳洛酮可以增强曲马多的镇痛作用，并减少不良反应。参考论文名称：《曲马多伍用小剂量纳洛酮在术后镇痛中的应用效果》

（闻国春）

第三章

抗痛风药

苯溴马隆 Benzbromarone

【别名】 立加利仙。

【性状】 白色固体。

【药品类别】 抗痛风药。

【药理毒理】 本品属苯骈呋喃衍生物，为促尿酸排泄药，作用机制主要是通过抑制肾小管对尿酸的重吸收，从而降低血中尿酸浓度。

毒理研究：据报道，大鼠长期口服 [50mg/（kg·/d）（约为临床用量 17 倍），104 周]，有发生肝癌的报道。

【药代动力学】 成人口服 50mg，约 2～3 小时后达血药浓度峰值，4～5 小时尿酸廓清率达最大值，半衰期为 12～13 小时，苯溴马隆主要以原型药单一卤化物、完全的脱卤化物从尿液、粪便及胆汁排泄。

【适应证】 原发性高尿酸血症，痛风性关节炎间歇期及痛风结节肿等。

【用法用量】 口服：成人每次 50mg，每日 1 次，早餐后服用。用药 1～3 周检查血清尿酸浓度，在后续治疗中，成人和 14 岁以上的年轻人每日 50～100mg，或遵医嘱。

【不良反应】 可有肠胃不适感，如恶心，呕吐，胃内饱胀感和腹泻等现象。极少出现荨麻疹。在个别情况下还会出现结膜炎，短时间的阳痿，变态性的局部皮肤湿疹（皮疹），头疼和尿意频增感，肝病加重（细胞溶解性肝炎）。

【禁忌证】

1. 本品中任何成分过敏者。

2. 中至重度肾功能损害者（肾小球滤过率低于 20ml/

min）及患有肾结石的患者。

3. 孕妇、有可能怀孕妇女以及哺乳期妇女禁用。

【注意事项】

1. 不能在痛风急性发作期服用，有可能加重病症。

2. 为了避免治疗初期痛风急性发作，建议在给药最初几天合用秋水仙碱或抗炎药。

3. 治疗期间需大量饮水以增加尿量（治疗初期饮水量不得少于 1.5~2L）。以免在排泄的尿中由于尿酸过多导致尿酸结晶。定期测量尿液的酸碱度，为促进尿液碱化，可酌情给予碳酸氢钠或枸橼酸合剂，并注意酸碱平衡。病人尿液的 pH 应调节在 6.5~6.8 之间。

4. 在开始治疗时有大量尿酸随尿排出，因此起始剂量小。

【孕妇及哺乳期妇女用药】 禁用。

【儿童用药】 苯溴马隆对儿童用药的安全性和有效性尚未研究，故不推荐儿童使用。

【老年患者用药】 老年人生理功能下降，所以要减量用药或遵医嘱。

【药物相互作用】 苯溴马隆促进尿酸排泄作用可因水杨酸盐和苯磺唑酮而减弱。

【药物过量】 现已知不会出现中毒现象。当大量服用了本品以后，应该采取治疗措施，防止被体内进一步吸收，使其加速排出体外。如果超大量地服用了本品，应该立即报告医生。采取必要的措施。

【规格】 片剂：50mg。

【临床应用案例】

1. 魏晓楠探讨并对比分析非诺贝特和苯溴马隆联合治疗高尿酸血症方面的临床有效性以及用药安全性。对 50 例初发与复诊的高尿酸血症患者（UA≥440.0）；全部 50 例患者均加用碳酸氢钠碱化体液，每次 0.1g，每日 3 次，饮食严格控制脂肪和嘌呤摄入量；将全部患者随机平均分为 3 组，即Ⅰ组16 例单独给予非诺贝特（每日 200mg，每日 1 次）治疗，Ⅱ组 16 例单独给予苯溴马隆（每日 50mg，每日 1 次）治疗，Ⅲ组 18 例给予非诺贝特和苯溴马隆（用法用量同Ⅰ组和Ⅱ组）联合治疗。结果：50 例高尿酸血症患者经过治疗之后，其 UA水平下降显著，Ⅰ组交治疗以前平均下降 26.6%，Ⅱ组交治疗以前平均下降 28.8%，Ⅲ组交治疗以前平均下降 72.6%，差异有统计学意义；在 UA 下降幅度方面，Ⅲ组 > Ⅱ组 > Ⅰ组，且Ⅰ组、Ⅱ组与Ⅲ组之间的差异有统计学意义；3 组患者在治疗前后的其他检测治疗的差异无统计学意义；治疗后 B超检测患者没有明显结石形成。结论：在治疗高尿酸症的临床疗效方面，非诺贝特的临床疗效表现要略逊于苯溴马隆，非诺贝特和苯溴马隆联合治疗高尿酸血症表现出了良好的临床有效性，且没有发现明显结石形成，用药安全性值得肯定。**参考论文名称：《非诺贝特和苯溴马隆联合治疗高尿酸血症的有效性对比观察》**

2. 李德环等观察苯溴马隆对高尿酸血症的疗效。80 例高尿酸血症患者随机分为 2 组，对照组给予饮食控制，治疗组在前者的基础上加用苯溴马隆 50mg，每日 1 次，治疗 8 周后观察血尿酸变化。结果：治疗组患者血尿酸水平较对照组显著降低（$P < 0.01$），治疗有效率明显高于对照组。结论：苯溴马隆对高尿酸血症患者疗效较好。**参考论文名称：《苯溴马隆治疗高尿酸血症 80 例疗效观察》**

3. 有学者观察小剂量苯溴马隆（立加利仙）及别嘌醇对高尿酸血症的疗效。选取 60 例患者，随机分为两组，在常规治疗基础上分别口服小剂量立加利仙 25 mg（每日 1 次）及别嘌醇 100 mg（每日 1 次）进行治疗 2 个月。结果：临床疗效观察及血尿酸测定表明，立加利仙治疗组优于别嘌醇治疗组。

结论：小剂量立加利仙治疗高尿酸血症疗效可靠。**参考论文名称**：《小剂量苯溴马隆与别嘌醇治疗高尿酸血症60例疗效观察》

4. 有学者选高尿酸血症和痛风患者40例，经饮食控制血尿酸水平仍高于420μmol/L以上，C_{cr}20～90 ml/min，治疗前2个月内未应用过别嘌醇或其他降尿酸药物。随机分为苯溴马隆组20例，别嘌醇组20例。苯溴马隆组口服苯溴马隆每日50 mg，疗程4周。别嘌醇组口服别嘌醇每日100 mg。试验期间所有患者均给予低嘌呤饮食，停用水杨酸制剂、利尿剂、糖皮质激素等影响尿酸代谢与排泄的药物，试验前1周及疗程结束后均查血常规、血尿酸、24 h尿尿酸、24 h尿蛋白定量及肝肾功能。临床疗效：苯溴马隆组和别嘌醇组的显效率和有效率分别为85%和95%，80%和90%，2组间无显著性差异。别嘌醇组用药后出现白细胞和血小板明显下降，转氨酶明显升高；苯溴马隆组用药前后以上指标无明显变化。**参考论文名称**：《苯溴马隆与别嘌醇治疗高尿酸血症/痛风的疗效观察》

别嘌醇 Allopurinol

【**别名**】奥迈必利。

【**性状**】胶囊内容物为淡黄色球型微粒；片剂为白色片。

【**药品类别**】抗痛风药。

【**药理毒理**】属抑制尿酸合成的药物。本品及其代谢产物氧嘌呤醇均能抑制黄嘌呤氧化酶，阻止次黄嘌呤和黄嘌呤代谢为尿酸，从而减少尿酸的生成，使血和尿中的尿酸含量降低到溶解度以下水平，防止尿酸形成结晶沉积在关节及其他组织内，也有助于痛风病人组织内尿酸结晶的重新溶解。另外，本品亦可通过对次黄嘌呤－鸟嘌呤磷酸核酸转换酶的作用而抑制体内新的嘌呤的合成。

【药代动力学】口服用药后，自胃肠道可吸收80% ~ 90%，2 ~ 6小时血药浓度达峰值，约70%在肝脏代谢成具有活性的氧嘌呤醇，两者均不能和血浆蛋白结合。别嘌醇在血中半衰期为1 ~ 3小时，氧嘌呤醇半衰期为12 ~ 30小时。别嘌醇经肾排泄，约10%以原型、70%以代谢物随尿排出，亦可经乳汁排泄。

【适应证】

1. 原发性和继发性高尿酸血症，尤其是尿酸生成过多而引起的高尿酸血症。

2. 反复发作或慢性痛风患者。

3. 痛风石。

4. 尿酸性肾结石和（或）尿酸性肾病。

5. 有肾功能不全的高尿酸血症。

【用法用量】别嘌醇口服：每日1次，每次250mg。片剂成人常用量：初始剂量每次50mg，每日1 ~ 2次，每周可递增50 ~ 100mg，至一日200 ~ 300mg，分2 ~ 3次服。每2周测血和尿尿酸水平，如已达正常水平，则不再增量，如仍高可再递增。但一日最大量不得大于600mg。

【不良反应】

1. 胃肠道反应：可能会引起消化功能失调，如上腹痛、恶心、腹泻，饭后用药可减轻或避免消化系统的副作用。

2. 皮疹：一般为丘疹样红斑、湿疹或痒疹。如皮疹广泛而持久，经对症处理无效并有加重趋势时必须停药。

3. 罕见有白细胞、血小板减少，贫血，骨髓抑制，主要发生在肾功能不全病人中，如发生此类不良反应，均应考虑停药。

4. 其他有脱发、发热、淋巴结肿大、肝毒性、间质性肾炎及过敏性血管炎等。上述不良反应一般在停药后均能恢复正常。

【禁忌证】

1. 本品中任何成分过敏者。

2. 严重肝肾功能不全者。

3. 明显血细胞低下者。

4. 孕妇及哺乳期妇女。

【注意事项】

1. 本品能控制痛风性关节炎的急性炎症症状，不能作为抗炎药使用。必须在痛风性关节炎的急性炎症症状消失后（一般在发作后两周左右）方开始应用。

2. 服药期间应多饮水，并使尿液呈中性或碱性以利尿酸排泄。

3. 别嘌醇用于血尿酸和 24 小时尿酸过多、有痛风石、有泌尿系统结石以及不宜用促尿酸排除药者。

4. 与排尿酸药合用可加强疗效，不宜与铁剂同服。

5. 用药前及用药期间要定期检查血尿酸、24 小时尿尿酸水平、血常规及肝肾功能。

6. 有肾、肝功能损害者及老年人应谨慎用药。

7. 驾驶及操作机器者慎用。

【儿童用药】 片剂：6 岁以内每次 50mg，一日 1 ~ 3 次；6 ~ 10 岁，一次 100mg，一日 1 ~ 3 次。剂量可酌情调整。

【老年患者用药】 老年患者应谨慎用药。

【药物相互作用】

1. 饮酒、氯噻酮、依他尼酸、呋塞米、美托拉宗、吡嗪酰胺或噻嗪类利尿剂均可增加血清中尿酸含量。控制痛风和高尿酸血症时，应用本品要注意用量的调整。

2. 与氨苄西林同用时，皮疹的发生率增多。

3. 与抗凝药如双香豆素、茚满二酮衍生物等同用时，抗凝药的效应可加强。

4. 与硫唑嘌呤或巯嘌呤同用时，后者的用量一般要减少 1/4～1/3。

5. 与环磷酰胺同用时，对骨髓的抑制可更明显。

6. 与尿酸化药同用时，可增加肾结石形成的可能。

【药物过量】 如服药量达到 20g，可以出现下列症状：恶心、呕吐、腹泻、头晕，可以对症处理，同时应保持较大的尿量以增加别嘌醇及其代谢物的清除。别嘌醇和氧嘌呤醇可以被透析。

【规格】 缓释胶囊：250mg。

【临床应用案例】

1. 卢敏、田刚研究别嘌醇对原发性高血压合并高尿酸血症患者的治疗效果。入选 60 例初发的原发性 1 级高血压合并高尿酸血症患者，随机、双盲分为别嘌醇组（别嘌醇 100 mg，每日 3 次）和对照组（安慰剂 1 片，每日 3 次），各 30 例。4 周后观察诊室血压、24 h 动态血压（ABPM）、血尿酸、血尿常规及肝肾功能，记录症状和体征。结果：4 周末，别嘌醇组诊室收缩压和舒张压较用药前下降（12.4±5.5）mmHg（1 mmHg＝0.133 kPa）和（8.4±3.8）mmHg，差异有统计学意义，对照组下降（6.0±2.6）mmHg 和（4.8±1.8）mmHg，差异无统计学意义，两组间比较差异有统计学意义；别嘌醇组 24 h 平均收缩压和舒张压下降（8.6±3.8）mmHg 和（5.2±1.7）mmHg，差异有统计学意义，对照组下降（3.4±1.6）mmHg 和（2.8±0.5）mmHg，差异无统计学意义，两组间 24 h 平均收缩压和舒张压差值以及血压负荷值比较，差异均有统计学意义；两组在降低尿酸方面比较，差异亦有统计学意义。

两组患者治疗前后均未发现明显副作用。结论：别嘌醇在有效降低血尿酸的同时，能够降低血压，可以成为高血压治疗的一个新方法。参考论文名称：《别嘌醇治疗原发性高血压合并高尿酸血症临床分析》

2. 林海云等观察别嘌醇对慢性心力衰竭合并高尿酸血症患者的临床疗效。将慢性心力衰竭合并高尿酸血症患者 72 例随机分为两组各 36 例，对照组给予标准的抗心衰治疗，别嘌醇组在此基础上加用别嘌醇每日 0.3g。观察两组治疗后 12 周心功能（NYHA 分级）、血清尿酸、NT－proBNP，同时使用超声心动图测定左心室射血分数和左心室舒张末期内径。结果：别嘌醇组患者心功能（NYHA 分级）、血清尿酸水平、NT－proBNP、左心室射血分数、左心室舒张末期内径等指标的改善情况均优于对照组，差异有统计学意义。结论：对于慢性心力衰竭合并高尿酸血症患者，别嘌醇能起到降低血清尿酸、改善心功能及心室重构等作用。参考论文名称：《别嘌醇对慢性心力衰竭合并高尿酸血症患者的临床疗效研究》

3. 肖骏观察别嘌醇对非高尿酸血症慢性心力衰竭患者心功能的影响及应用安全性。连续入选 2008 年 7 月～2009 年 6 月重庆市急救医疗中心非高尿酸血症慢性心衰患者 125 例，随机分为别嘌醇（300 mg/d）组（$n=62$）与对照组（$n=63$），治疗 6 个月。常规检测心功能、肱动脉血管内皮功能、炎性因子与生化指标。结果：加用别嘌醇 3 个月时加压反应性充血前后血管内径变化百分率增加；6 个月时心功能分级改善，血浆脑利钠肽和肿瘤坏死因子－α水平下降，左心室内径缩小，射血分数增加。两组血尿酸均降低但无差异，无肝肾功能异常，肌酸激酶无明显增高。结论：非高尿酸血症慢性心衰患者加用别嘌醇治疗 6 个月安全、有效，可显著改善左心功能及降低炎性因子水平，并可能改善血管内皮功能。参考论文名称：《别嘌醇改善非高尿酸血症慢性心力衰竭患者心功能》

4. 钟春梅等探讨药用碳联合别嘌醇治疗慢性痛风性肾病的临床疗效。选择 50 例慢性痛风性肾病患者，随机分为治疗组和对照组，治疗组给予药用炭加别嘌醇片，对照组除不使用药用炭外，其他治疗相同。两组均不使用影响尿酸代谢的药物。药用炭 4 片，每日 3 次；别嘌呤醇片 1 片，每日 3 次，疗程 30 天。检测两组治疗前后血尿酸、血尿素氮（BUN）、肌酐（Cr）水平；观察症状缓解时间及不良反应。结果：治疗前后相比，降尿酸疗效两组差异均有统计学意义，降低 BUN、Cr 的疗效，治疗组有统计学意义，而对照组差异无统计学意义；两组治疗后相比，治疗组血尿酸、BUN、Cr 水平明显低于对照组。结论：在慢性痛风性肾病患者中，药用炭不仅可降低 BUN、Cr，还可降低血尿酸，与别嘌醇联用有协同作用，而且不良反应少。**参考论文名称：《药用炭联合别嘌醇治疗慢性痛风性肾病的临床观察》**

5. 邝健等探讨别嘌醇对中青年原发性高血压合并高尿酸血症患者的治疗效果。入选 60 例初发的中青年原发性 1 级高血压合并高尿酸血症患者，随机分为别嘌醇治疗组（低嘌呤饮食控制 + 别嘌醇 200 mg，每日 3 次）和对照组（低嘌呤饮食控制）各 30 例，4 周后观察诊室血压、动态血压、血尿酸、肝功能、肾功能及血浆卧位肾素、血管紧张素Ⅱ（AngⅡ）等变化。结果：两组患者基线资料无明显差别，治疗 4 周结束时，两组在降低诊室平均收缩压 [（7.9 ± 2.9）mmHg vs. （2.4 ± 1.5）mmHg，$P < 0.05$]、诊室平均舒张压 [（5.7 ± 2.0）mmHg vs. （2.1 ± 1.3）mmHg，$P < 0.05$]、24 h 平均收缩压 [（6.8 ± 2.7）mmHg vs. （0.7 ± 1.2）mmHg，$P < 0.05$]、24 h 平均舒张压 [（4.8 ± 1.3）mmHg vs. （0.5 ± 0.9）mmHg，$P < 0.05$] 方面均有统计学意义。别嘌醇组血压降至正常的比例更大。两组在降低尿酸方面有显著差异。别嘌醇组血尿酸降至正常的比例更大（86.2% vs. 16.7%，$P < 0.05$）。

别嘌醇组卧位肾素、AngⅡ活性明显下降。治疗结束时两组肝功能、肾功能、血糖、血脂等均无明显改变，未发现明显严重副作用。结论：高尿酸血症在中青年高血压病的发生中起着重要的致病作用，别嘌醇在有效降低血尿酸的同时能够降低血压，安全性良好。其机制可能与抑制 RAS 活性有关。别嘌醇可望成为轻度高血压合并高尿酸血症患者一种新的高血压治疗药物，其在临床的推广需要更大样本量的临床试验。参考论文名称：《别嘌醇治疗中青年高血压病合并高尿酸血症》

丙磺舒 Probenecid

【性状】药物为白色固体。

【药品类别】抗痛风药。

【药理毒理】抑制尿酸盐在肾小管的主动重吸收，增加排泄，防止尿酸盐结晶的生成，减少关节的损伤，亦可促进已形成的尿酸盐的溶解。可以竞争性抑制弱有机酸（如青霉素、头孢菌素）在肾小管的分泌，从而可以增加血药浓度和延长作用时间。可作为抗生素治疗的辅助用药。

【药代动力学】口服后吸收迅速、完全。血浆蛋白结合率为 65% ~90%，主要与白蛋白结合。半衰期随用药量而改变，口服 0.5g 为 3~8 小时，2g 为 6~12 小时。排尿酸有效血药浓度需 100~200g/ml。本品在肝内代谢成羧基化代谢物及羟基化合物，这些代谢物均具有促尿酸排泄的活性。代谢物主要经肾排出，在 24~48 小时中约有 5%~10% 的给药量以原型排出。

【用法用量】口服：慢性痛风的高尿酸血症，成人一次 0.25g，一日 2 次，一周后可增至一次 0.5g，一日 2 次。增强青霉素类的作用，成人一次 0.5g，一日 4 次。2~14 岁或体重在 50kg 以下儿童，首剂按体重 0.025g/kg 或按体表面积 0.7g/m², 以后每次 0.01g/kg 或 0.3g/m², 一日 4 次。

【不良反应】

1. 胃肠道症状如恶心或呕吐等，偶可引起消化性溃疡。

2. 能促进肾结石形成，应保证尿 pH 值 6.0 ~ 6.5。大量饮水并同服碱化尿液的药物，以防肾结石。

3. 与磺胺出现交叉过敏反应，包括皮疹、皮肤瘙痒及发热等，但少见。

4. 偶引起白细胞减少、骨髓抑制及肝细胞坏死等少见不良反应。

【禁忌证】

1. 对本品及磺胺类药过敏者。

2. 肾功能不全者。

3. 伴有肿瘤的高尿酸血症者，或使用细胞毒的抗癌药、放射治疗患者，均不宜使用本品，因可引起急性肾病。

【注意事项】

1. 老年人、肝肾功能不全者、消化性溃疡者及肾结石者等不宜服用。

2. 痛风性关节炎急性发作症状尚未控制时不用本品；如在本品治疗期间有急性发作，可继续应用原来的用量，同时给予秋水仙碱或其他非甾体抗炎药治疗。

3. 服用本品时应保持摄入足量水分（日 2500ml 左右），防止形成肾结石，必要时同时碱化尿液。

4. 治疗痛风性关节炎，如患者有轻度肾功能不全，而 24 小时尿酸排泄量又未超过 700mg，一般每天剂量不超过 2g。

5. 治疗期间不宜服水杨酸类制剂。

6. 定期检测血和尿 pH 值、肝肾功能及血尿酸和尿尿酸等。

7. 根据临床表现及血和尿尿酸水平调整药物用量，原则上以最小有效量维持较长时间。

【孕妇及哺乳期妇女用药】孕妇及哺乳期妇女禁用。

【儿童用药】2 岁以下儿童禁用。

【老年患者用药】老年患者因肾功能减退，用量酌减。

【药物相互作用】

1. 饮酒，氯噻酮、利尿酸、呋塞米、吡嗪酰胺以及噻嗪类等利尿药可增加血清尿酸浓度，本品与这些药同用时需注意调整用量，以控制高尿酸血症。

2. 与阿司匹林或其他水杨酸盐同用时，可抑制丙磺舒的排尿酸作用。

3. 与吲哚美辛、氨苯砜、萘普生等同用时，后者的血药浓度增高，毒性加大。

4. 与各类青霉素、头孢菌素同用时，后者的血药浓度增高，并维持较长时间，毒性加大，尤其是对肾脏的毒性。

5. 与口服降糖药同用时，后者的效应增强。

6. 与甲氨蝶呤同用时，后者的血药浓度可能增高，毒性加大。

7. 与呋喃妥因同用时，由于肾小管分泌作用受到抑制，使呋喃妥因在尿中抗感染的疗效减低。

8. 与利福平同用时，因二药被肝脏摄取有竞争，故利福平的血药浓度可增高且时间延长、毒性加大。临床上一般不主张为了提高利福平的血药浓度而两药并用。

9. 与磺胺药同用时，因后者由肾排泄减慢，血药浓度升高。长期共用时应定期检测磺胺药的血药浓度。

【规格】片剂：0.25g；0.5 g。

【临床应用案例】

1. 罗正义探讨在常规抗心力衰竭治疗的基础上加用丙磺

舒治疗慢性心力衰竭的临床疗效。选择心功能Ⅲ～Ⅳ级患者（$n=96$）随机分为治疗组（$n=48$）及对照组（$n=48$），治疗组加用丙磺舒 0.25g，每天 3 次，4 周后观察并比较心排血量（SV）、心输出量（CO）、射血分数（LVEF）及尿酸（UA）等指标。结果：治疗组 SV、CO、LVEF 指标，较对照组改善，差异有统计学意义；治疗组血尿酸较对照组降低，差异有统计学意义。结论：在对进行常规抗心力衰竭治疗的同时应用丙磺舒，可以使慢性心力衰竭患者尿酸进一步降低，提高 LVEF，改善临床症状。参考论文名称：《丙磺舒治疗慢性心力衰竭患者心功能的疗效观察》

2. 有研究观察三妙散加味联合丙磺舒治疗急性痛风性关节炎的临床疗效。方法：将 119 例患者随机分为 2 组。治疗组 81 例以三妙散加味（处方：黄柏、苍术、伸筋草、稀莶草、秦艽、防己、木瓜、鸭跖草、威灵仙、川牛膝、杜仲、鹿衔草、鸡血藤、山楂）联合丙磺舒（每次 0.5g，每天 2 次，口服。）治疗；对照组 38 例以消炎痛（每次 50mg，每天 3 次，饭后）联合丙磺舒（每次 0.5g，每天 2 次，口服）治疗。观察临床疗效及主要症状积分、血尿酸（BUA）、胆固醇（TC）、甘油三酯（TG）等指标的变化。结果：总有效率治疗组为 85.19%，对照组为 84.21%，2 组比较，差异无显著性意义。2 组治疗后关节疼痛、压痛等主要症状积分均有明显改善，与治疗前比较，差异均有显著性意义。治疗组治疗后 BUA、TC、TG 均有明显改善，与治疗前比较，差异有显著性意义。不良反应：治疗组 12 例，占 14.81%；对照组 28 例，占 73.68%，2 组比较，差异有显著性意义。结论：三妙散加味联合丙磺舒治疗急性痛风性关节炎疗效较好，且副作用少。参考论文名称：《三妙散加味联合丙磺舒治疗急性痛风性关节炎 81 例疗效观察》

秋水仙碱 Colchicine

【别名】秋水仙素。

【性状】药物为淡黄色结晶性粉末；无臭；遇光色变深

【药品类别】抗痛风药。

【药理毒理】本品通过：①和中性粒细胞微管蛋白的亚单位结合而改变细胞膜功能，包括抑制中性白细胞的趋化、黏附和吞噬作用；②抑制磷脂酶 A2，减少单核细胞和中性白细胞释放前列腺素和白三烯；③抑制局部细胞产生白介素 6 等，从而达到控制关节局部的疼痛、肿胀及炎症反应。本品不影响尿酸盐的生成、溶解及排泄，因而无降血尿酸作用。

急性毒性试验结果：大鼠静脉注射 LD_{50} 为 1.6mg/kg；小鼠静脉注射 LD_{50} 为 4.13mg/kg。

【药代动力学】口服后在胃肠道迅速吸收，血浆蛋白结合率为 10% ~ 34%，服药后 0.5 ~ 2h 血药浓度达峰值。口服 2mg 的血药峰值为 2.2ng/ml。在肝内代谢，从胆汁及肾脏（10% ~ 20%）排出。肝病患者从肾脏排泄增加。停药后药物排泄持续约 10 天。

【适应证】治疗痛风性关节炎的急性发作，预防复发性痛风性关节炎的急性发作。

【用法用量】口服：急性期，成人常用量为每 1 ~ 2h 服 0.5 ~ 1mg，直至关节症状缓解，或出现腹泻或呕吐，达到治疗量一般为 3 ~ 5mg，24 小时内不宜超过 6mg，停服 72 小时后一日量为 0.5 ~ 1.5mg，分次服用，共 7 天。预防：一日 0.5 ~ 1.0mg，分次服用，但疗程酌定，如出现不良反应应随时停药。

【不良反应】

1. 胃肠道症状：腹痛、腹泻、呕吐及食欲不振发生率可达80%，严重者可造成脱水及电解质紊乱等表现。长期服用者可出现严重的出血性胃肠炎或吸收不良综合征。

2. 肌肉、周围神经病变：有近端肌无力和（或）血清肌酸磷酸激酶增高。在肌细胞受损同时可出现周围神经轴突性多神经病变，表现为麻木、刺痛和无力。肌神经病变并不多见，往往在预防痛风而长期服用者和有轻度肾功能不全者出现。

3. 骨髓抑制：出现血小板减少，中性粒细胞下降，甚至再生障碍性贫血，有时可危及生命。

4. 休克：表现为少尿、血尿、抽搐及意识障碍。死亡率高，多见于老年人。

5. 致畸：有2例Down综合征婴儿的父亲均为因家族性地中海热而有长期服用秋水仙碱史者的文献报道。

6. 其他：脱发、皮疹、发热及肝损害等。

【禁忌证】骨髓增生低下，肾和肝功能不全者禁用。

【注意事项】

1. 如发生呕吐、腹泻等反应，应减小用量，严重者应立即停药。

2. 骨髓造血功能不全，严重心脏病、肾功能不全及胃肠道疾患者慎用。

3. 用药期间应定期检查血常规及肝、肾功能。

4. 女性患者在服药期间及停药以后数周内不得妊娠。

【孕妇及哺乳期妇女用药】禁用。

【老年患者用药】应减少剂量。

【药物相互作用】

1. 可导致可逆性的维生素 B_{12} 吸收不良。

2. 可使中枢神经系统抑制药增效，拟交感神经药的反应性加强。

【**药物过量**】秋水仙碱是细胞有丝分裂毒素，毒性大，一旦过量缺乏解救措施，须格外注意药物过量。

【**规格**】片剂：0.5mg。

【**临床应用案例**】

1. 李育红等观察秋水仙碱不同给药方案治疗痛风急性发作的临床疗效和不良反应。将 56 例痛风急性发作患者随机均分为高剂量组和低剂量组。高剂量组在患者痛风急性发作 12 h 内给予首次服用秋水仙碱 1.0 mg，以后每隔 2 h 服用 1 次，每次 0.5mg，直到疼痛缓解为止；在疼痛缓解 72 h 后再次开始服用，每次 0.5 mg，每日 2 次。低剂量组在患者痛风急性发作 12 h 内给予秋水仙碱每次 0.5 mg，每日 3 次，饭后服用；疼痛缓解后，改为每次 0.5 mg，每日 2 次。两组患者均连用 7 天后停药。比较两组患者临床症状缓解时间、服药后不同时间的关节疼痛评分减少情况、临床疗效及不良反应发生率。结果：两组患者临床症状缓解时间、服药后不同时间的原关节疼痛评分减少情况、临床疗效（高剂量组总有效率为 92.9%，低剂量组总有效率为 89.3%）比较，差异均无统计学意义；不良反应发生率低剂量组为 10.7%，高剂量组为 71.4%，两组比较差异有统计学意义。结论：治疗痛风急性发作低剂量与高剂量秋水仙碱相比疗效相当，但低剂量秋水仙碱组的不良反应发生率明显较低。参考论文名称：《秋水仙碱两种给药方案治疗痛风急性发作的临床观察》

2. 罗敏、卢静等系统评价秋水仙碱预防和治疗心包炎的有效性及安全性。计算机检索 OVID、EMbase、SCI、中国生物医学文献数据库（CBM）、中国知网全文数据库（CNKI）、维普中文期刊数据库（VIP）等数据库，纳入秋水仙碱预防及治疗心包炎的随机对照试验。系统筛选文献、提取资料及评价质量后，对同质研究采用 RevMan5.0 软件进行 Meta 分析。结果：共纳入 5 项研究，795 例患者。Meta 分析结果显示，试验组与对照组心包切开术后综合征（PPS）发生率或心包炎复发率差异均有统计学意义。2 组不良反应发生率比较，差异无统计学意义。结论：在常规治疗或联合阿司匹林治疗的基础上，联用秋水仙碱能有效且安全地预防和治疗心包炎。**参考论文名称：《秋水仙碱预防和治疗心包炎的有效性及安全性的系统评价》**

3. 李育红等探讨低剂量秋水仙碱联合双氯芬酸钠治疗痛风急性发作的临床疗效与不良反应。痛风急性发作患者 70 例随机分为治疗组和对照组各 35 例，对照组首次服用秋水仙碱片 1.0 mg，以后每 2 h 服用 0.5 mg；治疗组服用秋水仙碱片 0.5 mg，每日 3 次，双氯芬酸钠肠溶片 25 mg，每日 3 次。比较两组患者用药后疼痛缓解率和缓解时间、临床疗效及不良反应发生率。结果：治疗组总有效率 94.3%，对照组总有效率 91.4%，两组患者用药后疼痛缓解率和缓解时间、总有效率等比较，差异无统计学意义；不良反应发生率治疗组为 11.4%，对照组为 68.6%，差异有统计学意义。结论：低剂量秋水仙碱联合双氯芬酸钠治疗痛风急性发作疗效好，不良反应少，安全性高。**参考论文名称：《低剂量秋水仙碱联合双氯芬酸钠治疗痛风急性发作疗效观察》**

4. 赵英等探讨应用免疫抑制剂秋水仙碱联合白芍总苷治疗白塞病的临床疗效。将 44 例白塞病患者随机分为对照组 22 例和治疗组 22 例。对照组口服白芍总苷每次 600 mg，每天 3 次；治疗组在此治疗基础上同时加服秋水仙碱片每次 0.6 mg，每天 3 次。治疗 8 周后比较两组患者的临床疗效。结果：治疗组治愈 8 例，显效 12 例，无效 2 例，总有效率 90.91%；对照组治愈 3 例，显效 10 例，无效 9 例，总有效率 59.09%，两组比较差异有统计学意义。结论：应用秋水仙碱联合白芍总苷治疗白塞病，疗效较好，便于在临床推广使用。**参考论文名称：**

《秋水仙碱联合白芍总苷治疗白塞氏病的疗效观察》

5. 陈军、马丽珍探讨不同剂量秋水仙碱治疗痛风急性发作的临床疗效。96 例痛风急性发作患者平均分为 3 组，A 组口服秋水仙碱每次 0.5 mg，每日 3 次；B 组口服秋水仙碱每次 1 mg，每日 3 次；C 组口服秋水仙碱每次 1 mg，每 2h 1 次。结果：C 组与 B 组比较，缓解率及缓解时间均无明显差异，比 A 组缓解时间缩短。C 组与 B 组的临床有效率明显好于 A 组，C 组与 B 组之间无显著性差异。A 组的不良反应发生率最少，明显少于 C 组，但与 B 组无显著性差异。结论：口服秋水仙碱每次 1 mg，每日 3 次，能使 80% 以上痛风急性发作期病人的疼痛缓解、炎症消退且无明显不良反应，患者依从性好，值得推广使用。参考论文名称：《不同剂量秋水仙碱治疗痛风急性发作的临床疗效对比》

（储靖）

第四章

其 他

巴氯芬 Baclofen

【别名】Baclon，Baclospas，Gabalin，Gabalon，Neurospas，Spastin，Spastion，巴氯酚，贝康芬，贝可芬，和路行，利路行，氯苯氨丁酸，氯苯氨酪酸，力奥来素。

【性状】药物为白色或类白色片剂。

【药品类别】抗炎镇痛药、中枢性肌松药。

【药理毒理】本品是 γ 氨基丁酸（GABA）的衍生物，为作用于脊髓的骨骼肌松弛剂、镇静剂。它抑制单突触和多突触兴奋传递，并可刺激 GABA、β 受体而抑制兴奋性氨基酸（如谷氨酸、天门冬氨酸）的释放，从而降低兴奋性，抑制神经细胞冲动的发放，有效地解除痉挛，但对正常神经肌无影响。

【药代动力学】本品在胃肠道中吸收迅速而完全。单剂量口服 10、20 和 30mg，0.5～1.5 小时后，其血浆峰浓度分别平均约为 180、340 和 650μg/ml。分布容积为 0.7L/kg。脑脊液中活性物质浓度约比血浆中的低 8.5 倍。血浆消除半衰期平均为 3～4 小时。血清蛋白结合率约为 30%。在 72 小时内，约 75% 经肾脏排出，其余部分从粪便排出。

【适应证】

1. 多发性硬化、脊髓空洞症、脊髓肿瘤、横贯性脊髓炎、脊髓外伤和运动神经元病。

2. 脑血管病、脑性瘫痪、脑膜炎、颅脑外伤。

【用法用量】口服：成人，推荐初始剂量为 5mg，每日 3 次，应逐渐增加剂量，每隔 3 天增服 5mg，直至所需剂量，但应根据病人的反应具体调整剂量。对巴氯芬作用敏感的患者初始剂量应为每日 5～10mg，剂量递增应缓慢。常用剂量为每日

$30\sim75$mg，根据病情可达每日 $100\sim120$mg。

【不良反应】

1. 中枢神经系统：治疗开始时常出现日间镇静、嗜睡和恶心等副作用，偶尔出现口干、呼吸抑制、头晕、无力、精神错乱、眩晕、呕吐、头痛和失眠。

2. 神经精神系统：偶有或罕见报道有欣快、抑郁、感觉异常、肌痛、肌无力、共济失调、震颤、眼球震颤、调节紊乱、幻觉、恶梦。上述症状常难以与疾病本身的表现相区别。可能会降低惊厥阈，并引起惊厥发作，癫痫患者尤应注意。

3. 胃肠道：偶有轻度的胃肠功能紊乱（便秘、腹泻）。

4. 心血管系统：偶会发生低血压、心功能降低。

5. 泌尿生殖系统：偶见或罕见排尿困难、尿频、遗尿。这些常难于与疾病本身的表现相区别。

6. 其他副作用：罕见或个别病例有视力障碍、味觉障碍、多汗、皮疹、肝功能损害。某些病人对药物可显反常的反应而表现为痉挛状态加重。可能会出现肌张力过低，使病人更难于行走或照料自己，这种情况通常在调节剂量后可缓解（如：减少日间剂量，可能的话增加夜间剂量）。

【禁忌证】 以下情况禁用：对巴氯芬过敏者；癫痫、帕金森病、风湿性疾病引起的骨骼肌痉挛患者。

【注意事项】

1. 溃疡病、肝、肾功能不全者慎用。

2. 巴氯芬具镇静作用，服药后驾车或操纵机器应注意。

3. 停巴氯芬药前应逐减减量，以防反跳现象。

【孕妇及哺乳期妇女用药】 妊娠前三个月禁用。哺乳期妇女慎用。

【儿童用药】 儿童：每日剂量为 $0.75\sim2$mg/kg 体重。对10岁以上儿童，每日最大剂量可达 2.5mg/kg 体重。通常治疗开始时每次 2.5mg，每日 4 次。大约每隔 3 天小心增加剂量，直至达到儿童个体需要量。推荐的每日维持治疗量如下：12个月~2岁儿童：10~20mg。2~6岁儿童：20~30mg。6~10岁儿童：30~60mg（最大量 70mg）。

【药物作用】

1. 乙醇和其他中枢神经系统抑制剂可增加本品的中枢抑制作用，巴氯芬与其他作用于中枢神经系统的药物或乙醇合用，可增加镇静作用。

2. 与三环类抗抑郁药合用时，可加强本品的作用，引起明显肌张力过低。

3. 与降压药合用可使血压下降作用加强，因此降压药的剂量应适当调整。

4. 帕金森病（震颤麻痹）患者，同时接受本品和左旋多巴加卡比多巴治疗，有报道引起精神错乱、幻想和激动不安。

【药物过量】 表现为中枢神经抑制、嗜睡、意识混浊、呼吸抑制、昏迷及精神错乱、幻觉、调节紊乱、瞳孔反射消失、全身肌张力过低等。解救：对清醒者可催吐或洗胃；昏迷病人在洗胃前作气管插管；呼吸抑制者给予人工呼吸并作心血管功能支持疗法。患者应大量输液。

【规格】 片剂：10mg。

【临床应用案例】

1. 尹帅领等观察巴氯芬治疗脑卒中后肌张力障碍的临床疗效。将 56 例脑血管病后早期肌张力增高患者随机分为对照组、巴氯芬治疗组。对照组采用常规的康复锻炼；巴氯芬治疗组在常规锻炼的基础上服用巴氯芬，每日 3 次，每次 10mg，观察 2 组在第 2、4 周时的 Brunstrum 分级和 Ashworth 评分。结果：Brunstrum 分级显示，2 组在第 2、4 周运动障碍程度差异有统计学意义。Ashworth 评分显示，治疗后第 2、4 周 2 组上、下肢肌张力改变情况差异有统计学意义。结论：巴氯芬对脑卒中后肌张力增高、运动障碍有明显改善作用，能促进患者肢体功能的恢复，进而提高生活质量。参考论文名称：《巴氯芬治疗脑卒中后肌张力障碍疗效观察》

2. 杨嘉君观察巴氯芬联合都梁软胶囊治疗枕神经痛的疗效。将 65 例患者随机分为 2 组。治疗组 33 例，口服巴氯芬每次 10 mg，每日 3 次，同时服用都梁软胶囊每次 3 粒，每日 3 次；对照组 32 例同法给予巴氯芬。治疗 7 天为 1 疗程，2 个疗程后进行疗效统计分析。结果：总有效率治疗组为 90.90%，对照组为 78.12%，两组比较差异有显著性。结论：巴氯芬联合都梁软胶囊治疗枕神经痛安全有效，值得临床推广。参考论文名称：《巴氯芬联合都梁软胶囊治疗枕神经痛 33 例》

3. 杨贵青探讨改善脑卒中恢复期偏瘫痉挛状态更为有效的方法。100 例研究对象在实施神经内科常规治疗以及病情和生命体征稳定的情况下，采用巴氯酚直肠给药（即保留灌肠）+综合康复措施治疗肌痉挛状态。用药第 1 天剂量为 15 mg/次，然后每天增加 5～10 mg，灌肠 14 天为 1 个疗程，连续治疗 3 个疗程。综合康复措施具体内容包括良肢位的摆放、保持关节的活动度、缓解身体运动控制点周围痉挛、肌肉痉挛的静态牵拉、被动运动与按摩。治疗前和治疗后 32 天进行疗效评定。结果：治疗后 32 天与治疗前比较，患者的肌张力改善情况有差异，提示治疗后的肌张力明显改善，逐渐恢复正常；ADL 评分结果比较差异显著，提示治疗后 32 天患者日常活动能力明显提高。结论：对脑卒中患者偏瘫痉挛采用巴氯芬直肠给药配合综合康复训练有利于脑卒中患者的神经康复，改善预后。参考论文名称：《巴氯酚直肠给药配合综合康复对脑卒中恢复期偏瘫痉挛状态的干预效应》

4. 范红杰等对 37 例带状疱疹感染后神经痛患者口服巴氯芬每次 5～20mg，每日 2～3 次，治疗 1 个月显效率达 59.5%，总有效率达 86.5%，平均起效时间为（3.00±1.56）天。临床上发现带状疱疹感染后神经痛多见于中老年人，这可能与中老年人神经功能恢复较慢有关。参考论文名称：《巴氯芬治疗带状疱疹感染后神经痛的 I 临床观察》

5. 施问民对 100 例腰椎间盘突出症急性发作期伴明显肌肉痉挛且行动障碍的患者，在进行传统康复治疗的同时，给予巴氯芬治疗巴氯芬（枢芬），起始剂量每次 5mg，每天 3 次，酌情每 3 天增加每日 5mg，可加至每日 30mg，不但改善了肌痉挛，还促进了肌力平衡的恢复，显著提高了康复疗效。参考论文名称：《巴氯芬对腰椎间盘突出症急性发作期抗痉挛作用的临床观察》

（李　菁）

豆腐果苷　Helicid

【性状】豆腐果苷为糖衣片或薄膜衣片，除去包衣后显白色。

【药品类别】为神经科用药类非处方药药品。

【药理毒理】本品系从山龙眼科植物萝卜树的果实中提取有效成分制成的口服片剂，其化学结构与天麻素相似，为一种糖苷，可恢复大脑皮层兴奋与抑制过程间的平衡失调，具有镇静、安眠和镇痛等中枢抑制作用。对神经官能症引起的头痛、头昏、睡眠障碍的治疗作用显效快，一般用药 3~7 天显效。豆腐果苷片对原发性头痛有一定疗效。

【适应证】豆腐果苷片用于缓解神经官能症引起的头疼、头昏及睡眠障碍，辅助治疗原发性头疼。

【用法用量】口服：成人，一次 1~3 片，一日 3 次。必要时可睡前加服 1~2 片。

【不良反应】服用豆腐果苷片偶有口干、嗜睡、头昏等。

【注意事项】

1. 第一次使用前应咨询医师。治疗期间应定期到医院检查。

2. 对本品过敏者禁用，过敏体质者慎用。

3. 性状发生改变时禁止使用。

【规格】片剂：25mg。

【临床应用案例】

1. 兰胜作等验证豆腐果苷片配合睡眠卫生指导治疗失眠症临床疗效。对35例门诊失眠症病人采用豆腐果苷片配合睡眠卫生指导进行治疗，疗程6周。以阿森斯失眠量表（AIS）判断失眠者的睡眠满意情况。结果：35例失眠症病人中28例（80%）完成6周的临床观察及量表评定。AIS评分从治疗前的（8.9±s2.5）分降为6周的（5.6±1.5）分，尤其在治疗3周后下降显著，治疗3周后量表评分经统计有非常显著差异，以AIS评分<6分的人数计算睡眠较满意率，睡眠较满意率从治疗开始时的0%上升到治疗6周的46%。结论：豆腐果苷片配合睡眠卫生指导法治疗失眠症有显著疗效。*参考论文名称：《豆腐果苷片配合睡眠卫生指导治疗失眠症临床观察》*

2. 张德元研究豆腐果苷片治疗紧张型头痛的疗效及安全性，选取110例紧张型头痛患者随机分为治疗组和安慰剂组各55例。治疗组给予豆腐果苷片50mg，每日3次；疗程30天；对照组给予安慰剂。结果治疗组中头痛消失时间随每次发作而明显缩短，而安慰剂组不明显。治疗组的显效率为30.9%，而安慰剂组为5.9%。结论：豆腐果苷片对紧张型头痛有较明显的疗效，可减少头痛的发作次数、持续时间和缩短头痛消失时间，是一种治疗紧张型头痛的有效药物。*参考论文名称：《豆腐果苷片治疗紧张型头痛的临床观察》*

复方氯唑沙宗 Composite Chlorzoxazone

【性状】 复方氯唑沙宗为薄膜衣片，除去包衣后显类白色。

【药品类别】 中枢性骨骼肌松弛剂及解热镇痛药。

【药理作用】 氯唑沙宗为中枢性骨骼肌松弛剂，主要通过作用于脊髓和大脑皮层下中枢，抑制致肌肉痉挛有关的多突触反射而产生肌松作用，缓解痉挛所致疼痛并增加受累肌肉的灵活性。对乙酰氨基酚主要通过抑制前列腺素的合成而产生镇痛、解热作用。对乙酰氨基酚和氯唑沙宗有镇痛协同作用。

【药代动力学】 口服后在胃肠道吸收良好而且迅速。

【适应证】 各种急慢性软组织（肌肉韧带、筋膜）扭伤、挫伤以及运动后肌肉劳损所引起的疼痛。

【用法用量】 口服：每次 2 片（每片含氯唑沙宗 0.125g，对乙酰氨基酚 0.15g 的制剂），一日 3 ~ 4 次，疗程 10 日。每次 1 片（每片含氯唑沙宗 0.25g，对乙酰氨基酚 0.3g 的制剂），一日 3 次，饭后服用，疗程 7 天。

【禁忌证】 严重肝肾功能不全者禁用复方氯唑沙宗片。

【不良反应】 使用复方氯唑沙宗片可见恶心等消化道症状，偶见嗜睡、头晕、轻度头痛，一般较轻微，可自行消失或停药后缓解。

【注意事项】
1. 复方氯唑沙宗片为对症治疗药，用药不得超过 5 天，症状未缓解，请咨询医师或药师。
2. 肝、肾功能不全者慎用。
3. 孕妇及哺乳期妇女慎用。

4. 不能同时服用其他含有解热镇痛药的药品（如某些复方抗感冒药）。

5. 服用期间不得饮酒或含有酒精的饮料。

6. 对复方氯唑沙宗片过敏者禁用，过敏体质者慎用。

【药物相互作用】

1. 与吩噻嗪类类（如氯丙嗪）、巴比妥类等中枢神经抑制剂及单胺氧化酶抑制剂（如呋喃唑酮）合用时有增强药效之作用，应减少用量。

2. 与氯霉素同服时可增强后者毒性。

【规格】 片剂：（1）每片含氯唑沙宗 0.125g，对乙酰氨基酚 0.15g；（2）每片含氯唑沙宗 0.25g，对乙酰氨基酚 0.3g。

【临床应用案例】

1. 平少华等观察复方氯唑沙宗与阿仑膦酸钠治疗老年胸腰椎骨折患者的疗效。20 例老年胸腰椎骨折患者，就诊后予以复方氯唑沙宗片每天 1.65g，每天 3 次，口服，共 7 天，卧床 3 个月后开始功能锻炼，再次给予复方氯唑沙宗片治疗同上，同时予以阿仑膦酸钠片每周 70mg、钙尔奇 D 每天 600mg，共 3 个月。应用双能 X 线骨密度仪分别测定就诊后 3 个月、6 个月时的腰椎骨密度。结果：应用复方氯唑沙宗片后，患者的疼痛明显缓解，服用阿仑膦酸钠片 3 个月后患者腰椎骨密度显著高于治疗前。结论：复方氯唑沙宗与阿仑膦酸钠联合应用可减轻老年胸腰椎骨折患者的疼痛和提高腰椎骨密度。**参考论文名称：《复方氯唑沙宗与阿仑膦酸钠治疗老年胸腰椎骨折的研究》**

2. 胡冬梅等为了解帕罗西汀合用复方氯唑沙宗治疗紧张型头痛的临床疗效。60 例紧张型头痛均在服用复方氯唑沙宗基础治疗下，治疗组加服帕罗西汀每日 20～40 mg，对照组加服多塞平每日 25～75 mg，疗程均为 12 周，进行头痛程度、汉密尔顿抑郁量表（HAMD）、汉密尔顿焦虑量表（HAMA）和副反应量表（TESS）评定。结果：治疗组和对照组头痛改善比较无统计学意义。治疗后4、12周，头痛程度评分2组间比较差异均有显著意义。治疗4周和12周后的HAMD，HAMA评分治疗组低于对照组。治疗组的不良反应比对照组少而轻，治疗后2周，TESS评分（6±3，9±3）2组间比较有非常显著差异。而治疗后4周、12周，2组间比较无显著差异。结论：帕罗西汀、复方氯唑沙宗联合治疗紧张型头痛的临床疗效较好，不良反应轻。参考论文名称：《帕罗西汀合用复方氯唑沙宗治疗伴抑郁或焦虑状态的紧张型头痛》

3. 王天仁观察氯唑沙宗片治疗紧张性头痛的疗效。将596例紧张性头痛患者随机分为治疗组和对照组，治疗组停用其他药物，单用氯唑沙宗片治疗，对照组采用泰比利等传统镇痛药物。两组都采用与治疗前1个月的头痛情况和治疗后变化作组内比较；两组之间也按头痛持续时间、头痛指数、不良反应进行比较。结果：氯唑沙宗组的头痛持续时间、头痛指数均较对照组有明显改善，不良反应也较对照组明显降低。结论：氯唑沙宗片治疗紧张性头痛较目前的其他药物疗效满意、安全性高。参考论文名称：《氯唑沙宗片治疗紧张性头痛的疗效观察》

4. 有研究将102例急慢性软组织损伤患者分为治疗组：口服复方氯唑沙宗片每次2片，每日3次。对照组：口服单方氯唑沙宗片每次2片，每日3次，均定10天为一疗程。治疗期间，停服一切其他解热镇痛药物和肌松剂。结果：治疗组62例，治愈14例，显效19例，有效25例，总有效率93.55%，无效4例，占6.45%。对照组40例，治愈3例，显效15例，有效18例，总有效率90.0%，无效4例，占10%。参考论文名称：《复方氯唑沙宗片治疗急慢性软组织损伤的疗效分析》

5. 何传领将门诊腰痛患者104例随机分成对照组和治疗组两组，每组52例，对照组治疗方案为：舒筋活血片；治疗组治疗方案为：舒筋活血片＋复方氯唑沙宗；复方氯唑沙宗片的剂量为每片0.2g，用法为口服每次0.4g，每日3次，分别与舒筋活血片在饭后半小时服用。患者在治疗 1 天后，无明显不良反应出现；对照组缓解率 21.2%，治疗组缓解率 40.4%；患者在治疗 3 天后，对照组无明显不良反应出现，治疗组出现 3 例轻微嗜睡患者；对照组缓解率 57.7%，治疗组缓解率 78.8%。认为复方氯唑沙宗片在辅助治疗腰肌劳损时有显著的临床功效，且副作用较小。参考论文名称：《复方氯唑沙宗片辅助治疗腰肌劳损的临床功效》

加巴喷丁 Gabapentin

【**别名**】派汀。

【**性状**】加巴喷丁为硬胶囊，内容物为白色或类白色粉状粉末。

【**药品类别**】抗癫痫药、镇痛药。

【**药理作用**】本品抗痛觉异常作用的机制包括：对 NMDA 受体拮抗作用，对中枢神经系统钙通道的拮抗作用和对外周神经的抑制作用，通过增加 GABA 介导通路的抑制性传入（间接减少兴奋性传入），另有研究发现加巴喷丁能抑制脊髓 P 物质、降钙素相关肽的释放。

【**药代动力学**】本品只有口服制剂，在小肠通过弥散和易化转运被吸收，生物利用度 300mg 剂量约为 60%，600mg 剂量约为 40%，而 1600mg 剂量降至 35%。单次 300mg 口服后 3~3.5 小时血浆峰值浓度为 2.99mg/L。分布容积约为 0.6 ~ 0.8L/kg，脑脊液中浓度为血浆浓度的 20%，大约在 0.09 ~ 0.14μg/ml，脑组织中浓度约为血浆浓度的 80%。在体内不代谢，它以原型随尿液排出而消除，消除半衰期在 4.8 ~ 8.7 小时之间。肾功能损害降低其消除。血液透析可以加速加巴喷丁的清除，因此对于接受血液透析治疗的病人应增加剂量。

【适应证】

1. 疱疹感染后神经痛：用于成人疱疹后神经痛的治疗；临床研究证明对其他疼痛也有作用：糖尿病性神经痛、三叉神经痛、多发性硬化症、癌性疼痛、头痛综合征等。

2. 癫痫：加巴喷丁胶囊用于成人和 12 岁以上儿童伴或不伴继发性全身发作的部分性发作的辅助治疗。也可用于 3～12 岁儿童的部分性发作的辅助治疗。

【用法用量】

疱疹感染后神经痛：第一天一次性服用加巴喷丁 0.3g，第二天服用 0.6g，分两次服完；第三天服用 0.9g，分三次服完。随后，根据缓解疼痛的需要，可逐渐增加剂量至每天 1.8g，分三次服用。国外临床研究中，在每天 1.8～3.6g 剂量范围内其疗效相当，每天超过 1.8g 的剂量未显示出更多益处。

癫痫：加巴喷丁可与其他抗癫痫药物合用进行联合治疗。

【不良反应】

1. 疱疹感染后神经痛：主要是眩晕，嗜睡，以及周围性水肿，国外临床试验中发生的其他发生率高于 1% 并高于安慰剂对照组的不良事件包括：

全身：衰弱、感染、头痛、意外外伤、腹痛。

消化系统：腹泻、便秘、口干、恶心、呕吐、胃肠胀气。

代谢和营养紊乱：体重增加、高血糖。

神经系统：共济失调、思维异常、异常步态、不配合、感觉迟钝。

呼吸系统：咽炎。皮肤和附属器官：皮疹。

特殊感官：弱视、复视、结膜炎、中耳炎。

2. 癫痫：最常见的不良事件是嗜睡、疲劳、眩晕、头痛、恶心、呕吐、体重增加、紧张、失眠、共济失调、眼球震颤、感觉异常及厌食。偶有出现衰弱、视觉障碍（弱视、复视）、震颤、关节脱臼、异常思维、健忘、口干、抑郁及情绪化倾向。在临床研究中以下情况偶有发生：消化不良、便秘、腹痛、尿失禁、食欲增加、鼻炎、咽炎、咳嗽、肌痛、背痛、面部和肢端或全身水肿、勃起功能下降、牙齿异常、牙龈炎、瘙痒症、白细胞减少症、骨折、血管扩张及高血压。另外，在12岁以下儿童的临床试验中观察到攻击性行为、情绪不稳定、多动（过多的运动，部分不能控制）、病毒感染、发热。加巴喷丁胶囊治疗的患者中有发生出血性胰腺炎的报道。（见注意事项）有个别病例服用加巴喷丁胶囊治疗时发生过敏反应的报道（Stevens‐Johnson综合征，多形性红斑）。实验室检查临床对照研究中，有16%的患者出现可能与临床相关的血糖波动（< 3.3mmol/L 或者 ≥ 7.8mmol/L，正常值范围3.5 ～ 5.5mmol/L）（见注意事项）。与其他抗癫痫药同时使用，有肝功能试验结果升高的报道。

【禁忌证】已知对加巴喷丁中任一成分过敏的人群、急性胰腺炎的患者禁服加巴喷丁胶囊。加巴喷丁胶囊对于原发性全身发作，如失神发作的患者无效。

【注意事项】国外研究报道：撤药促使癫痫发作以及癫痫持续状态。抗癫痫药物不应该突然停止服用，因为可能增加癫痫发作的频率。

潜在的致癌作用：动物致癌性临床前研究发现雄性大鼠胰腺腺泡腺癌的发生率较高，该结果的临床意义尚不清楚。加巴喷丁上市前临床研究对于预测其诱发人体肿瘤的潜在可能性尚不明确。

突然的和不能解释的死亡。

特殊注意事项：

1. 临床对照研究中，16%的患者出现了可能有临床意义的血糖波动（< 3.3mmol/L 或者 ≥ 7.8mmol/L，正常值范围3.5 ～ 5.5mmol/L）。因此糖尿病患者需经常监测血糖，如必要，随时调整降糖药剂量。

2. 肾功能不全的患者，服用加巴喷丁必须减量（见用法用量）。

3. 曾有服用加巴喷丁发生出血性胰腺炎的报告。因此，如出现胰腺炎的临床症状（持续性腹痛、恶心、反复呕吐），应立即停用加巴喷丁，并进行全面的体检，临床和实验室检查以期尽早诊断胰腺炎。对慢性胰腺炎的患者，尚无充分的使用加巴喷丁的经验，应由医生决定加巴喷丁的使用。

4. 同时使用吗啡治疗的病人加巴喷丁的血药浓度可能会升高。应仔细观察病人是否出现嗜睡等中枢神经系统抑制现象，应适当减少加巴喷丁或吗啡的剂量（见药物相互作用）。

5. 对驾驶及机械操作的影响：加巴喷丁作用于中枢神经系统，可引起镇静、眩晕或类似症状。因此，即便按照规定剂量服用加巴喷丁，也可降低反应速度，使驾驶能力、操纵复杂机器的能力和在暴露环境中工作的能力受到损害，特别在治疗初期、药物加量、更换药物时或者同时饮酒时。

【孕妇及哺乳期妇女用药】尚无孕期妇女使用加巴喷丁的经验，只有在充分评估利益/风险后，才可以使用加巴喷丁。

哺乳期妇女在必须使用加巴喷丁时，应停止哺乳或停止使用加巴喷丁（考虑到对母亲进行抗癫痫治疗的必要性）。

【儿童用药】本品主要用于 12 岁以上患者

【老年患者用药】加巴喷丁治疗疱疹感染后神经痛同样的剂量对 75 岁及以上患者的疗效比年轻患者的疗效好，但是也不能排除其他因素的影响。除周围性水肿和共济失调随年龄增长而增加外，副作用的类型和发生率在各年龄组之间相似。

【药物相互作用】

1. 萘普生：同时使用萘普生钠胶囊(250mg)和 Neurontin (125mg)，加巴喷丁的吸收增加 12% ~ 15%。加巴喷丁对萘普生的药代动力学参数没有影响。两者所给的剂量均低于各自的治疗剂量。在推荐剂量范围时其相互作用情况尚不清楚。

2. 二氢可待因酮：合用加巴喷丁（$0.125 \sim 0.5g$；$n = 48$）后二氢可待因酮（10mg，$n = 50$）的 C_{max} 和 AUC 降低，与所给二氢可待因酮的剂量呈依赖关系。合用加巴喷丁（0.125g）使二氢可待因酮（10mg，$n = 50$）的 C_{max} 和 AUC 降低约 3% ~ 4%，合用加巴喷丁（0.5g）使二氢可待因酮（10mg，N = 50）的 C_{max} 和 AUC 降低约 21% ~ 22%。这种相互作用机制尚不明确。二氢可待因酮能增加加巴喷丁的 AUC 约 14%。其他剂量的相互作用情况还不明确。

3. 吗啡：据文献报道，给予 60mg 控释吗啡胶囊 2 小时后再给予 0.6g 加巴喷丁胶囊（$n = 12$），加巴喷丁的平均 AUC 比未用吗啡时增加了 44%。

4. 西咪替丁：服用西咪替丁每次 0.3g，每日 4 次（$n = 12$），加巴喷丁平均表观口服清除率下降 14%，肌酐清除率下降 10%。因而，西咪替丁可能会改变加巴喷丁肌酐的肾排泄。由西咪替丁引起的加巴喷丁排泄的小幅度下降没有重要的临床意义。加巴喷丁对西咪替丁的影响没有评价。

5. 抗酸剂（氢氧化铝）：氢氧化铝降低加巴喷丁的生物利用度大约 20%。服用氢氧化铝后 2h 服用加巴喷丁，生物利用度下降大约 5%。因此，建议加巴喷丁应在氢氧化铝服用后至少 2h 服用。

6. 丙磺舒（羧苯磺丙胺）的作用：丙磺舒是一种肾小管分泌阻滞剂。将加巴喷丁结合或不结合丙磺舒试验的药代物动力学参数进行比较，结果证实加巴喷丁不能流经被丙磺舒阻滞的肾小管路径。

【规格】胶囊剂：0.1g；0.3g。

【临床应用案例】

1. 李京霞等观察加巴喷丁和普瑞巴林治疗带状疱疹后神

经痛（PHN）的效果以及对患者睡眠的影响。60 例 PHN 患者按随机数字表法分为加巴喷丁组和普瑞巴林组各 30 例，分别给予加巴喷丁每日 900 mg 口服和普瑞巴林每日 150 mg 口服，疗程均为 28 天。观察治疗前后疼痛和睡眠的改善情况及药物不良反应。结果：两组患者治疗后各时点与治疗前相比疼痛评分随时间下降，睡眠时间增加；普瑞巴林组治疗后各时点的疼痛视觉模拟评分（VAS）低于加巴喷丁组，24h 睡眠时间大于加巴喷丁组；两组未出现严重的药物不良反应，普瑞巴林组嗜睡发生率明显低于加巴喷丁组，其余不良反应发生率两组间比较差异均无统计学意义。结论：普瑞巴林治疗 PHN 更安全有效，优于加巴喷丁。**参考论文名称：《加巴喷丁与普瑞巴林治疗带状疱疹后神经痛的效果比较》**

2. 何静探讨应用加巴喷丁治疗带状疱疹急性期神经痛的临床效果与安全性。带状疱疹急性期患者 32 例，随机分为安慰剂组和加巴喷丁组，每组 16 例，均给常规药物治疗，加巴喷丁组在此基础上给予口服加巴喷丁，剂量自每日 300 mg 起，根据服药后患者疼痛的缓解程度以及不良反应予以调整，每 2 天增加剂量 1 次，直至 VAS≤3，然后以此剂量维持，疗程 4 周。分别于治疗前及治疗后 1、2、4 周采用视觉模拟评分（VAS）进行疼痛评估。结合 24h 疼痛持续时间和睡眠质量评分（QS）评定治疗效果。同时观察患者的不良反应。结果：加巴喷丁组患者 VAS 评分、24h 疼痛持续时间显著降低，睡眠状况也明显改善。镇痛起效最低剂量为 300 mg，每日 1 次，80% 患者每日有效镇痛剂量在 300～900 mg，日最大剂量达1200 mg。结论：带状疱疹急性期应用加巴喷丁可显著缓解疱疹疼痛症状。**参考论文名称：《加巴喷丁治疗带状疱疹急性期神经痛的临床研究》**

3. 郭晓婧探讨加巴喷丁对全麻甲状腺切除术患者的抗焦虑和对疼痛的作用。选择 60 例择期全麻下行单侧甲状腺切除术的患者，ASA 分级 I ~ II 级，年龄 30 ~ 60 岁。随机将分为 A 组（加巴喷丁组）30 例和 B 组（淀粉片组）30 例。A 组：手术前夜和术前 2h 各口服加巴喷丁 600mg；B 组：手术前夜和术前 2h 口服安慰剂（淀粉片）。患者入手术室后，按照设定好的顺序和方法实施麻醉诱导和全屏静脉麻醉，术中用丙泊酚，瑞芬太尼，顺苯阿曲库铵维持手术的需要。术后 2h、6h、12h、24h 进行视觉模拟量表（VAS）评分。术前一天，入手术室及术后 6h、12h 用焦虑自评量表（SAS）进行评分。术后不使用 PCA 镇痛，患者在病房疼痛给予盐酸哌替啶 50mg 肌内注射补救。记录术中丙泊酚和瑞芬太尼的用量，术后哌替啶的补救用量。结果：两组患者术后生命体征平稳，两组间不良反应差异无统计学意义。与 B 组相比，A 组的入室后及术后 6h 的焦虑水平和术后 2h、6h、12h 视觉模拟评分低于 B 组，差别有统计学意义。A 组术后哌替啶的补救用量低于 B 组。结论：预应用加巴喷丁能够减轻单侧甲状腺切除术患者术后疼痛和焦虑，减少术后哌替啶的补救用量，并不增加不良反应的发生率。参考论文名称：《加巴喷丁对全麻下甲状腺切除术患者的作用观察》

4. 龚志毅等对带状疱疹后神经痛例进行对比临床研究，治疗组治疗第 1 日口服加巴喷丁或模拟胶囊 300 mg（1 粒，每日 3 次），第 2、3 日分别增至 600、900 mg，第 4 至 7 日维持 1200 mg，第 8 日为 1 500 mg，第 9 至 42 日为 1 800 mg，对照组服用同等剂量的安慰剂，总共接受 6 周的药物治疗。6 周后，加巴喷丁组和安慰剂组平均每日疼痛值分别降至（4.41 ±1.89）和（5.33±1.61），与基础值相比显著降低。加巴喷丁组较安慰剂组降低更为明显，加巴喷丁组 27.6 % 的患者疼痛程度缓解 50 %，安慰剂组仅 3.8%，加巴喷丁组患者睡眠和生活质量的改善均明显高于安慰剂组。参考论文名称：《加巴喷丁治疗带状疱疹后神经痛的有效性和安全性研究》

5. Cheshire 等对顽固性三叉神经痛 92 例的治疗中发现，每日服用 3 次，剂量从 100 mg 增加至 2400mg，治疗稳定后随访 8 个月，加巴喷丁使 43 例（47 ）有不同程度的疼痛缓解。杨君祥等对一组原发性三叉神经痛的患者进行加巴喷丁疗效观察，起始剂量每日 300 mg，每日 3 次，次日每日 600 mg，每日 3 次，第 3 日每日 900 mg，每日 3 次，1 周后仍有疼痛发作可每隔 3～5 天增加 300 mg，直至疼痛缓解，最大剂量为每日 2400 mg，以最小有效剂量维持治疗，一般剂量为每日 900～1200 mg，疗程 4 周。治疗前 VAS 为（76.00 ± 11.37），1 周后为（46.17 ±1.86），4 周后为（15.5 ±1.14），差异有统计学意义。参考论文名称：《role for gahapentin in the treat a retrospective study》

（马乃全）

金诺芬 Auranofin

【别名】瑞得，醋硫葡金，金葡芬，金兰诺芬，立达金。

【主要成分】2,3,4,6 - 四 - 氧 - 乙酰基 - 1 - 硫代 - b - 右旋 - 吡喃葡萄糖 - 硫（三乙基磷）金盐。

【性状】金诺芬为淡黄色异型薄膜衣片，除去包衣后显白色。

【药品类别】治疗类风湿性关节炎药。

【药理毒理】本品是一种起效较慢的治疗类风湿性关节炎药。药理学试验证明本品具有一定的抗炎作用。

【药代动力学】口服后 25% 被吸收，其中约 40% 与红细胞结合，60% 与血清蛋白结合，主要通过粪便（84%～92%）排出，而经过尿液的只占服用量的 9%～17%。长期恒量服用，血金浓度约在 12 周达峰值，并保持稳态浓度。

【适应证】与非甾体抗炎药合用减轻病人类风湿关节炎引

起的疼痛。

【用法用量】 口服：一般剂量为成人，一日 6mg，可在早饭后服 6mg，或早饭及晚饭后各服 3mg，初始剂量也可一日 3mg，二周后增至一日 6mg；如服用六个月后效果不显著，剂量可增加至一日 9mg，分 3 次服用；一日 9mg 连服三个月效果仍不显著，应停止用药.

【不良反应】

1. 常见的副作用有腹泻，稀便，偶伴有腹痛，恶心或其他胃肠道不适，通常较轻微短暂，无需停药，必要时可用对症治疗。

2. 其他较常见的副作用有皮疹，瘙痒，一般不需停药，但严重的皮疹需停药。口腔炎，结膜炎亦偶见.

3. 国外资料少数患者用药期间可出现白细胞和血小板数下降等，紫癜，单纯红细胞发育不全，暂时性蛋白尿或血尿，肾小球肾炎和肾病综合征，间质性肺炎和角膜，晶状体金盐沉积，肝功能偶有轻微及短暂的异常。

【禁忌证】 对金有过敏反应，坏死性小肠结肠炎，肺纤维化，剥脱性皮炎，骨髓再生障碍，进行性肾病，严重肝病和其他血液系统疾病。

【注意事项】 治疗开始前应做下列项目的检查：血常规，尿常规，血小板计数，肝肾功能。前三项在服药后至少每月检查一次，其余化验也应定期检查。

【孕妇及哺乳期妇女用药】 不宜使用。

【儿童用药】 儿童用量酌减。

【药物相互作用】 尚不明确。

【药物过量】 快速出现血尿、蛋白尿、血小板减少、粒细胞减少，还有腹泻、发烧、荨麻疹和丘疹水疱样损害、剥脱性皮炎、瘙痒。治疗：立即停止给药，并给予二巯基丙醇。做好肾脏和血液系统的支持治疗。治疗中等严重程度的皮肤和黏膜症状可以局部用皮质激素类或口服抗组胺药。严重的口炎或皮炎治疗用泼尼松每日 10～40mg。严重的肾脏，血液和肺部并发症应用泼尼松分次每日 40～100mg。治疗周期依据症状的严重程度和对激素的反应。急性药物过量需立即使呕吐或进行胃灌洗。

【规格】 片剂：3mg。

【临床应用案例】 陈顺乐等在一项金诺芬治疗类风湿关节炎多中心随访研究中，对 46 例类风湿关节炎（RA）患者进行30 个月的金诺芬长期疗效与安全性研究。46 例 RA 患者均经金诺芬正规治疗 6 个月按每日 6mg 口服，并用任一种非甾体抗炎药，但不并用皮质激素、免疫抑制剂或其他病情改善药。其中 37 例为有效，另 9 例用疗效评判标准衡量，虽为无效，但单项指标有明显改善。结论：本品可作为非甾体抗炎药治疗类风湿关节炎的辅助用药。参考论文名称：《金诺芬治疗类风湿关节炎多中心随访研究》

硫酸氨基葡萄糖

Glucosamine Sulfate

【别名】 维固力。

【主要成分】 每个胶囊含硫酸氨基葡萄糖晶体 314mg（相当于含硫酸氨基葡萄糖 250mg）。

【性状】 维固力为橙红色胶囊，内容物为白色至类白色粉末。

【药品类别】 治疗关节炎药。

【药理毒理】本品活性成分硫酸氨基葡萄糖可以刺激软骨细胞合成生理性的聚氨基葡萄糖和蛋白聚糖，刺激滑膜细胞合成透明质酸。还可抑制损伤软骨的酶防止损伤组织的超氧化物自由基的生成，抑制溶酶体的活性，显出轻度的抗炎作用。

安全性试验显示，本品有非常大的剂量安全范围。

【药代动力学】口服后吸收迅速而完全，胃肠道的吸收近 90%，绝对生物利用度为 25%。硫酸氨基葡萄糖可分布于多种组织器官，特别是肝脏、肾脏和关节软骨，在关节软骨中的生物半衰期为 70h，大于 70% 的药物被肝脏代谢，约有 11% 的药物以原型从粪便排出。

【适应证】原发性及继发性骨关节炎。

【用法用量】口服：每次 2 粒，每日 3 次（早晨及进餐时）；连续用药 6 周，必要时可以 6 周以上。

【不良反应】罕有轻度的胃肠不适，如恶心、便秘、腹胀和腹泻，有报道有些患者出现过敏反应，包括皮疹、瘙痒和皮肤红斑。

【注意事项】未进行过对肝、肾功能不全患者研究。硫酸氨基葡萄糖的毒理学和药动学试验数据未显示出对这些患者的限制。但是，有严重肝、肾功能不全的患者应该在有医疗监护的条件下用药。

【孕妇及哺乳期妇女用药】妊娠和哺乳期的妇女应在权衡利弊后使用本品，妊娠头 3 个月内应避免使用。

【儿童用药】尚无儿童的有效性和安全性研究。

【老年患者用药】无特殊注意事项。

【药物相互作用】 尚不明确。

【药物过量】 没有关于过失或故意服用过量药物的报道，有关动物急性和慢性毒性研究的结果表明，在治疗剂量 200 倍的剂量下，不会产生毒性作用和症状。

【规格】 胶囊剂：0.25g。

【临床应用案例】

1. 王哲进行硫酸氨基葡萄糖治疗膝关节骨性关节炎研究。选取膝关节骨性关节炎患者 76 例。76 例患者中，早期病变 21 例，中期病变 45 例，晚期病变 10 例。采用国际公认的 WOM-AC 作为临床观察指标。用药方法，每次 1~2 个胶囊，每日 3 次。每粒胶囊含硫酸氨基葡萄糖晶体 314 mg，相当于 250 mg 硫酸氨基葡萄糖。以 8 周为 1 个疗程，治疗期间嘱患者减少膝关节负重，避免活动过度。结果：应用硫酸氨基葡萄糖治疗后总有效率达 89.5% 。与治疗前比较，膝关节 WOMAC 指数早中期差异有统计学意义（$P < 0.05$），晚期差异无统计学意义。结论：硫酸氨基葡萄糖是一种较为理想的治疗早中期膝关节骨性关节炎的药物。**参考论文名称：《硫酸氨基葡萄糖治疗膝关节骨性关节炎近期疗效评价》**

2. 有研究选择 50 例患有膝骨关节炎服用硫酸氨基葡萄糖胶囊 2 年的患者，患者服用硫酸氨基葡萄糖胶囊每日 3 次，每次 500 mg，坚持服用 2 年。每半年观察患者 WOMAC 骨关节炎指数和胫股关节内外侧关节间室的关节间隙的平均宽度变化。结果：服用硫酸氨基葡萄糖胶囊 2 年的患者在膝关节 WOMAC 骨性关节炎指数改善上疗效明显，膝胫股关节平均间隙基本无改变。结论：硫酸氨基葡萄糖在骨关节炎症状缓解和避免膝关节间隙狭窄方面疗效满意。**参考论文名称：《硫酸氨基葡萄糖胶囊治疗膝骨关节炎的疗效观察》**

辣椒碱软膏 Capsaicin Ointment

【别名】力菲。

【主要成分】药物主要成分为辣椒碱，其化学名称为：（反）-N-［（4-羟基-3-甲氧基苯基）-甲基］-8-甲基-6-壬烯基酸胺。

【性状】辣椒碱为白色软膏。

【药理毒理】辣椒碱主要是通过影响神经肽 P 物质的释放合成和贮藏而起镇痛和止痒作用。

【适应证】适用于短期缓解由风湿引起的肌肉和关节的轻度疼痛，以及背部疼痛和扭伤、拉伤引起的疼痛。

【用法用量】外用：成人及 2 岁以上儿童，均匀涂抹于疼痛部位，每次 1~2 个黄豆粒大小的用量，每日 3~4 次。2 岁以下儿童使用须遵医嘱。

【不良反应】偶有在用药部位产生烧灼感和刺痛感，但随时间的延长和反复用药会减轻或消失。

【禁忌证】对辣椒碱及其成分过敏者禁用。

【注意事项】
1. 本品仅可用于完整皮肤，不用于皮肤损伤部位。
2. 使用本品后应用肥皂将手洗净，勿与眼睛及黏膜接触。
3. 仅供外用，切勿入口。
4. 请妥善保管，避免儿童接触。
5. 如使用辣椒碱软膏一周，局部疼痛未缓解，请咨询医师。

【孕妇及哺乳期妇女用药】不推荐使用。

【儿童用药】遵医嘱用药，儿童必须在成人监护下使用。

【药物相互作用】

1. 未见有关在使用期间发生与其他药物相互作用的报道。

2. 如正在使用其他药品，使用本品前请咨询医师或药师。

【规格】软膏：30g：22.5mg（按辣椒总碱计）。

【临床应用案例】

1. 陈星探讨辣椒碱软膏联合加巴喷丁胶囊治疗带状疱疹后遗神经痛的疗效。将80例带状疱疹后遗神经痛患者随机分为两组，每组40例。治疗组加巴喷丁联合辣椒碱软膏治疗；对照组单用辣椒碱软膏治疗。密切观察经过不同治疗后两组的疼痛缓解程度。结果：治疗后，辣椒碱软膏联合加巴喷丁组的有效率为95%；单用辣椒碱软膏治疗组的有效率为67.5%。结论：辣椒碱软膏联合加巴喷丁胶囊治疗带状疱疹后遗神经痛的效果比单用辣椒碱软膏好。参考论文名称：《辣椒碱软膏联合加巴喷丁胶囊治疗带状疱疹后遗神经痛的疗效观察》

2. 刘伊铃等观察辣椒碱软膏及美洛昔康治疗双膝骨关节炎的疗效及安全性。69例符合美国风湿病学院（ACR）双膝骨关节炎诊断标准患者随机分配进入辣椒碱软膏联合美洛昔康组（A组）、单用辣椒碱软膏组（B组）、单用美洛昔康组（C组）。A组使用0.025%辣椒碱软膏均匀涂抹双膝关节，每日3次，同时服用美洛昔康1片（7.5mg），每日2次；B组使用0.025%辣椒碱软膏均匀涂抹双膝关节，每日3次；C组服用美洛昔康1片（7.5mg），每日2次，疗程均为2周。结果：①三组方案在20mm步行痛、关节触痛疼痛程度、WOMAC骨关节炎指数C等指标方面均有改善。②A组明显优于B组与C组。③B组与C组相比差异无统计学意义。结论：辣椒碱软膏及美洛昔康对双膝骨关节炎安全有效，联合应用优于单独使用。参考论文名称：《辣椒碱软膏及美洛昔康治疗双膝骨关节炎疗效临

床观察》

3. 谢震等评价辣椒碱软膏联合丙酸氯倍他索乳膏治疗局限性神经性皮炎的疗效和安全性。将116例患者随机分为治疗组和对照组，治疗组将辣椒碱软膏和丙酸氯倍他索乳膏按1∶1等量混合外用，每日2次。对照组则单用丙酸氯倍他索乳膏，每日2次，10天后进行疗效评定。结果：治疗组和对照组有效率分别为86.2%和70.7%，差异有统计学意义，治疗组在起效时间、症状评分改善及不良反应发生率上均优于对照组。结论：辣椒碱软膏联合丙酸氯倍他索乳膏治疗局限性神经性皮炎的疗效较单独使用皮质激素更有效，且不良反应较小。参考论文名称：《辣椒碱软膏联合丙酸氯倍他索乳膏治疗局限性神经性皮炎的临床研究》

4. 陈必新等探讨辣椒碱软膏局部治疗颞下颌关节紊乱病的疗效。116例临床诊断颞下颌关节紊乱病的患者随机分为治疗组和对照组。63例为治疗组，用辣椒碱局部治疗颞下颌关节紊乱病；53例为对照组，用药物、透热、针灸等康复方法治疗颞下颌关节紊乱病。结果：治疗组治愈、显效54例，显效率达85.7%，对比组治愈、显效率为54.72%，统计学比较有显著性差异。结论：辣椒碱局部治疗颞下颌关节紊乱病效果明显，无明显不良反应。参考论文名称：《辣椒碱软膏局部治疗颞下颌关节紊乱病疼痛观察》

（程洪　年戎）

美索巴莫 Methocarbamol

【别名】舒筋灵片。

【性状】美索巴莫片为白色片。

【药品类别】中枢性肌肉松弛剂。

【药理毒理】本品为中枢性肌肉松弛剂，对中枢神经系统有选择作用，特别对脊髓中神经元作用明显。抑制与骨骼肌痉挛有关的神经突触反射，有抗士的宁和电刺激所致惊厥的作用，并有解痉、镇痛、抗炎作用。

【药代动力学】口服后血液药物达峰时间为 2 小时，消除半衰期为 0.9~2 小时。连服本品 3 日，在尿检中有 1% 以下原型药物和 10% 的代谢产物，停药后尿中未见其原型或代谢产物排出。

【适应证】用于缓解运动所造成的肌肉扭伤或拉伤、肌肉紧张、僵直、痉挛及所伴随的疼痛，关节肌肉扭伤、腰肌劳损、坐骨神经痛等病症。

【用法用量】美索巴莫片，口服：每次 1 片，每日 3~4 次，饭后服用。

【不良反应】眩晕、头痛、思睡、荨麻疹、感觉无力、厌食、轻度恶心和胃部不适等。

【注意事项】
1. 肝、肾功能障碍者慎用。
2. 服药期间不宜驾驶机动车辆。

【孕妇及哺乳期妇女用药】对孕妇的安全性尚不明确，需权衡利弊后才可使用。哺乳期妇女避免使用。

【儿童用药】儿童需权衡利弊，慎用。

【老年患者用药】老年患者注意适当减量。

【药物相互作用】不宜与全身麻醉剂、催眠药及精神安定剂等中枢神经抑制剂并用。

【药物过量】未进行该项实验且无可靠文献。

【规格】片剂：0.25g。

【临床应用案例】

1. 翟丰羽探讨美索巴莫治疗痉挛型偏瘫的效果。将脑卒中后痉挛型偏瘫患者随机分为 2 组，治疗组（$n=110$）应用美索巴莫胶囊 0.75g，每日 3 次，口服，疗程 1 个月。对照组（$n=100$），应用氯唑沙宗片 0.2g，每日 3 次，口服，疗程 1 个月。结果：治疗组总有效率 72.73%，对照组 20%。结论：美索巴莫治疗脑卒中后痉挛型偏瘫效果肯定。参考论文名称：《美索巴莫治疗脑卒中后痉挛型偏瘫 110 例临床观察》

2. 施永周等评价美索巴莫在单纯肩关节脱位手法整复辅助治疗中的临床疗效和安全性。采用随机、平行对照的研究方法，将 2009 年 4 月至 2010 年 10 月收治的急性肩关节脱位患者 100 例分为治疗组和对照组各 50 例。治疗组给予美索巴莫注射液；对照组给予盐酸哌替啶注射液。复位前行药物治疗，对两组患者用药后 1 h、2 h、3 h、4 h 的疼痛程度及舒适度、复位成功的牵引时间及不良反应进行评估。结果：两组疼痛治疗的有效率及舒适度、复位成功的牵引时间及不良反应均有显著差异，治疗组明显优于对照组，不良反应发生率治疗组低于对照组。结论：美索巴莫是单纯肩关节脱位手法复位有效、安全的辅助药物。参考论文名称：《美索巴莫在单纯肩关节脱位手法复位辅助治疗中的疗效观察》

3. 丁连仁对美索巴莫注射液治疗急性骨骼肌疼痛的临床效果进行观察，并对其安全性进行评价。采用随机方法对 160 例急性骨骼疼痛患者进行治疗，将其分为 2 组，在常规治疗的基础上，观察组给予美索巴莫注射液及其模拟液治疗，对照组为曲马多氯化钠注射液及其模拟液治疗，对 2 组的临床效果进行观察比较。结果：2 组疼痛缓解有效率无差异，治疗组的显效率、总有效率为 48.75% 和 90%，对照组为 28.75% 和 86.25%；治疗组不良反应发生率为 2.25%，治疗组不良反应主要是眩晕、嗜睡，偶有倦怠无力等，发生率为 2.25%；观察组不良反应的发生率5.75%，表现为尿蛋白异常等。结论：美索巴莫注射液治疗急性骨骼肌疼痛患者临床效果佳，且不良反应少。参考论文名称：《美索巴莫注射液治疗急性骨骼肌疼痛的效果观察》

（岳辉）

盐酸氨基葡萄糖
Glucosamine Hydrochloride

【别名】奥泰灵。

【性状】胶囊剂，内容物为白色或类白色粉末。

【药品类别】抗关节炎药。

【药理毒理】氨基葡萄糖是一种天然的氨基单糖，可以刺激软骨细胞产生有正常多聚体结构的蛋白多糖，抑制损伤软骨的酶如胶原酶和磷脂酶A2，并可防止损伤细胞的超氧化自由基的产生，从而可延缓骨关节疼痛的病理过程和疾病的进程，改善关节活动，缓解疼痛。

【药代动力学】口服后快速并几乎完全吸收。由于肝脏的首过效应，大于70%的氨基葡萄糖被代谢。胃肠道的吸收接近90%，只有11%的放射活性从粪便排出。

【适应证】适用于治疗和预防全身各种关节的骨性关节炎，包括膝关节、肩关节、髋关节、手腕关节、颈及脊椎关节和踝关节等。可缓解和消除骨性关节炎的疼痛、肿胀等症状，改善关节活动功能。

【用法用量】盐酸氨基葡萄糖胶囊，口服：每次0.75g，每日2次，吃饭时或饭后服用，6周为一个疗程或根据需要延长。每年重复治疗2~3次。

【不良反应】使用盐酸氨基葡萄糖胶囊罕见轻度的胃肠不适、如恶心、便秘、腹胀和腹泻；皮肤红斑、皮疹、瘙痒。

【注意事项】

1. 有严重肝、肾功能不全者慎用。

2. 当盐酸氨基葡萄糖胶囊性状发生改变时禁用。

3. 请将盐酸氨基葡萄糖胶囊放在儿童不能接触的地方。

【孕妇及哺乳期妇女用药】妊娠和哺乳的妇女应在权衡利弊后使用盐酸氨基葡萄糖。妊娠头 3 个月内避免服用该药物。

【儿童用药】尚不明确。

【老年患者用药】没有特殊注意事项。

【药物相互作用】

1. 可增加四环素类药物在胃肠道的吸收，减少口服青霉素或氯霉素的吸收。

2. 同时服用非甾体抗炎药的患者可能需降低本品剂量，或降低非甾体抗炎药的服用剂量。

3. 与利尿药可能存在相互作用，两药同时服用时可能需增加利尿药的服用剂量。

4. 如与其他药物同时使用可能会发生药物相互作用，详情请咨询医师或药师。

【规格】胶囊剂：0.75g。

【临床应用案例】

1. 刘丹荣观察盐酸氨基葡萄糖胶囊联合 TDP 治疗器治疗膝骨性关节炎的疗效及副作用。60 例膝骨性关节炎患者随机分为盐酸氨基葡萄糖胶囊联合 TDP 治疗器观察组（观察组 30 例）和双氯芬酸钠缓释片观照组（对照组 30 例）。观察组采用口服盐酸氨基葡萄糖胶囊，每次 750mg，每日 2 次，TDP 治疗器局部照射治疗每日 1 次，6 周为 1 疗程；对照组口服双氯芬酸钠缓释片，每次75mg，每日1次，6周为1疗程。结果：观察组综合有效率96.66%，副作用发生率为0；对照组分别为76.66%，26.66%。两组疗效对比差异有显著性，副作用比较差异亦有显著性。结论：盐酸氨基葡萄糖胶囊联合TDP治疗器治疗膝骨性关节炎的疗效优于双氯芬酸钠缓释片，副作用较双氯芬酸钠缓释片少，因此值得临床推广应用。参考论文名称：《盐酸氨基葡萄糖联合TDP治疗器治疗老年膝骨性关节炎的疗效评价》

2. 卢冰等观察盐酸氨基葡萄糖胶囊在髌骨骨折内固定术后促进膝关节功能恢复及缓解患者疼痛等临床症状方面的疗效。选取髌骨横行骨折患者52例，采用随机数字表法将患者随机分为试验组以及对照组，其中试验组患者26例，对照组患者26例，两组患者的性别、年龄、病情等临床资料，差异无统计学意义（$P > 0.05$），具有可比性。其中，对照组仅在术后进行康复锻炼，试验组术后给予盐酸氨基葡萄糖内服，连续服用3个月。根据术后2、6周，6、12个月随访记录中的膝关节功能评分（采用KSS评分）分析疗效。结果：对照组和试验组在骨折愈合程度比较差异无统计学意义，试验组的膝关节功能评分在早期与对照组差异无统计学意义，但在第12个月的随访评分中，试验组患者膝关节功能评分较对照组差异具有统计学意义。结论：盐酸氨基葡萄糖胶囊有利于髌骨骨折术后患者的功能恢复及疼痛症状的缓解。参考论文名称：《髌骨骨折术后使用盐酸氨基葡萄糖的临床对照研究》

3. 王森林等评价口服盐酸氨基葡萄糖胶囊联合透明质酸关节腔内注射治疗膝关节退行性骨性关节炎（DOA）的临床疗效。应用口服盐酸氨基葡萄糖胶囊联合透明质酸关节腔内注射治疗膝关节DOA 216例，共262膝。口服盐酸氨基葡萄糖胶囊每日2次，每次750 mg，6周为1个疗程，3个月后重复1个疗程；透明质酸关节腔内注射，每次20 mg，每周1次，5

次为1个疗程，4个月后重复1个疗程。所有患者经过2个疗程治疗后，采用膝关节功能评分标准进行膝关节休息痛、运动痛、肿胀、压痛、关节活动度及最大步行距离评分。结果：治疗期间7例患者产生不良反应，发生率为3.2%，未作特殊处理后恢复。216例患者均获随访6~30个月，128例DOA患者各种临床症状完全消失，治愈率为59.2%；82例临床症状有不同程度减轻，好转率为38.0%；总有效率为97.2%。治疗前膝关节休息痛、运动痛、肿胀、压痛、关节活动度及最大步行距离各项评分，治疗前后比较差异有显著统计学意义。结论：盐酸氨基葡萄糖联合透明质酸关节腔内注射治疗膝DOA疗效确切，是一种安全有效的治疗方法。参考论文名称：《口服盐酸氨基葡萄糖胶囊联合透明质酸腔内注射治疗膝退行性骨性关节炎疗效观察》

4. 邹坤林探讨红外线理疗配合口服盐酸氨基葡萄糖胶囊治疗膝关节骨性关节炎的临床疗效。将膝关节骨性关节炎患者252例，其中男性102例，女性150例，年龄48~80岁。随机分为治疗组及对照组。治疗组130例，采用红外线理疗配合口服盐酸氨基葡萄糖胶囊治疗；对照组122例，采用口服盐酸氨基葡萄糖胶囊。结果：患者膝关节疼痛等均显著缓解，功能明显改善，其中治疗组优于对照组，差异有统计学意义。结论：红外线理疗配合口服盐酸氨基葡萄糖胶囊治疗膝关节骨性关节炎是一种病人接受、作用明显、行之有效的方法。参考论文名称：《红外线理疗配合盐酸氨基葡萄糖胶囊治疗膝关节骨性关节炎的疗效分析》

5. 黄建、杨丽薇观察电针配合口服盐酸氨基葡萄糖胶囊治疗膝骨关节炎的临床疗效，并对比单纯电针和单纯口服盐酸氨基葡萄糖胶囊治疗的疗效差异。将168例膝关节骨炎患者随机分为3组，电针联合口服盐酸氨基葡萄糖胶囊治疗为治疗组（58例）；单纯电针治疗为对照组A（57例）；单纯口服盐酸氨基葡萄糖胶囊为对照组B（53例），疗程均为6周。分别于治疗前和治疗后 3、6 周末及治疗结束后 6 个月末，采用膝关节国际骨关节炎 Lequesne 评分标准指数评定各组分值和总有效率。结果：治疗组总有效率 91.38%，对照组 A 总有效率为 68.42%，对照组 B 总有效率为 79.25%，治疗组与对照组 A、对照组 B 比较差异有统计学意义，3 组均未出现血液系统及肝肾功能损害和胃肠道不良反应。结论：电针配合口服盐酸氨基葡萄糖胶囊疗效优于单纯电针治疗和单纯口服盐酸氨基葡萄糖胶囊治疗。参考论文名称：《电针配合盐酸氨基葡萄糖治疗膝骨关节炎的临床研究》

（张淑香）

盐酸乙哌立松　Eperisone Hydrochloride

【别名】Myonal，Sunbazon，Atines，妙纳，艾哌瑞松，乙哌瑞松，贝力斯，宜宇。

【性状】为白色结晶性粉末制成的片剂，稍有特异的气味、味苦。

【药品类别】中枢性肌肉松弛药。

【药理毒理】盐酸乙哌立松片是一种兼具扩张血管、抑制疼痛放射的中枢性肌肉松弛药，抑制动物的 γ 运动神经元自发发射，但不直接作用于肌梭。通过拮抗脊髓痛觉传递物质 P 而发挥镇痛作用。

【药代动力学】健康成人每日 1 次口服盐酸乙哌立松片 150 mg，连续服 14 天，第 1、第 8 以及第 14 天血浆中浓度的变化（平均）如下：服药后 1.6～1.9 小时达最高浓度($7.5～7.9$ ng/ml)，半衰期为 1.6～1.8 小时，血浆中浓度曲线下面积为 19.7～21.1 ng/（h·ml）。与初次投药时相比较，第 8 天以及第 14 天均未发现显著性变化。

【适应证】用于改善下列疾病的肌紧张状态：颈肩臂综合征、肩周炎、腰痛症。

【用法用量】口服：盐酸乙哌立松片，成人，每次 1 片，每日 3 次，饭后口服。可视年龄、症状酌情增减。

【不良反应】偶有休克现象，肝、肾功能、红细胞计数、血红蛋白值异常，当出现上述情况时，应停止用药。亦可见皮疹、瘙痒，失眠、头痛、身体僵硬、四肢麻木、颤抖、恶心、呕吐、食欲不振、胃部不适、口渴、便秘或腹泻、腹痛、腹部膨胀感。偶见口腔炎，尿闭、尿失禁、残余尿感、四肢无力、站立不稳、怠倦、头晕、肌张力减退、颜面发热、出汗等症状。

【注意事项】
1. 肝功能障碍患者、孕妇慎用。
2. 若出现四肢无力，站立不稳，嗜睡等症状时，应减少或停止用药。
3. 用药期间不宜从事驾驶车辆等危险性机械操作。
4. 用药期间应注意观察血压，肝功能，肾功能和血常规的情况。
5. 类似药物盐酸甲苯哌丙酮与甲氧卡巴莫合用时，曾有眼调节障碍的报道。

【孕妇及哺乳期妇女用药】对孕妇的安全性尚未确立，故应慎用。哺乳期妇女应避免用药或用药时停止哺乳。

【儿童用药】对儿童的安全性尚未确立。

【老年患者用药】一般情况下老年患者的生理功能有所降低，应采取减量和加强观察等措施。

【药物相互作用】与甲氧卡巴莫合用时，可见眼调节功能障碍。

【规格】片剂：50mg。

【临床应用案例】

1. 路晶、赵伟探讨氟哌噻吨美利曲辛联合乙哌立松治疗慢性紧张型头痛的临床效果。选择慢性紧张型头痛患者202例，将以上患者随机分为治疗组和对照组。治疗组患者给予氟哌噻吨美利曲辛（内含盐酸氟哌噻吨0.5mg，盐酸美利曲辛10 mg）口服，每天早晨服1片。2组患者均给予盐酸乙哌立松50 mg口服，每天3次。4周后比较2组患者的有效率。结果治疗组有效率（92.3%）与对照组有效率（72.0%）比较，差异有统计学意义。结论：氟哌噻吨美利曲辛联合乙哌立松能够显著改善慢性紧张型头痛患者临床症状，效果显著。参考论文名称：《氟哌噻吨美利曲辛联合乙哌立松治疗慢性紧张型头痛的临床疗效》

2. 刘昌林等观察艾司西酞普兰联合乙哌立松治疗慢性紧张型头痛的疗效及安全性。选取慢性紧张型头痛患者80例，随机分为治疗组42例和对照组38例，治疗组给予艾司西酞普兰10 mg，每日1次，同时给予乙哌立松50 mg，每日3次；对照组只给予相同剂量乙哌立松治疗。均服药4周后，观察头痛程度（VAS评分）、频率的变化，汉密尔顿抑郁量表（HAMD）评价抑郁程度，并同时记录不良反应。结果：2组患者经治疗后头痛VAS评分下降，发作频率减少，且治疗组效果优于对照组。治疗组患者HAMD评分明显减少，而对照组改善不明显，2组治疗后比较，差异有统计学意义。2组治疗过程中不良反应均较少。结论：艾司西酞普兰联合乙哌立松能够有效改善慢性紧张型头痛患者的症状，改善心理状态，效果优于单独应用乙哌立松。参考论文名称：《艾司西酞普兰联合乙哌立松治疗慢性紧张型头痛42例临床观察》

3. 杨乃军观察双氯芬酸钠联合盐酸乙哌立松治疗腰腿痛的疗效。将腰腿痛患者80例随机分为对照组（单用双氯芬酸钠）和观察组（双氯芬酸钠联合盐酸乙哌立松），对两组临床疗效、不良反应，以及治疗后疼痛视觉模拟评分（VAS 评分）进行比较。结果：与对照组相比，观察组的总有效率明显升高，不良反应发生率显著降低，治疗后 VAS 评分明显降低。结论：双氯芬酸钠联合盐酸乙哌立松治疗腰腿痛的疗效显著，能明显改善患者的预后质量，值得临床推广。参考论文名称：《双氯芬酸钠联合盐酸乙哌立松治疗腰腿痛 40 例》

4. 陈海妍、朱防震探讨乙哌立松片联合手法复位加胸脊神经后支注射阻滞治疗胸脊神经后支卡压综合征的疗效。分析 90 例胸脊神经后支卡压的患者的病历资料，随机分为治疗组 47 例，对照组 43 例，对照组病人运用手法复位加胸脊神经后支注射阻滞治疗胸脊神经后支卡压综合征；治疗组病人在对照组基础上加用乙哌立松片治疗。结果：采用视觉模拟评分法（Visual Analogue Scale，VAS）评定治疗前，治疗后 1 周，1 个月后的疼痛改善程度。两组病人治疗前 VAS 评分差异无统计学意义，而在治疗后两组患者 VAS 评分差异有统计学意义。结论：手法复位加胸脊神经后支注射阻滞治疗胸脊神经后支卡压综合征可获得很高的有效率，联合乙哌立能松使有效率明显提高，值得临床推广应用。参考论文名称：《联合乙哌立松片治疗胸脊神经后支卡压综合征的疗效分析》

（窦林彬）

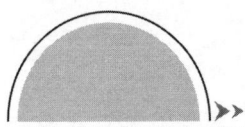

药名索引

中文药名索引

英文药名索引